老年长期照护安全管理手册

主　编　谢建飞

副主编　张秋香　刘　敏　王　莎　张建荣

编　者（以姓氏笔画为序）

丁四清（中南大学湘雅三医院）

马珂珂（郑州大学第一附属医院）

王　莎（中南大学湘雅三医院）

刘　敏（中南大学湘雅三医院）

汤观秀（中南大学湘雅三医院）

李　君（中南大学湘雅医院）

李　婕（山东省耳鼻喉医院）

李晓莲（安徽医科大学护理学院）

吴玉娥（广东医科大学附属东莞厚街医院）

吴孝琦（陆军军医大学附属第一医院）

张　纯（中南大学湘雅护理学院）

张建荣（广东医科大学附属东莞厚街医院）

张秋香（中南大学湘雅三医院）

罗雅婷（中南大学湘雅护理学院）

郑树基（香港理工大学康复治疗科学系）

高源敏（中南大学湘雅三医院）

郭园丽（郑州大学第一附属医院）

董小倩（中南大学湘雅护理学院）

谢建飞（中南大学湘雅三医院）

人民卫生出版社

·北京·

图书在版编目（CIP）数据

老年长期照护安全管理手册 /谢建飞主编 . —北京：
人民卫生出版社，2023. 4
　ISBN 978-7-117-34646-7

　Ⅰ. ①老…　Ⅱ. ①谢…　Ⅲ. ①老年人 - 护理 - 安全管
理 - 手册　Ⅳ. ①R473.59-62

中国国家版本馆 CIP 数据核字（2023）第 048316 号

| 人卫智网 | www.ipmph.com | 医学教育、学术、考试、健康，购书智慧智能综合服务平台 |
| 人卫官网 | www.pmph.com | 人卫官方资讯发布平台 |

老年长期照护安全管理手册

Laonian Changqi Zhaohu Anquan Guanli Shouce

主　　编：谢建飞
出版发行：人民卫生出版社（中继线 010-59780011）
地　　址：北京市朝阳区潘家园南里 19 号
邮　　编：100021
E - mail：pmph @ pmph.com
购书热线：010-59787592　010-59787584　010-65264830
印　　刷：三河市尚艺印装有限公司
经　　销：新华书店
开　　本：889 × 1194　1/32　印张：11.5
字　　数：308 千字
版　　次：2023 年 4 月第 1 版
印　　次：2023 年 4 月第 1 次印刷
标准书号：ISBN 978-7-117-34646-7
定　　价：69.00 元

打击盗版举报电话：**010-59787491　E-mail：WQ @ pmph.com**
质量问题联系电话：**010-59787234　E-mail：zhiliang @ pmph.com**
数字融合服务电话：**4001118166　E-mail：zengzhi @ pmph.com**

序　一

满目青山夕阳照，深秋黄花晚更香。

中国作为世界上老年人口数量最多、老龄化速度最快的国家，养老问题已经成为我国社会广泛关注、事关国家发展大局的重大问题。随着我国养老服务业的不断发展，老年长期照护过程中安全问题日渐凸显。第七次全国人口普查数据显示，我国60岁及以上人口已达2.64亿人。如何让我国2.64亿老年人在生命的余晖里得到安全且专业的养老照护这个问题困扰我们已久，幸运的是，《老年长期照护安全管理手册》给了我们可行的答案。

该书内容系统全面、专业严谨，可为从事老年长期照护的人员提供专业性指导。汇集了多名资深从事老年人护理的专家，在借鉴国内外老年照护经验、相关研究工具及老年护理研究等专业教材编写经验和成果的基础上编撰而成，其受众群体可涵盖老年照护管理者、老年专科护士、老年护理员、老年人自己和家属等。编者对老年长期照护安全管理的现状和发展趋势进行梳理，将其与哲学、管理学、经济学等多学科相结合进行理论探讨，详细且专业地分析了老年人照护中常见安全问题的相关因素，并对日常生活、内部环境、外部环境等方面的安全管理做出对策指导，读完后受益匪浅！

细读此书，不禁为编者专业的理论基础和严谨的逻辑思维而感叹！该书对老年长期照护安全管理的指导作用和远期影响将是深远的，它不仅可为老年照护机构管理者和照护实施者提供全面系统的专业知识，帮助其树立安全认识和责任意识，采取更加安全、专业的方法照护老年人，提升老年长期照护的服务水平,改善老年群体的健康生活质量,也为积极应对人口老龄化奠定坚实基础。另外,书中还总结了虚拟现实技术、人工智能等科技手段在老年领域的应用,对构建老年长期照护安全的风险预警模型和评价体系进行了讨论与展望,便于研究者在该领域继续深入探索。

在此,衷心希望该书能够得到进一步的应用和推广,为我国老年照护事业的可持续发展提供可行、可靠的指导,以造福更多的老年群众和家庭,更好地助力于健康中国建设!

中南大学湘雅护理学院院长

2023 年 2 月

序 二

我和湘雅的护理同仁们聊到了我国老年长期照护的话题。在她们的推荐下，我有幸拜读了《老年长期照护安全管理手册》这本书的初稿。该书以朴实、简练、严谨的语言，阐述了我国老年长期照护安全管理的重要内容。

自古以来，人口问题都与国民经济、社会发展息息相关。目前我国60岁及以上老年人口已达到2.64亿人，占总人口的18.7%，人口老龄化形势不容乐观，但现在我国老年长期照护体系还存在不足。值得欣慰的是，社会对养老服务的安全风险意识逐渐提高。在相关政策的指导下，一些理念先进的养老机构已经把安全管理和风险预警纳入养老服务流程中，但目前仍需更加规范化、科学性的理论来指导实践。

这本书从背景梳理、理论探讨、调研评估、对策指导四个方面入手，用浅显易懂的语句描述了安全管理在老年长期照护中的重要作用。从哲学的角度阐述老年长期照护安全管理的核心思想，从管理学的角度追根溯源，探讨老年长期照护安全管理的本质，从经济学的角度分析老年长期照护中安全投入的价值，帮助读者从多个层面理解老年长期照护安全管理的内涵及其重要性。此外，编者以着眼全局的整体观将阐述的内容搭建、整合，章节间紧密衔接、有条不紊。同时编者还按照由浅入深、循序渐进的方式讲解老年长期照护安全管理的知识，让我每读完一个章节都迫不及待地想知道下一章节的内容。

编者的文字妙趣横生，让这本书更接地气，也更适合养老照护人员的阅读。希望本书能帮助更多养老机构重视老年长期照护中的安全管理问题，提高老年照护人员的风险防范意识及风险应对能力,在有力保障养老安全的基础上,稳步提升老年群体的生活质量,共同推进养老照护系统的可持续发展!

重庆医科大学附属第一医院护理部主任

赵庆华

2023 年 2 月

前　言

　　我国老年人口的快速增长使得传统的居家养老模式面临困境，养老问题已成为全社会关注的重点话题。为积极应对人口老龄化带来的持续压力，满足老年人的长期照护需求，国家推出一系列政策，鼓励社会资本参与养老服务的建设，促进长期照护体系的发展。近年来，虽然养老机构数量有所增长，满足了部分老年人的照护需求，但部分机构管理仍存在不足，照护人员安全意识有待提高。基于此，我们借鉴国内外相关领域的研究成果与思想智慧，编写了《老年长期照护安全管理手册》，希望通过此书，传达一些老年长期照护过程中的安全管理知识，促进长期照护人员队伍的建设。

　　本书分四篇，包括背景梳理篇、理论探讨篇、调研评估篇、对策指导篇，共十三个章节。内容循序渐进，开篇阐述老年长期照护的相关概念，从哲学、管理学和经济学等多学科角度深入探讨安全管理在老年长期照护过程中的重要性；对老年长期照护中安全管理的调查方法、管理现状进行调研，评估影响老年长期照护安全管理的影响因素；对老年人的日常生活管理提出相应的指导，并探讨长期照护过程中外部环境、内部环境的安全管理对策及效果评价。全书将理论知识与实践分析有机结合在一起，以文字与图片相结合的方式将老年长期照护过程的安全管理清晰地展现在读者面前，全方位阐述安全管理理论与行为对长期照护服务的重要性与积极作用，对长期照护服务人员的工作起到较好的指导作用，同时，也可推广于教学和管理领域。

　　编者均为老年护理实践者和研究者，在整个编写过程中，虽然困难重重，但我们总是充满信心、期待和快乐。感谢每一位编者在编写过程中付出的努力！希望本书能为我国老年长期照护服务提供专业、科学和规范的指导！

　　由于编写水平有限，本书难免有不完善的地方，敬请广大读者提出宝贵意见。

谢建飞

2023 年 2 月

目　录

第一篇

背景梳理篇

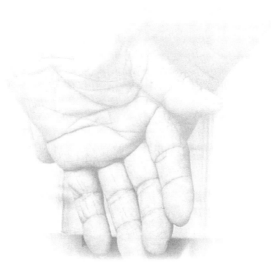

第一章

绪　论

【导读】

人口老龄化已经成为全世界共同面临的难题，随着人口老龄化程度的加深和失能老年人规模的扩大，老年人对于长期照护的需求也逐步增加。同时，由于老年人存在多功能受损、多病共存以及多重用药等问题，长期照护过程中的安全问题也愈发突出，因此，老年长期照护中的安全管理引起了广大学者的关注和重视。全面、系统了解老年长期照护安全管理相关内容，有助于提高管理人员的安全认识，加强老年长期照护相关措施的落实，促进老年长期照护服务水平的提升，进一步改善老年人的生活质量，从而为积极应对人口老龄化奠定基础。

本章节将介绍老年长期照护安全管理的背景、核心概念与基本观点、老年长期照护安全管理的相关进展等。

第一节　老年长期照护安全管理的背景

一、世界人口老龄化趋势日益严峻

人口是影响国民经济和社会发展的基础性和关键性变量。1982 年世界老龄问题大会上，"老年人"这一概念被首次定义：60 岁及以上的人为老年人。同时，一个国家的老年人口达到并超过其总人口的 10%，或者 65 岁及以上的人口达到并超过其总人口数 7% 的国家，被称为老年型国家。世界卫生组织（World Health Organization，WHO）官方数据显示，全世界 60 岁及以上人口的数量和比例呈逐年上升趋势，2019年，60岁及以上的人口数量为10亿，到2030年，这一数字将增加到14亿，到2050年，将增加到21亿。可见，人口老龄化既是世界性趋势，也是人类社会发展的必然结果。

中国在1999年也进入了人口老龄化社会，是较早进入人口老龄化社会的发展中国家之一。第七次全国人口普查显示，截至2020年11月1日，我国60岁及以上人口已达2.6亿人，占总人口的18.7%，其中65岁及以上人口为1.9亿人，占总人口的13.5%。预计到2050年前后，我国老年人口将达到4.87亿人，占总人口的34.9%。作为世界上老年人口较多的国家，中国的人口老龄化不仅是中国自身的问题，而且关系到全球人口老龄化的进程，备受世界瞩目。与此同时，人口老龄化已经成为贯穿我国21世纪的基本国情，是我国人口长期均衡发展亟待解决的重要矛盾。人口老龄化压力逐渐凸显，并将随着老龄化的发展而不断加重，给中国经济、社会发展带来严峻的挑战。

二、老年长期照护成为社会热点

长期照护是新时期解决老年人失能问题的重要策略之一，其目的在于提高由于病理性衰老或正常衰老的老年人的生活质量，它也是预防新的疾病发生的重要措施。随着人口老龄化程度的不断加深，世界各国对失能老年人这一特殊群体的长期照护问题都给予了足够多的重视和相应的理论与实践探索。在经济相对较发达、人口相对较少且社会福利和公共服务体系较完善的西方国家，诸多学者对于失能老年人长期照护模式的科学评估做了许多有意义且富有创造性的工作，也有学者从失能老年人对长期照护的需求、长期照护保障、社会服务供给、正式照护与非正式照护的关系等多个方面和视角对失能老年人的长期照护问题进行了探讨。发达国家特别是德国、日本和美国已经初步建立起以长期照护保险为核心、服务机构为主体、服务标准和规范为准绳，辅之以家庭成员、社会工作者和志愿者参与的长期照护服务体系，为全球应对老龄化进展提供了较好的实践经验。

中国作为世界上老年人口数量较多、老龄化速度较快的国家，养老问题已经成为我国社会广泛关注、事关国家发展大局的重大问题。政策层面，党和国家高度重视人口老龄化问题，将积极应对人口老龄化上升为国家战略。2017年10月18日，习近平总书记在党的十九大报告中明确提出实施健康中国战略，积极应对人口老龄化，构建养老、孝老、敬老政策体系和社会环境，推进医养结合，加快老龄事业和产业发展。2019年11月，中共中央、国务院印发了《国家积极应对人口老龄化中长期规划》，为应对老龄化作出了专门部署。2020年10月29日，党的十九届五中全会审议通过《中共中央关于制定国民经济和社会发展第十四个五年规划和二〇三五年远景目标的建议》，首次提出"实施积极应对人口老龄化国家战略"。

然而，作为全世界最大的发展中国家，由于人口数量巨大，我国老龄化发展呈现"三快一高"的特点，即老年人口增速加快、高龄老年人口增速加快、空巢化速度加快、失能老年人占老年人比例增高。据统计，2020年我国失能或部分失能老年人口数量为4 250万人。而预计到2030年和2050年我国失能或部分失能老年人口数量分别为6 290万人和9 600万人，增长速度明显加快。失能老年人由于生理或心理功能受损，导致生活不能完全自理，因而在一个较长时期甚至无限期都需要别人在日常生活中给予广泛的帮助，包括生活照料、医疗、护理、康复和社会交往等综合性的服务。我国是未富先老的国家，老龄化程度超越现代化，这种长期、持续而又专业化的长期照护需求，无论是对于家庭还是社会、人力资源还是财力资源都将是巨大的挑战。随着人口老龄化的加剧和社会经济水平的不断提高，老年长期照护需求不断增加并呈现多样化的特征，如何满足我国特有的老年长期照护需求仍有待探究。

为了切实分析和解决我国的老年长期照护问题,2015年12月,"老年人长期照护国际研讨会"首次在北京召开,探索建立老年人长期照护制度,为失能、失智老年人提供生活照料、康复护理、心理慰藉、社会交往和安宁疗护等全方位的服务,呼吁学术界和全社会对老年人长期照护给予更多关注。2016年5月,我国政府明确提出要构建居家为基础、社区为依托、机构为补充、医养相结合的养老服务体系,更好地满足老年人养老服务需求。家庭、社区、养老机构本应是承担老年人长期照护服务的载体,但其功能缺失造成了长期照护服务的巨大供给缺口。随着时代的发展,我国家庭规模日趋小型化,年轻人要出去工作以赚取维持家庭所需的经济保障,使空巢老年人越来越多,儿女不再有充足的时间和精力为失能老年人提供照护;现代人的居住观念改变,年轻人与老年人分开居住,老年夫妇共居及老年人独居现状突出;而且随着社会进步,女性受教育程度大幅提高,其参与社会活动的比例增加,作为家庭照护服务主力,越来越多的女性逐渐脱离家庭,在这几方面的共同作用下,中国传统的居家养老模式受到挑战,传统的家庭照护功能逐渐弱化。社区养老服务在设施和服务上也存在极大缺失,《全国城乡失能老年人状况研究》中指出,近一半的养老机构表示只接收生活可自理的老年人。而且,多数老年人由于自身缺乏充足的照护资金,目前国家也没有制度性经济保障来解决老年人因长期照护需要导致的经济困难,致使失能老年人想要得到良好的长期照护服务难上加难。目前,国内的研究已围绕老年长期照护对象、长期照护保障体制、长期照护需求、长期照护服务供给、长期照护资金与经济等方面逐步开展,还需进一步探索,以完善老年人长期照护服务体系,使之与现有的养老保险制度、医疗保险制度等共同成为人类个体生命周期的最后一道安全屏障,我国老年长期照护实践任重而道远。

三、老年长期照护安全问题突出

随着全球人口老龄化进程的不断加深,越来越多的老年人居家养老时不能享受到相应的照护,但又不需要医院提供持续的服务,因此他们选择居住在长期照护机构。国外将这种机构分为技术型护理机构、住院康复机构和长期急性病照护机构,它们针对不同人群提供不同服务。技术型护理机构主要为患有慢性病但处于疾病稳定期的患者提供综合服务,患者需要医护人员为其实施物理治疗或伤口护理,如为糖尿病足患者清理足部伤口、为脑卒中患者进行康复治疗等。住院康复机构主要为手术、创伤或急性病后恢复的患者提供服务,这类机构提供的强化康复服务旨在帮助患者恢复到患病前状态,康复服务由多学科团队监督执行,团队成员中应包括一名医生(通常为康复医学专家)。长期急性病照护机构主要为病情复杂的患者提供数周到数月的照护服务,这类患者通常患有严重的慢性病,大部分是来自于医院或重症监护病房处于康复期的患者,提供的服务与急性病治疗医院类似,包括机械通气、复杂的伤口护理或血液透析。这类机构可以是独立设置的,也可以是附属急性病医院。长期急性病照护机构的患者需要医生进行日常病情评估。无论是疾病治疗,还是生活照护,老年人入住以上长期照护机构过程中的安全问题同样存在。

据美国相关统计数据显示,近 40% 的医保覆盖人群从医院出院后进入不同类型的长期照护机构。2011 年,超过 160 万的人居住在技术型护理机构,入住长期急性病照护机构的医保受益人是过去 15 年的 2 倍,这些老年人通常为高龄,因患有多种慢性病或急性病住院治疗结束后入住到长期照护机构,他们在接受照护的过程中特别容易发生安全问题。美国劳工部监察长办公室(the Office of the Inspector General, OIG)的一项研究显示,老年人进入长期照护机构后对卫生保健资源的利用率很高,如在技术型护理机构中,大约 25% 的医保受益人需要每年住院,22% 的医保受益人在入住期间发生过 1 次不良事件,其中一半以上不良事件是可以预防的。另一份 OIG 的报道指出，康复机构的不良事件发生率更高，主要包括用药错误、医疗相关感染、谵妄、跌倒和压力性损伤等。在 OIG 及其他关于长期照护人群的研究中发现，药物不良事件是不良事件的主要类型，原因除了老年人复杂的病情外，值得注意的是电子医嘱及其他医疗安全策略在技术型护理机构中的执行远不及医院普遍，另外，医疗相关感染特别是导管相关性尿路感染也是长期照护中的常见问题，亟待解决。

中国同样面临老年长期照护过程中安全问题的困扰。随着我国养老服务业的不断发展，全国用于长期照护的机构也明显增加。我国《2020 年民政事业发展统计公报》数据显示，截至 2020 年底，全国共有各类养老机构和设施 32.9 万个，养老床位合计 821.0 万张，比上年增长 5.9%，其中全国共有注册登记的养老机构 3.8 万个，比去年增长 11.0%，床位 488.2 万张，比去年增长 11.3%。面对养老机构规模的不断扩大，安全风险防范成为关乎老年人福祉、养老机构健康发展的重大问题。据国家卫生健康委员会公布数据显示，截至 2019 年我国超过 1.8 亿老年人患有慢性病，患有一种及以上慢性病的比例高达 75%。慢性疾病具有病程长、恢复慢、易产生并发症、可造成功能障碍等特点，而老年人所患慢性疾病还具有多发性、复杂性、突发性、猝死率高等特征。老年人多病共存，一方面，慢性疾病、认知功能减退、生活自理障碍和心理状态改变影响老年健康与生活质量；另一方面，控制环境能力和应对环境突发因素的能力下降，使老年人在接受长期照护服务的过程中容易出现各种护理安全问题，常见的安全问题包括跌倒、坠床、误吸、噎食、压力性损伤、烫伤、肺部感染、自杀、走失、肌肉挛缩、关节僵硬、非计划性拔管、药物相关问题以及其他等问题，这对照护质量提出了更高的要求。

从长期照护机构的层面考虑，养老院、老年护理院等长期照护机构均是安全风险管理的重点部门。以护理院为例，国外有研究显示，超过一半的护理院病人至少有 3 种疾病诊断，每人每天服用约 8.8 种药物,其中 32% 的人服用的药物种类超过 9 种,每 100 例病人每月发生药物不良事件约为 9.8 件。另据报道,65 岁以上的老年人中,每年有近 1/3 的人发生跌倒,而在护理院跌倒的老年人中,有 1/3 会直接遭受中到重度的伤害,如骨折、关节脱位、颅脑损伤、意识改变等。此类不良事件在护理院的发生十分普遍,而不良事件可能导致老年人的住院时间延长、再入院率提高、医疗费用负担增大甚至死亡率的升高。

从安全问题层面考虑,长期照护机构内发生的安全问题对患者、机构本身以及社会均会产生较大影响。以跌倒为例,在美国,每年有数百万老年人(65 岁以上的老年人)跌倒,但只有不到一半的人会告诉自己的医生。跌倒给老年人带来长期影响,例如残疾、长期照护依赖、从事工作和操持家务损失的时间以及生活质量的下降等,同时,治疗摔伤的费用也随着年龄的增长而增加,包括医院和疗养院护理、医生和其他专业服务、康复、社区服务、医疗设备使用、处方药和保险处理的费用。

护理安全是衡量护理质量的重要指标。由于老年人自身的特殊性和复杂性,伴随着我国老龄化程度的加深和失能老年人规模的扩大,老年长期照护过程的安全问题越来越突出,这必须引起广大医务人员的重视。

四、老年长期照护与安全管理密不可分

老年长期照护安全问题发生与诸多因素相关,包括被照护者和照护者的社会人口学因素、制度相关因素、环境 - 科技相关因素、生理 - 心理 - 社会相关因素等。这些因素的综合作用导致在老年长期照护过程中安全问题的发生,严重影响老年长期照护的服务质量和水平,进一步影响老年人的生活质量。国外学者较早地围绕患者安全开展一系列研究,涉及面广、内容详细,涵盖长期照护安全问题现状调查、安全管理理论研究、安全管理策略研究等多方面内容,并且国外研究循序渐进,已取得

显著效果。2020年10月28日,美国医院评审联合委员会(The Joint Commission,TJC)发布了《2021年患者安全目标》(医院版),并于2021年1月1日在8种不同类型的卫生保健机构实施,其中就包括家庭照护机构、护理中心/护理院。可见,开展老年长期照护安全管理势在必行。

我国老年长期照护安全管理相关研究开展较晚,但现有文献也显示了其必要性。国内学者采用面对面同步视频语音、半结构式深入访谈法对北京、杭州、长沙等6个省市在卫生行政部门注册资质的12家老年护理院的12名管理者进行研究,结果显示老年护理院缺乏统一规范的安全照护风险评估流程及评估体系;护理员整体文化水平低,缺乏安全照护的培训;安全照护计划的制订与实施不规范。更有研究证实,老年人患病率高、养老机构医疗服务供给不足、安全管理存在漏洞等是导致老年人发生安全事件的直接原因。因此,国内学者逐步开展长期照护服务安全问题的现状调查、安全管理指标制订、长期照护质量管理体系构建等研究,并取得一定成效。

长期照护是为持续丧失活动能力者提供从饮食起居照料到急诊或康复治疗等一系列长期的综合性服务,其包含多个可影响患者安全的不安全因素。患者安全作为全球卫生优先事项,也是长期照护机构管理的重要内容之一。老年患者的护理安全是长期照护工作的基本要求,也是确保护理质量、避免医疗纠纷、差错和事故的基本保证。安全管理是管理科学的一个重要分支,它是为实现安全目标而进行的有关决策、计划、组织和控制等方面的活动,主要运用现代安全管理原理、方法和手段,分析和研究各种不安全因素,从技术上、组织上和管理上采取有力的措施,解决和消除各种不安全因素,防止事故的发生。老年长期照护是安全管理重点关注的领域之一,而安全管理是保障老年长期照护服务水平、质量的前提和基础,安全管理贯穿于老年长期照护的全过程,两者相辅相成,密不可分。

第二节　核心概念与基本观点

一、核心概念

（一）人口老龄化相关核心概念

1. **人口老龄化**　人口老龄化是指随着社会经济的发展，人民健康状况普遍提高以及医疗卫生服务水平不断改善，一个国家或地区由于生活工作节奏的加快和生育意识的变化，人口出生率快速下降，人们的预期寿命不断提高，不仅使得老龄人口数量上不断增加，而且其比例不断上升，这种社会人口构成呈现老年状态。简而言之，人口老龄化是指人均寿命延长和生育率降低导致总人口中老年人口比例相应增长的人口结构变化动态。按照联合国的规定，通常将一个国家或地区60岁以上老年人口占总人口的10%或65岁以上老年人口占总人口的7%视为跨入老龄化社会（aging society）的门槛。当上述指标分别超过20%或14%时，进入深度老龄化社会；当65岁以上人口超过20%时为超老龄化社会（hyper-aged society）。此外，还有一种提法，即当60岁以上人口占总人口比重超过10%时，进入轻度老龄化社会，超过20%为中度老龄化，超过30%为重度老龄化，超过35%为深度老龄化。相比第一种提法，第二种提法更为简洁，因此学者多引用后者。

2. **长期照护**　"长期照护"这一概念最早源于西方，但是目前国际上尚未形成统一的定义。世界卫生组织将其定义为由非正规照料者（家庭、朋友或邻居）和专业人员（卫生和社会服务）进行的照料活动体系，以保证不具备自我照料能力的人能继续得到其个人喜欢的以及较高的生活质量，获得最大可能的独立程度、自主、参与、个人满足及人格尊严。由此可见，长期照护的对象主要是失去生活自理能力、需要功能性辅助的群体，这些群体首先包括生活不能自理的残疾人，还有失能或部分失能的老年人，以及需要长期康复治疗的病人，他们需要的支持性健康照护一般都是长期的；对应地，短期照护即人们在患病时或其他特殊情形下需要的临时性照护。有关照护问题的研究对象一般都是指"长期照护"，但是所谓的"长期"期限有多长，尚无统一标准，有学者认为比较合理的长期应为 6 个月以上。

3. **老年长期照护**　老年长期照护是指老年人个体由于意外、疾病或衰弱导致身体或精神受损而致使日常生活不能自理，在一个相对较长的时期里，需要他人在医疗、日常生活或社会活动中给予广泛帮助。由于人口老龄化形势的不断加剧，失能老年人口的规模也在不断扩大，因此老年人是长期照护对象中非常重要的部分。由此可见，"长期照护"是"照护"着重于期限长短，而"老年长期照护"则着眼于照护对象上，"长期照护"和"老年长期照护"两者的侧重点略有不同。

4. **机构养老**　指在专门为老年人提供护理、食宿、照料的各种机构，对老年人实施的照顾。主要包括老年公寓、团体之家、日间照料中心、护理院、福利院、敬老院、养老院、安宁疗护机构等。老年人一旦入院，老年人的一切生活都在院内进行。在中国，提供机构照料的院舍，包括公办、民办和民办公助三种类型。机构养老对人口迁移日趋频繁，空巢家庭日益增加，家庭结构日渐缩小化的中国社会而言，是一种不可或缺的养老方式。

5. **家庭养老**　指由家庭成员提供养老资源的养老方式和养老制度，具体的照护服务是由家庭成员或亲属等提供。

6. **社区养老**　指以家庭为核心，以社区为依托，以老年人日间照料、生活护理、家政服务和精神慰藉为主要内容，以上门服务和社区日托为主要形式，并引入养老机构专业化服务方式的居家养老服务体系。主要内容是举办养老、敬老、托老福利机构；设立老年人购物中心和服务中心；开设老年人餐桌和老年人食堂；建立老年医疗保健机构；建立老年活动中心；设立老年婚介所；开办老年学校；设立老年人才市场；开展老年人法律援助、庇护服务等。

（二）安全相关核心概念

1. **安全**　安全分为绝对安全与相对安全。绝对安全观是指没有危险、不受威胁、不出事故，即消除能导致人员受到伤害、发生疾病、死亡或造成设备财产损失、被破坏,以及危害环境的条件。这种安全状态是一种极端思想的安全状态,在现实中是不存在的。相对安全观认为安全是相对的,绝对安全是不存在的,这也是现代社会人们普遍接受的观点。因此,安全是指在生产及生活各类活动过程中,能将人或物的损失控制在人与社会可接受水平的状态,它意味着人或物遭受损失的可能性是可以接受的,若这种可能性超过了可接受的水平,即为不安全。

2. **安全心理学**　安全心理学是指运用心理学的原理、规律与方法研究人在工作和生活中与安全相关的心理活动及其规律,进而采取有效的措施使其以健康的心理状态投入生活与工作中去,以实现个体与团体可持续发展的一门应用性学科。安全心理学主要研究人在各类社会活动中的心理活动规律及状态,探讨人的心理过程、个性心理、行为特征与安全的关系;分析和发现易导致人的不安全行为发生的各种主观和客观的因素;从心理学的角度提出有效的安全教育培训措施、组织措施和技术措施,促进安全行为的培养和安全习惯的形成,预防事故和危害的发生。

3. **患者安全**　患者安全是指将卫生保健相关的不必要伤害减少到可接受的最低程度的风险控制过程。医务人员实施临床诊疗、提供医疗服务的过程,都会涉及患者安全问题。"医疗风险无处不在"已成为全球医疗界的共识。新技术及新疗法的介入、卫生保健体制的错综复杂、医务人员的医疗判断决策能力导致医疗差错时有发生。患者安全是医学领域的永恒课题,也是医疗服务的最基本出发点和终极目标。

4. **护理安全**　护理安全是指患者在接受护理的全过程中,不发生法律和法定的规章制度允许范围以外的心理、机体结构或功能上的损害、障碍、缺陷或死亡,此外,还包括执业安全,即在执业过程中不发生允许范围与限度以外的不良因素的影响和损害。它是患者的基本需要和保障,也是衡量医院管理水平的重要标志。

5. **安全管理**　安全管理是指为了实现安全目标而进行的

有关决策、计划、组织和控制等方面的活动,主要运用现代安全管理原理、方法和手段,分析和研究各种不安全因素,从技术上、组织上和管理上采取有力的措施,解决和消除各种不安全因素,防止事故的发生。

6. **护理安全管理**　护理安全管理是指运用技术、教育、管理三大对策,从根本上采取有效的预防措施,把差错事故减少到最低限度,确保患者安全,防范意外事故,把隐患消灭在萌芽状态,创造一个安全高效的医疗护理环境。

7. **护理不良事件**　护理不良事件是指在护理过程中发生、不在计划中的、未预计到的或通常不希望发生的事件,包括患者在住院期间发生的跌倒、用药错误、走失、误吸或窒息、烫伤及其他与患者安全相关的、非正常的护理意外事件,即与护理相关的损伤,在诊疗护理过程中任何可能影响病人的诊疗结果、增加病人痛苦负担并可能引发护理纠纷或事故的事件。

二、基本观点

（一）长期照护相关观点

1. **长期照护的服务对象**　经济合作与发展组织(Organization for Economic Cooperation and Development, OECD)将长期照护的对象界定为"具有身心功能障碍的人"。而美国健康保险学会(Health Insurance Association of America, HIAA)将长期照护的对象界定为"患有慢性疾病譬如阿尔茨海默病等认知障碍或处于伤残状态下即功能性损伤的人"。总体来说,长期照护的服务对象具有身体疾病或心理疾病、功能障碍、要长期提供照料服务等特点。由于具有这些特点的人群主要集中在老年人,因此国内许多学者提出,长期照护的服务对象就是老年人。

2. **长期照护的服务内容**　OECD 认为长期照护服务范围包含健康、个人与社会,例如对病人提供创伤敷料的更换、疼痛管理、药物处理、剂量测定、预防、康复或者缓和等的医疗服务。而 HIAA 认为长期护理内容包括医疗服务、社会服务、居家服务、运送服务或其他支持性的服务。国内学者将长期照护的内容分为两大部分，包括日常生活照料和医疗护理照料，具体包括在医院临床护理、愈后的医疗护理、康复护理和训练等。也有学者将长期照护的服务内容概括为基础的日常生活照料需求、医疗保健服务、精神慰藉以及社会参与。因此，目前国内外对于长期照护服务内容的界定尚未统一，有待进一步的探索研究。

3. 长期照护服务的提供方式 关于长期照护提供方式，学者们认为长期照护服务可以连续提供，也可以间歇性地提供。清华大学老年学研究中心认为，长期照护服务既可以提供非专业的生活照料，也可以提供专业护理；既可以提供医疗保健，也可以提供生活照料；既可以由正规和专业机构提供，也可以由社区和家庭提供。总体来说，长期照护包括正式照护（formal care）和非正式照护（informal care），正式照护是指由专业照护人员向依赖人士提供的有偿照护；非正式照护是指与依赖人士有社会关系的成员，例如亲属、朋友、邻居等，基于承诺、责任和爱提供的无偿照护。长期以来，学者们对正式照护与非正式照护的关系一直持有争议，有学者认为，正式照护与非正式照护是互补关系。但也有学者认为，正式照护与非正式照护应是替代关系。

4. 长期照护的服务模式 长期照护服务模式根据不同的标准，其分类也各不相同。根据老年长期照护场所可分为家庭照护、集中机构照护和社区照护；根据老年长期照护的内容可分为安宁照护、居家照护以及机构照护；根据老年长期照护制度运行模式可分为欧洲大陆模式、北欧模式、地中海模式以及混合模式。其中根据老年长期照护场所的分类较为常见，我们将在本章第三节着重介绍该分类的差异和选择。

（二）所有事故都是可以预防的

根据对事故特性的研究和分析，我们可认识到事故有以下性质：

1. 事故的因果性 事故是由相互联系的多种因素共同作用的结果，引起事故发生的原因是多方面的。在事故调查分析过程中，应弄清事故发生的因果关系，找到事故发生的主要原因，才能有效地防范事故的发生。

2. **事故的随机性** 事故发生的时间、地点、事故后果的严重性是偶然的,这说明事故的预防有一定的难度。但是,事故的随机性在一定范畴内也遵循统计规律。从事故的统计资料中可以寻找事故发生的规律性。

3. **事故的潜伏性** 表面上看事故是一种突发事件,但是事故发生之前有一段潜伏期。在事故发生前,人、机、料、法、环系统所处的状态是不稳定的,也就是说系统存在着事故隐患,具有危险性。如果这时有某一触发因素出现,就会导致事故的发生。掌握了事故的潜伏性这一理论对有效预防事故起到关键作用。

4. **事故的可预防性** 现代工业生产系统是一个人造系统,这种客观实际给预防事故的发生提供了基本的前提。所以说,任何事故从理论和客观上讲,都是可以预防的。认识这一特性,对坚定预防事故的信念,防止事故的发生有促进作用。因此,人类应该通过采取各种科学合理的对策和措施,从根本上消除事故发生的隐患,把工业事故的发生降到最低程度,甚至实现零事故的目标。

(三)老年长期照护服务相关安全事故的预防

1. **提高照护者安全素质** 强化安全教育培训是搞好安全生产的基础和关键。对照护者进行系统的安全培训能使安全意识得到加强,使每位照护者加深对护理安全的认识,提高防范意识,懂得如何进行老年患者的保护,深化照护者安全文化理念。在安全培训过程中,应注意从长期照护安全管理的现状和需求出发,有针对性地开展培训,根据对象的不同进行相应的调整,满足照护者的个性化需求;注重护理安全教育培训的系统性和全面性;成立专门的安全培训教育机构,安全专业机构的成立有助于各领域资源的有效利用,促进安全教育;重视培养照护者的风险评估及防范意识,培养照护者危机管理意识以及发现安全隐患的能力,将护理差错和事故消灭降至最低。

2. **营造良好的安全文化氛围** 研究显示,与普通医院相比,安全文化在长期照护机构是相当匮乏的。管理者应营造老年人与照护机构互相相融、和谐发展的氛围,把"事故是可以预防"的安全理念贯穿于长期照护的全过程,成为照护机构安全文化的特色,推动老年长期照护有序健康发展。构建安全文化是一个漫长而持久的过程,支持并促进长期照护安全文化的建设是改善老年人长期照护安全的关键,只有在长期照护机构内部建立起一种积极的安全文化氛围,才能有效减少不良事件的发生,不断提高长期照护服务质量和水平。

3. 实施科学有效的预防措施　进一步夯实安全基础,强化照护者责任意识,增强责任感,突出安全质量标准化建设、安全专项整治、职工安全教育培训、安全工作执行力四个重点,从而使长期照护安全管理始终处于预控、可控和在控状态。机构的管理者应该根据照护者的年龄、学历、职称和实际能力进行综合评价,并做到分层次使用;根据长期照护场所的具体情况,合理配置照护者,倡导弹性排班,做到合理配置人力资源,满足实际需求,保证一线照护者数量和素质,避免发生差错事故。

第三节　老年长期照护安全管理的进展

一、老年长期照护服务模式的差异与选择

长期照护的主要模式根据照护场所的不同可分为三类:一是家庭照护;二是集中机构照护;三是社区照护。家庭照护主要指由家庭成员或亲属等在家庭中提供的照护服务。集中机构照护的类型很多,主要包括老年公寓、团体之家、日间照料中心、护理院、福利院、敬老院、养老院、安宁疗护机构等。社区照护是指社区提供适当程度的干预和支持,以使人们获得最大的自主性,掌握自己的生活。其中,家庭照护则为非正规性质的家庭养老照护体系,社区照护和机构照护同属于正规性质的社会养老照护体系。

国外学者 Norgard Rodgers 认为,家庭照护一般不提供报酬,不与任何组织挂钩。社区照护是指非亲属提供的有偿照料或属于组织其他人员提供的照料。国内学者刘成认为,家庭照

护和社区照护相对机构照护具有一定的优势，即社区养老有益于老年人身心健康，而机构养老缺乏家庭的温情和情感支持。在现实生活中，老年长期照护服务模式的选择受到多种因素的影响。国外学者提出的迁移决策的"推-拉"理论认为，机构或社区对老年人养老的吸引力为"拉力"，而家庭具有的许多不利因素为"推力"。影响老年人对居家养老、社区养老或机构养老进行决策和选择的因素既有推力又有拉力。其中，促使老年人脱离家庭到社区或机构养老的推力来自家庭经济状况或亲人的照顾能力，主要有以下几种：担心拖累家人；家中无人或家人没有时间照顾；身体状况越来越差，家人无力照顾；缺少住房；家人关系不好，不愿照顾等。然而，家庭养老的拉力则包括自由、个人隐私得到保护、住所宽敞；与子女在一起生活成本低、生活圈子熟悉等。促使老年人选择机构照护的拉力有专业人员照护服务、照护设施完善、同龄人群集聚等。社区照护的拉力包括有一定的自由空间、个人隐私得到保护、可照顾子女及第三代人、生活成本较低、服务项目齐全。但机构照护也有很多不如意之处，主要涉及经济负担和老年人的传统观念，包含的推力因素有生活成本较高；服务质量参差不齐；生活设施简陋；子女探望不便，有孤独感；自由度低，须服从管理；个人隐私得不到保护；与传统理念不符。社区照护的推力因素难以满足专业照护需求；设施简陋；照护形式比较松散，难以管理；照护人员队伍不稳定，服务质量难以保证。有研究结果显示，影响老年人长期照护模式选择的主要因素可归纳为个人因素、家庭因素、社会因素三个方面，其中具体包括性别、年龄、受教育程度、个人健康状况、婚姻状况、居住地、经济状况、子女数量、社区养老资源的供给、社会保障制度等。

　　总体来说，目前国内外老年长期照护模式存在一定差别，老年长期照护模式的选择受个人、家庭、社会等多层面因素影响，但改善长期照护机构环境，构建长期照护的价值理念，制订老年长期照护政策与制度，完善老年长期照护管理体系仍是后续努力的方向。

二、老年长期照护安全管理的理论基础

（一）基于哲学的理论探讨

安全哲学被定义为人类安全活动的认识论和方法论。基于哲学角度，可从安全认识论、安全塑造论、安全认同论以及安全思维论四个角度进一步认识老年长期照护中的安全问题及安全管理。安全认识论是研究安全的本质及其变化发展规律的哲学理论，通过安全认识论可以了解老年长期照护中安全风险的必然性、安全的相对性以及安全事故的可预防性。安全塑造论强调坚持"以人为本"的核心思想，以"安全系统观"为指导，通过针对性的方法和途径科学地进行安全观的塑造活动。安全认同论可指导老年长期照护中被照护者、照护者的安全认同、安全态度管理。安全思维论从理性的高度指导了管理者根据实际情况解决安全问题。从安全哲学的视角出发，探讨老年长期照护安全管理的哲学基础，有利于加深对老年长期照护安全管理内涵的认识。

（二）基于管理学的理论探讨

管理学是以科学方法应用为基础的各种管理决策理论和方法的统称。我们通过理解事故致因理论的理念，结合老年长期照护的特点，从因果关系上认识安全事件的本质、指导对安全事件的调查分析、预防以及安全事件的处理。事故致因理论有多种具有代表性的理论，结合老年长期照护的特点，本书着重分析海因里希事故因果连锁理论、博德事故因果连锁理论、瑟利事故模型、轨迹交叉事故模型、能量转移事故致因理论五种理论与老年长期照护安全管理的关系。除了事故致因理论，安全法则同样可以指导老年长期照护安全管理，主要包括破窗法则、木桶法则、墨菲法则、海恩法则、二八法则、青蛙法则等。1990 年詹姆斯瑞森（James Reason）在其著名的心理学专著 *Human Error* 中提出了瑞士奶酪模型（Swiss cheese model），又称"REASON 模型"，其强调组织互动的每个层面像切片的奶酪都有漏洞，安全因素就像一个不间断的光源，刚好能透过所有

漏洞时,事故就会发生。奶酪上的空洞代表失效,可分为两类,一类为主动性失效,即人为错误,是由于人为因素所导致的失效,主要发生在健康照护系统的尖端,如交接班不清晰、患者宣教不到位等;另一类是潜伏性失效,即照护系统的失效,指来自系统的错误,主要来源于健康照护系统的钝端,不受医务人员控制,如人力资源不足、工作流程不畅、培训机制欠缺、工作环境恶劣等。可见,基于管理学对老年长期照护安全管理进行理论分析,有助于从管理学的角度更深层次地分析老年长期照护安全管理的发生与发展情况。

（三）基于经济学的理论探讨

患者伤害已经成为医疗实践过程中的一部分。近年来,患者伤害的程度已被系统地测量和量化分析,呼吁更多的管理者去重视和积极行动。据估测,患者伤害是全球疾病负担的第14大原因,与肺结核、疟疾等疾病的危害程度相当。在一些经济合作与发展组织国家,患者伤害的负担与慢性疾病以及某些类型癌症的负担相近。患者安全对患者、医疗卫生系统以及社会所造成伤害的成本是巨大的。在公共和私营机构都提供大量照护的情况下,不适当的标准和投资可能导致长期照护机构内安全事件的费用增加。通过协调长期照护提供者的责任和权力,可以更有效地运用财政和其他激励措施来改善照护安全,因此从经济学上讲,合理的投资手段是政策制订者可以用来改善长期照护安全的杠杆。目前,各级护理需求（需求）和人力资源（供给）之间存在着明显的差距,投资于具有适当技能的护理人员是确保老年人安全的关键。虽然对劳动力的投资是有成本的,但它们已被证明可以减少长期照护的远期支出。因此,应用经济学中的需求分析、安全供给分析等理论可以指导老年长期照护的安全管理,有利于达到收益最大化。

三、老年长期照护安全问题的调查与评估

为了解在老年长期照护过程中常见的安全问题,并分析其影响因素,探索老年长期照护与安全管理两者之间的关系,需

要进行老年长期照护安全问题的调查研究,并开展有针对性的干预研究,为老年长期照护安全管理提供指导和借鉴。老年长期照护安全问题的调查对象主要是接受老年长期照护服务的老年人和提供老年长期照护服务的照护者,包括非专业人员和专业人员,即老年人家属、机构以及社区的相关工作人员。老年长期照护安全问题的调查方法主要包括量性调查和质性访谈两种,通过开展量性调查,了解老年长期照护过程中的安全问题及其影响因素;而质性访谈指就长期照护过程中所出现的安全问题,对那些与安全问题密切相关的老年人家属或工作人员进行深入访谈,挖掘长期照护服务过程中出现安全问题的深层次原因,为后期开展有针对性的干预研究奠定基础。目前国内针对老年长期照护安全问题的研究相对较少,且集中在相关指标体系的构建。就横断面调查而言,尚无特异性的调查工具,主要是采用与护理安全管理相关的一些普适性调查工具;就深入访谈而言,主要根据文献回顾和实践经验,制订访谈提纲,使用录音笔或其他工具对与安全问题密切相关的人员进行一对一、面对面地访谈。老年长期照护安全问题的调查过程包括准备阶段、实施阶段以及评价阶段,质量控制贯穿于整个调查过程。其中,准备阶段又包括明确研究目的、研究意义,确定调查的场所和人群以及对调查人员进行相应的培训等,充足的准备是调查顺利开展的前提和基础。

四、老年长期照护安全问题的干预策略

(一)老年长期照护中的日常安全管理对策

与医院的医疗护理相比,家庭、机构或社区的老年长期照护更侧重于对老年人日常生活的照顾。因此,长期照护安全问题的解决,首当其冲的应该是日常安全管理对策。老年长期照护的日常安全管理对策包括提高照护者的风险意识和服务意识与强化安全问题的应对管理两大块。前者主要是制订照护者安全培训计划和完善照护者安全考核体系,后者具体包括建立安全风险防范机制、制订安全问题应急办法、排查长期照护安全

隐患、抓好长期照护细节管理以及加强不同类别、不同来源、不同场所安全问题的应对处理。

（二）老年长期照护中外部环境的安全管理对策

老年长期照护安全问题的发生是内外环境因素综合作用的结果，因此老年长期照护安全问题的解决离不开外部环境的支持。老年长期照护安全问题的解决需要政府及行业层面政策制度的支持、信息资源的互通以及技术理念的创新。此外，老年长期照护安全问题的解决还需要机构及家庭层面友好环境的建设、专业人员的培训、安全预警的构建以及工作人员的有效沟通。只有政府有关部门、老年长期照护行业以及家庭、机构和社区工作人员的共同努力，才能为老年长期照护营造良好的外部环境，才能尽可能地将长期照护过程中安全问题的发生率降至最低。

（三）老年长期照护中内部环境的安全管理对策

长期照护安全问题的解决除了外部环境的支持以外，还需要内部环境的改善。老年长期照护护理安全团队的建设对于老年长期照护安全问题的解决至关重要。老年长期照护的护理安全团队建设包括护理安全团队的安全文化建设、安全意识建设和安全能力建设。只有立足于安全文化、安全意识以及安全能力的建设，才能真正提升长期照护护理安全团队的服务能力和水平。护理安全领导力与患者安全结局密切相关，因此老年长期照护安全问题的解决需要针对有关人员进行护理安全领导力的培养，具体包括培养方案的设计与实施。只有长期照护护理安全管理团队的建设和护理领导力的培养双管齐下，才能营造有利的内部环境，切实降低长期照护过程中安全问题的发生率。

（四）老年长期照护中的特殊安全管理对策

随着通信技术的发展，涌现出了如虚拟现实技术、智能居家技术、主动健康技术、远程医疗技术以及游戏康复技术等信息化智能健康管理与促进技术。对于老年长期照护，全世界倡导积极将数字化和智能化融入其中。近年来，我国大力倡导"互联网＋"养老服务或智慧养老服务，提高长期照护的覆盖面和便利性。同样,对于老年长期照护安全问题的解决,也需要结合老年人的特点积极将虚拟现实技术、智能居家技术、主动健康技术、远程医疗技术以及游戏康复技术等融入其中,既要助力于长期照护安全问题的解决,又要尽可能地为老年人和照护者提供便利。

五、老年长期照护安全管理的发展趋势

随着全球人口老龄化趋势的不断加剧,老年长期照护成为各国积极应对老龄化的有效措施之一。而跌倒、坠床、误吸、压力性损伤等老年长期照护中常见的护理安全问题日益凸显,对患者而言,不仅延长患者住院时间、增加医疗消耗,对患者的心理也造成不良影响,降低患者的生存质量。因此,针对老年长期照护过程中的安全管理势在必行。国外学者最早针对老年长期照护中的安全问题开展研究,内容涵盖安全问题现状调查、安全管理理论研究、影响因素分析、干预策略制订及实证、安全管理指标体系构建等,对国内相关研究具有一定的指导意义。我国老年长期照护安全管理的相关研究开展较晚,内容相对局限,目前仅涉及安全问题的调查、影响因素分析、护理安全质量敏感指标制订、安全照护需求分析等,调查人群相对局限,分析原因,可能与我国养老服务体系起步晚、中国特色的社会文化等有关。今后,我国学者应继续针对老年长期照护中的安全问题开展研究,从安全问题的种类、来源、发生场所、所产生影响等多方面深入了解我国特色养老服务体制下长期照护安全问题的现状,加强理论分析,探索中国特色背景下老年长期照护安全问题的发生、发展过程,并结合人工智能、大数据的时代背景,采用智能化、数字化的手段为老年长期照护的安全管理助力,制订专业化、规范化的干预措施,提升老年长期照护的服务水平和质量,提高老年人的生活质量,从而为应对国家人口老龄化奠定良好基础。

第二篇

理论探讨篇

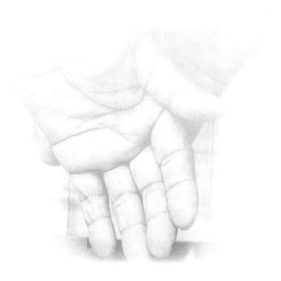

第二章

基于哲学的理论探讨

【导读】

安全哲学是人类安全活动的认识论和方法论,它着眼于安全,将哲学意识、哲学观念、哲学原则、哲学思路、哲学理解、哲学反思渗入其中,从非哲学的对象世界中,用哲学方法和方式来发现、提升和处理问题,并最终回到非哲学中去。基于哲学的角度对护理安全进行理论探讨和分析,有利于加深对护理安全的认识。

本章将介绍安全认识论、安全塑造论、安全认同论和安全思维论的概念、特征及在老年长期照护安全管理中的应用。

第一节 安全认识论

一、安全认识论的概念与特征

(一)安全认识论的概念

安全认识论属于哲学的范畴,它以辩证唯物主义为基础,伴随着安全观的变化和发展,是研究安全的本质及其变化发展规律的哲学理论。安全认识论主要研究人类社会生产、生活、生存领域中技术风险的必然性、安全的相对性以及事故的可预防性等,安全认识论体系如图2-1所示。

人类在发展和利用技术的过程中,生产力得到解放的同时,也带来了很多安全问题,安全科学的出现是生产和科学技术发展到一定程度,人类文明提出的必然要求。技术的紧密结合性和复杂相关性两个特征使技术系统充满风险;由人、机、环境组成的安全系统是动态变化的,人们的生理和心理承受的范围、科技发展的水平和政治经济状况、社会的伦理道德和安全法学观念、人民的物质和精神文明程度等现实条件也影响着安全内涵的引申程度和安全标准的严格程度,所以安全是相对的,没有绝对的安全;事故虽然具有偶然性、随机性、但是也有其必然性和规律性。从整体来看,事故是不可避免的,但从局部和单个事故来说,事故是可以预防和控制的,人们可以根据过去所积累的经验和知识,以及对事故规律的认识,使用科学的方法和手段,对未来可能发生的事故进行预测和预防。

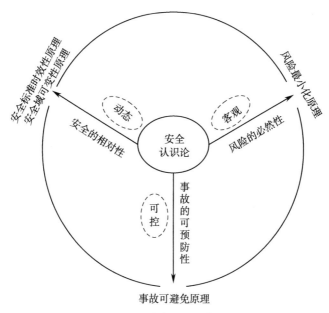

图2-1 安全认识论体系

(二)安全认识论的特征

安全不仅仅是有照护需求的老年人及家属的需求,更是社会、法律层面对照护机构的要求。由于不同照护机构的差异性、老年人群的特殊性、社会及法律对老年人安全问题的广泛关注以及照护环境的复杂性,长期照护安全存在巨大的差异性。熟悉安全的属性对开展老年长期照护安全管理工作、减少护理不良事件的发生至关重要。

1. **安全具有社会性**　人类生活在社会之中，这就决定了安全具有社会性。安全社会性涉及安全法制、安全伦理、安全文化等问题。在长期照护的过程中，保障老年人安全更是与法律、伦理等内容紧密联系。照护过程中的护理操作需要遵循相关规章制度，必要时需要依靠伦理道德和护理安全文化等来解决。

2. **安全具有组织性**　老年人长期照护工作环境的复杂性决定了必须建立相应的管理组织来监督和规范照护工作。政策上出台相应的措施，以保证长期照护保障制度落实到位，例如从政府和社会层面，创立长期照护护理保险。如果管理组织的机构不够完善，则可能造成照护机构安全屏障出现漏洞和差错，为老年人长期照护过程中的安全管理埋下隐患。

3. **安全具有专业性**　安全的知识体系涉及自然科学和社会科学等领域，决定了安全具有专业性，这就需要从业人员具有全面的安全专业知识，并应有专业知识解决实际问题的专业能力，提升并沉淀专业素养。老年人群多器官功能减退，许多老年人患有多种慢性疾病并服用多种药物，这些特殊性对长期照护人员的能力提出了严格的要求，照护人员必须拥有相应的安全知识和安全应用能力，分工明确，责任到位。

4. **安全具有系统性**　安全存在上述多种特性，决定了安全具有系统性，但系统性也带来了复杂性，牵一发而动全身。安全工作不仅需要讲奉献，还需要讲原则和艺术，而且需要讲斗争和维权；安全的法制、公正、伦理、道德、权益、组织和系统等非技术问题均需要充分地考虑和协调。老年人的安全是一个整体，包括护理安全、医疗安全、环境安全等，需要协调它们之间的关系，不能只关注于其中一个环节。

二、安全认识论在老年长期照护安全管理中的应用

人类对安全和安全科学不断认识深化后，形成当今的安全观，基于哲学的角度，安全观是人们对安全相关事项所持有的

认识和看法,既是安全问题的认识表现,又是安全行为的具体体现,强调与人的价值观、人生观、世界观之间的关联关系。了解安全观的概念有助于对长期照护中安全相关问题形成统一的认识和看法,从而形成指导长期照护行为的具有积极效应的安全认识体系。

由安全观的定义可知,安全观具有相对稳定性、动态调节性、整体系统性、复杂非线性四个基本特征。其中,安全观的相对稳定性可以解释为随着老年长期照护者接受的教育、经历等影响塑造而成,当照护者的安全观比较成熟时,呈现一定时期内的相对稳定特性;动态调节性,即在复杂的工作环境,照护者从中不断积累新的知识、经验、实践,原有的安全观念不断更新完善;整体系统性,是指每一名照护者的安全观都与照护机构的教育、培训中心价值观联系在一起,照护者接受的安全教育实际是该群体在老年患者安全问题上形成的统一的认识,是一个整体;另外,照护者是有生命、思想活动的个体,世界上没有两片完全一样的树叶,每一个个体都是独一无二的,其思维、经历的不同决定了认知的复杂非线性,也决定了安全价值观的复杂非线性。老年长期照护管理者应根据安全观的特征属性开展安全文化建设,从而更好地塑造照护者的安全价值观。

第二节 安全塑造论

一、安全塑造论的概念与特征

（一）安全塑造论的概念

安全观的塑造应坚持"以人为本"的核心思想,以"安全系统观"为指导,通过针对性的方法和途径科学地进行塑造活动。在进行安全观的塑造前,我们需要以安全观为核心,以安全行为或行为倾向为目的,明确安全观与其他体系间的关系。与安全观相关联的安全概念主要有安全意识、安全态度、安全理念、安全素养、安全伦理及安全思想六种,结合老年长期照护安全管理工作的特点,其具体内涵及与安全观的关联见表2-1。

表2-1　与护理安全观相关联的安全概念

安全概念	与护理安全观的关系
安全意识	安全意识包括了照护者在老年患者安全上的所有意识要素和观念,结合照护者本身的思想形成护理安全观
安全态度	安全态度的对象是多方面的,不仅仅只针对老年患者,也包括对管理制度等事物的安全观
安全理念	安全理念是通过理性思维得到的,是对安全观的一种再认识
安全素养	照护者对老年患者安全的态度是照护者职业素养的一项评价指标,职业素养高的照护者有较强的安全观
安全伦理	安全伦理指导照护者开展照护工作,并规范其行为
安全思想	安全观思想对照护者的行为模式具有重大影响,人是思考的动物,照护者依赖安全思考选择行为活动

（二）安全塑造论的特征

1. 安全观塑造的组成　安全观的塑造过程是一项系统工程,对于老年长期照护者来讲是从初学者到成为一名照护骨干都会进行的一个长期持续选择、认同和内化的过程。安全观的塑造过程受两个因素影响,即主体自主的安全意识强弱(自塑造)和受他人、组织、环境等的影响程度(他塑造),包括引导、认同、内化、输出和外化五个阶段。安全观的塑造模型见图2-2。

（1）安全观的塑造首先从他塑造开始:通过他人的引导,促使主体认识并认同安全事项,并通过刺激主体的自塑造过程,使得主体选择性地更新强化原有的安全观(安全动机、知识、态度等),形成系统化、理论化的安全理念,最终指导和规范主体输出安全行为,同时主体的安全行为可以作为检验安全观塑造过程的具体效果和影响程度。

（2）安全观的塑造过程强调自塑造和他塑造的结合:人是安全生产活动的决定性因素,故自塑造是安全观的核心内容;而安全行为是安全观的外在表现,故他塑造为安全行为的产生,起到固化作用。同时,安全观支配安全行为,安全行为反馈并检验他塑造、自塑造因素是否完善,从而进一步强化他塑造、自塑造因素,进而影响安全观的塑造,最终形成不断完善的良性循环。

（3）安全观受安全动机、安全素养等因素影响:主体应树立自主安全观念,不断提高安全意识,学习和积累安全知识和技能,逐步建立安全观,并不断创新出安全思想体系。

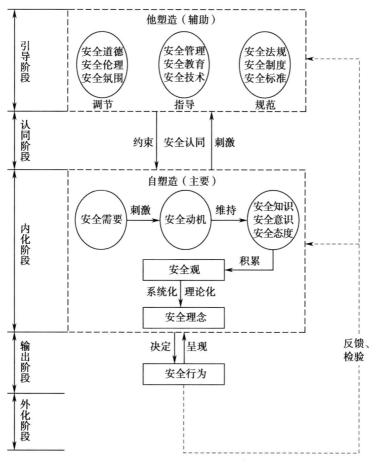

图2-2　安全观的塑造模型

（4）安全观的形成受主体情感影响：主体对安全观的情感体验及由此产生的安全需要是实现安全观教育的关键，即要使外塑造因素具有引导作用，安全观的他塑造过程和自塑造过程间还需有认同感，因此，不仅要重视知识层面的教育，更应加强情感层面的认同，鼓励主体参与其中。当主体具备了认同感之后，可利用强化机制不断进行内化。

（5）人是行为的主体：不安全行为是导致事故发生的直接原因，安全观塑造的最终作用结果是实现安全行为输出。

2. 安全观塑造的原则

（1）坚持以人为本：人既是安全的动力也是安全的主体，是安全管理中的最基本要素，将人本安全管理放在核心位置，重视人的需要，充分体现安全观，以安全生命观和安全价值观为首要原则，使塑造主体产生认同感。

（2）坚持安全系统方法论：安全观的塑造并不能一蹴而就，它随社会发展不断更新与完善，应实事求是、结合安全目的和需要有效进行安全观的塑造活动。

（3）主导性和多样性相结合：安全观的塑造过程应充分发挥主体的主观能动性，以内塑造为主，他塑造为辅。不仅要将安全观植入塑造主体心中，更要通过多样化的他塑造途径引导主体形成大安全观。

（4）教育和自我教育相结合：安全观的塑造强调塑造主体的自塑造和塑造环境的他塑造相结合。自塑造主要以自我学习、自我教育、自我反省为主，同时他塑造应充分发挥主动引导、主动教育、主动管理及主动反馈的功能。

二、安全塑造论在老年长期照护安全管理中的应用

基于安全观的内涵、塑造机制及塑造原则，在进行具体安全观塑造活动时，以安全观塑造主体为对象实施"三步走"——内化、外化及互化。塑造安全观的第一步内化过程即主体通过学习和积累安全知识和技能实现初步塑造，这一过程充分发挥了主体的主导作用；塑造安全观的第二步外化过程即通过参与

多样化的安全实践活动将安全观进一步强化;最后通过主体和外界环境进行相互交流,获得全方位、多层次、内涵丰富的安全观,并将行为表现反馈以检验他塑造因素是否合理,属于安全观塑造的互化过程。安全观的塑造强调主体的主观能动性,通过以人为核心的管理措施,充分发挥个体的思想活力,以促进主体安全观的塑造。对失能失智老年人的长期照护者进行安全观的塑造时,通过合适的引导积极调动照护者的能动性,鼓励照护者通过专业科普书籍和科普网站,自我学习和积累疾病的基本症状和照护要求等相关知识和技能,以达到内化的阶段;在照护者初步掌握相关知识后,通过环境、同事等他塑造因素发挥引导和反馈的作用,并在积累实际的照护经验后,在需求理论或强制理论的指导下巩固和强化安全观,在这一阶段多运用沟通理论,与身边其他的失能失智老年人的照护者相互交流、相互学习和取经以获得全方位的安全观;最后通过社会学习理论如氛围感染法、情景模拟法等不断与外界环境进行信息交换以获得多层次的安全观。

第三节 安全认同论

一、安全认同论的概念与特征

认同问题如社会认同、文化认同、制度认同等是一直备受学术界关注的话题。实践证明某一个体或群体对另一个体或群体的"效仿""支持""服从"等均源自这一个体或群体对另一个体或群体的认同。换言之,个体对组织的认同感越强,越有可能坚持组织的观点和采取对组织有利的行动。安全认同会使个体在观念与行为等方面产生理性的安全责任感,以及非理性的安全归属感,其最终的作用结果是理性的个体在这种心理基础上表现出的对保障安全相关活动的尽心尽力的行为结果。

近年来老年长期照护事故频繁发生,除管理因素、工作环境因素外,照护者安全态度的缺失也是导致事故发生的主要原因之一,而安全认同是影响安全态度的关键因素。在实际工作中,照护者若认同老年患者安全的重要性,会激发并表现出对待老年患者安全问题的积极意愿、责任和态度,并因此主动采取为保障患者安全的相关行为。因此,在进行照护者的安全教育时应强调照护者对老年患者安全的认同感,以更好地让照护者树立正确的安全理念,全面提高照护者的安全素质。

(一)安全认同论的概念

安全认同是指理性的个体对安全价值及保障条件或要素等认可的态度与行为,具体而言,安全认同是指理性的个体对安全价值(安全的重要性与必要性)及保障条件或要素(规章制度、教育培训)等的理解、信任与赞同,并愿意为保障安全努力的态度与行为过程。安全认同的最终目的是实现个体或群体的安全自觉性(自律性与主动性)。安全认同分为个体安全认同与群体安全认同。

1. **个体安全认同** 个体安全认同从安全认知出发到安全努力为一个完整的过程,即"安全认知→安全信任→安全意愿→安全妥协→安全支持→安全努力",个体安全认同六个环节的相关概念见表2-2。

表2-2 个体安全认同六个环节的相关概念

环节名称	概念
安全认知	安全认知是个体对安全本身(内涵和价值),以及相关的事物等的了解与认识,即知识与技能的学习
安全信任	安全信任是指个体对安全及其保障条件或要素等的重要性与必要性产生信任感,即从心理层面,个体相信并承认"安全具有重大意义"以及"患者安全不可或缺"
安全意愿	安全意愿是指个体想要实现患者安全目标的愿望,即个体表现出的对患者安全的热爱与重视
安全妥协	安全妥协是指个体在安全意愿刺激下,以安全为基本前提与原则,对护理安全规章制度等安全管理措施逐渐产生妥协,开始说服自己并规约自己的不安全认识或行为,以避免事故发生

环节名称	概念
安全支持	安全支持是指个体在态度上开始由衷地赞同和支持各项安全工作,并在行为上也开始做出支持和服从各项安全管理工作的具体表现
安全努力	安全努力是指个体会主动为保障个人、他人与组织等的安全而贡献自己的努力,如主动进行安全学习、主动教育他人注意安全等

个体的安全认同过程实质上是一个由"心理安全认同"到"行为安全认同"的循序渐进的过程。个体的安全认同在个体的安全认知度、安全信任度、安全意愿度、安全妥协度、安全支持度与安全努力度不断提升,即六环节在多次循环的过程中逐渐提高。

2. **群体安全认同** 组织由群体整合而来,而群体又是由若干个体构成的,故群体安全认同分为个体安全认同、群体安全认同与层级安全认同三个维度,三者间相互影响。

(1)个体安全认同:组织由若干群体构成,每个群体又由若干个体成员构成,一种文化的个体认同,是群体认同乃至组织认同的基础。个体安全文化认同过程分为 5 个阶段,分别为安全文化接触、安全文化认知、安全文化态度形成、践履安全文化理念的行为形成与安全行为习惯的养成。

(2)群体安全认同:个体安全认同是群体安全认同的基础,但群体安全认同并非只是个体安全认同的简单叠加。群体安全认同有其独特的机制与模式,主要包括群体安全认同精英出现、安全认同骨干群体形成、大多数成员安全认同和全体成员安全认同四个先后阶段。

(3)层级安全认同:群体整合为组织,但组织层级的安全认同过程不同于群体认同过程。一般而言,组织可分为高层、中层、基层三个不同层次。组织层级安全认同过程通常是从高层向基层逐渐递进式展开。

（二）安全认同论的特征

1. 安全认同的群体性　一般而言,安全认同是一种集体性态度与行为,即安全认同是绝大多数群体成员对安全价值及保障条件或要素等在心理上产生一致的看法和感情,并在行为上产生规范性和一致性。因此安全认同具有群体性。

2. 安全认同的动态性　安全认同是随着时间的推移而进行动态发展与变化。理论上讲,随着人们对安全(包括健康)需求的不断提升,以及风险社会这一时代与社会背景的来临与驱动,促使人们的安全认同度总体呈不断增强趋势。

3. 安全认同的可塑性　安全认同的动态性可从侧面说明安全认同具有可塑性,还可根据实际需要对人们的安全认同进行有针对性的塑造与培育。另一方面,安全认同的可塑性也表明研究安全认同现象的重要目的,即塑造与提高人们的安全认同度。

4. 安全认同的统一性　安全认同是态度与行为的统一,即人们在心理与行为上同时认可并支持安全价值及保障条件或要素等;安全认同是客观社会存在与个体意识共同作用产生的,既是个体意识作用的结果,同时也依赖客观社会存在的一些条件。

二、安全认同论在老年长期照护安全管理中的应用

调查发现,养老机构中担任长期照护角色的大多是护工和护理员,他们缺乏相关的理论知识和技能的学习,对老年长期照护安全存在着不同程度的错误认识。针对此类情况,管理者不仅应针对养老护理员开展多种形式、多种途径的疾病护理及急救技能培训活动,将安全教育工作系统化和规范化,提高其护理安全意识,增强老年人自我保健意识;还应加强照护者安全认同的培养,比如,养老机构可以与院校联合,充分发挥护理学生参与安全健康教育的作用,护生可以运用学校所学的专科知识对老年人进行一对一的安全健康教育,通过从护生抓起,实施规范有序的长效机制,从而提高照护者的安全认知出发,逐步提高照护者的安全认同感,从照护者的"心理安全认同"到

"行为安全认同"层层递进式地引导并增强照护者的安全责任感,最终达到提高照护者安全行为的目的。

第四节　安全思维论

一、安全思维论的概念与特征

（一）安全思维论的概念

思维最初是人脑借助于语言对事物的概括和间接的反应过程,按照信息论的观点,思维是对新输入信息与脑内储存知识经验进行一系列复杂的心智操作过程。思维以感知为基础又超越感知的界限。通常意义上的思维,涉及所有的认知或智力活动。它探索与发现事物的内部本质联系和规律性,是认识过程的高级阶段。

安全思维是一种较高的理性思维活动,研究安全思维就是从理性的高度揭示安全管理的本质规律、基本问题及其安全管理对象之间的相互关系。从安全管理理论的角度来看,安全思维是对安全管理理论和安全管理方法的高度概括和哲学思考,是安全管理理论的升华;相对应的,安全思维又促进安全理论的发展和安全方法的应用,通过科学的安全思维有效地克服安全管理中存在的各种缺陷,进而提高安全管理的层次。

（二）安全思维论的特征

1. 安全思维的系统性　安全思维的系统性主要体现为安全是一个系统工程,需要考虑人、机、料、法、环等多种因素。老年长期照护安全管理不仅只依靠管理者,更依靠每一名照护者的齐心守护,保障老年患者安全是每一名照护者的责任。此外,还需要向其他部门借力,如后勤部门、药物管理部门等,照护者在保障老年患者的安全上也需要向养老机构的其他系统借力,并需要他们的协同,共同守护老年患者的生命安全。

2. 安全思维的扩展性　扩展性体现为我们做任何事都要和安全问题一同考虑;安全贯穿于每一件事和物,无论是进行侵入性操作还是非侵入性操作,照护者都需要"+安全"思维,思考护理行为是否会影响到老年患者和自身安全。

3. 安全思维的探索性　在长期照护工作中,照护者应时刻保持探究精神,坚持"发生护理不良事件证明护理管理存在问题"的理念。照护者应时刻寻找安全问题、探究对应的解决方法,不论是在发生不良事件前、发生中还是发生后,都要寻找其产生的原因,并通过思考,发现不安全问题并及时采取有效措施加以防范,达到预防为主的目的。

4. 安全思维的经验性　经验性是指安全管理要从正向的安全现象中学习安全经验,如学习先进养老机构的安全管理模式;一个系统能够长期安全运行,其中是有很多安全规律和原因的;通过探索系统的安全规律和原因,有利于主动开展安全工作,保证系统安全,同时起到促进安全和提升安全感等作用。

5. 安全思维的逆向性　安全"逆思维"是一种安全工作方式。"安全"的反义词是"危险"或"不安全",安全"逆思维"可以引导照护者主动寻找老年长期照护安全管理系统的薄弱环节或可能发生不良事件的危险因素等,从而有利于找到安全工作的重点和切入点等。

6. 安全思维的忧患性　安全思维的忧患性体现在要拥有预防为主、有备无患的策略。老年长期照护安全管理系统是随着社会、经验、时间不断更新完善的。照护者在工作中应具备居安思危的观念,不要因为不良事件未曾发生而降低警惕,应该将安全工作持之以恒地运行下去,不应松懈和丧失警惕。

7. 安全思维的维稳性　维稳性是尽量使系统保持稳定。事故灾难是在变化中发生的,事故灾难发生过程都是变的表现,不变就会减少事故的发生。老年长期照护安全管理工作同样如此,做好照护规划,保证工作井然有序地进行,在工作中要尽量保持人员、环境、管理等因素的稳定,当发生变化时,特别注意老年患者安全问题并采取有效预防措施,避免不良事件发生。

8. 安全思维的简化性　简化性是要把复杂问题简单化,即所谓物以类聚、人以群分。例如在实际工作中危险品分类堆放,污染物和垃圾分类处理,安全教育培训人员分工种、分层次、分内容开展等。管理者开展安全知识培训时,按照不同主题设计讲课内容;不同的护理操作设置的操作规范也不同,这些均是安全思维简化的表现。

9. 安全思维的媒体性 该思维主要体现为依靠现代最有影响力的传播工具传播安全知识。现代多媒体技术发展迅速、形式多样。开展老年患者安全教育培训、安全宣传、安全促进、弘扬安全文化时,可通过多媒体工具把枯燥的安全教育用丰富多彩的表达形式展现出来,寓教于乐,提高照护者学习的积极性。

10. 安全思维的感官性 安全思维的感官性要发挥人类最主要的感知器官的功能。视觉感知的内容最为直观和有效。因此,各种安全提示、警告、警戒以及安全教育内容等都要尽量做到可视化。养老机构展示栏上张贴的老年患者注意事项以及护理操作注意事项等均是安全"可视化思维"的运用。

11. 安全思维的认知性 认知性主要体现为安全需要发挥人类聪明才智和创造能力。人的认知是感知的升华,当一个人懂得一个系统的工作原理,知道导致事故发生的原因和事故的演化过程之后,能更好地预防控制事故发生,就会达到"知其所以然"的效果,从而具有基于风险采取正确行为的能力,即所谓"知其然且知其所以然"。老年长期照护安全管理者通过事故发生发展、影响因素等相关知识、技能的培训,加强照护者对事故的认识,并提高照护者对事故发生时的应对能力,促使照护者对事故的发生达到"知其所以然"的程度。

12. 安全思维的情感性 情感性主要体现为应注重情感安全文化建设。文化是因人的需要创造的,基于人的情感性安全需要可建设富有特色与功效的情感安全文化。只有将情感融入安全文化宣教与建设,不断提高人的安全意愿和素质,营造安全氛围,才能使安全工作落到实处。

13. 安全思维的细节性 细节性强调安全管理必须注重细节,忽视细节就会出现隐患或发生事故。大事故的发生,均来源于人们对于习惯的行为不够细致或缺乏耐心,认为无关紧要,然而,事故往往都是一瞬间发生,由一个小细节引起。临床护理工作繁杂,工作内容大多数较为琐碎,却都与患者安全紧密联系,不可忽视。只有做好了所有的细节工作,尽可能排除可能造成不良事件的因素,才能有效提高整体质量。

14. 安全思维的短板性　安全事故多发生于薄弱环节,进行安全管理时需抓住薄弱环节使安全工作更加高效和经济。老年长期照护安全管理体系是一个庞大的系统,存在优势和弱点。管理者应着重关注照护工作中的薄弱环节,针对性地开展管理和预防工作,变弱为强,杜绝或减少不良事件在薄弱环节发生的可能性。

15. 安全思维的屏障性　所谓"安全屏障",是指对环境、秩序、安全等有害要素构成阻碍、缓冲或防护作用的事物总称,例如各种基本安全防护设备与各种安全管理策略。实施安全防护措施及策略对危险有害因素构成隔离、阻碍、缓冲或防护作用,以保障安全或降低伤害程度。

16. 安全思维的法制性　法律法规是安全管理的利器和重要支撑。法制思维就是规则意识、程序意识和责任意识,事故往往是人因所致,而法治意识淡薄是最重要的人因之一。安全管理应运用法治思维加强安全法治意识建设,并运用好安全法制管理策略。

17. 安全思维的人因性　绝大多数事故都是人因失误事故,人因管理是安全管理的首要任务。在实际安全管理中,我们应通过制度设计、文化建设、教育培训与人因设计等手段加强照护行为安全管理工作。

18. 安全思维的长期性　安全管理工作是一项持续性工作,只有起点,没有终点,需长期坚持和不断完善。大部分管理者在进行安全决策时一般偏向短期思维,只顾迅速解决眼前的安全问题,较少用长远的眼光去看待安全管理问题。例如,目前诸多企业的安全文化建设都是追求"短平快",忽略了安全文化的"长期累积性";缺乏长远考虑的安全管理制度设计,既容易造成不理想、不连续的安全管理工作的效果,也容易导致安全资源的浪费。

19. **安全思维的循证性** 安全管理实践的本质是一个"循证"过程。循证安全管理方法,即提出安全管理问题、收集证据、分析证据、评价证据、找出最佳证据、运用最佳证据进行安全决策,是目前使用最佳证据进行有效的安全决策的一种方法。在老年长期照护安全管理中引入循证思维,针对发生的不良事件或潜在的不安全因素,在循证客观、科学依据的基础上,寻求照护安全改进的最佳管理方法,最大可能地改善安全管理中的缺陷,使老年长期照护安全管理更加科学化、专业化。

20. **安全思维的前瞻性** 安全思维的前瞻性体现为在正确的时间提出正确的问题。照护者运用前瞻性思维可以主动识别不安全因素,从预防着手,建立一套完善的安全管理体系,有效应对各种风险,杜绝不良事件的发生。在前瞻性思维的引导下,照护者行为目的性更强,也更加规范合理,能够做出更科学的决策和调整,从而确保安全管理质量。

二、安全思维论在老年长期照护安全管理中的应用

正确的思维方式和方法,是安全管理者制订安全措施、实施安全管理时思路清晰、决策果断的基本保证,安全管理者只有掌握科学的哲学思维和方法,才能提高安全管理的思维和理论素养。而安全思维具有不同的特征,甚至有些特征之间存在矛盾,这就需要管理者在具体应用中根据实际需要解决安全问题,对比选择符合环境的安全思维进行管理。例如,在发生一起不良事件后,不能"大事化小,小事化了",管理者应运用系统性的安全思维分析该事故的发生除人的因素外还受哪些因素的影响,找出事件发生所显示出的管理系统的薄弱之处加以改善;此外,还应该根据探索性思维和循证性思维的特点,寻找事件中存在的安全隐患,运用循证客观的方法改善管理中存在的不足,从而提高老年长期照护安全管理的科学性,减少不良事件的发生。

第三章

基于管理学的理论探讨

【导读】

管理学是以科学方法应用为基础的各种管理决策理论和方法的统称。基于管理学对长期照护安全管理进行理论分析,有助于从管理学的角度更深层次地分析长期照护中不良事件的发生与发展情况。

本章介绍了事故致因理论以及安全法则与老年长期照护安全管理的联系。

第一节　事故致因理论与老年长期照护安全管理

随着老龄化进程的加剧,我国老年人口逐年增加,老年人的长期照护需求也愈加复杂,提高老年人的长期照护质量逐渐成为社会关注的重点。而国内长期照护服务体系还在发展和完善中,尚存在不足。本章节将通过事故致因理论对老年长期照护过程中发生不良事件的原因进行简单概述,根据事故致因理论指导管理者对老年长期照护中跌倒、压力性损伤、感染等不良事件进行调查分析、预防以及相应的处理。事故致因理论是描述事故成因、经过和后果的理论,通过研究人、物、环境、管理等基本因素在事故形成过程中的作用途径,从因果关系上阐明引起伤亡事故的本质原因,说明事故的发生、发展和后果。事故致因理论有十多种具有代表性的理论,本章节主要对海因里希事故因果连锁理论、博德事故因果连锁理论、瑟利事故模型、轨迹交叉事故模型、能量转移事故致因理论进行简单阐述。

一、海因里希事故因果连锁理论

（一）海因里希事故因果连锁理论的基本观点

海因里希事故因果连锁理论（又称海因里希模型或多米诺骨牌理论）由海因里希（H.W. Heinrich）提出，有关工业事故发生的因果连锁论。该理论认为伤亡事故的发生不是一个孤立的事件，而是一系列具有因果关系的事件相继发生的结果，也就是说伤害与各原因相互之间具有连锁关系，即人员伤亡的发生是事故的结果；事故的发生原因是人的不安全行为或物的不安全状态；人的不安全行为或物的不安全状态是由于人的缺点造成的；人的缺点是由于不良环境诱发或是由先天的遗传因素造成的。

（二）海因里希事故因果连锁理论中事故发生的五要素

海因里希将事故因果连锁过程概况为五个因素：

1. **遗传及社会环境**　遗传因素及社会环境影响人的性格，是形成人的缺点的原因。遗传因素可能导致个体形成固执、冲动、鲁莽等不良性格；社会环境可能影响个体的安全素质教育，助长不良性格发展。

2. **人的缺点**　人的缺点是使人产生不安全行为或造成机械、物质不安全状态的原因，包括鲁莽、固执、过激、轻率等性格上的先天缺点以及缺乏安全生产知识和技术等后天的缺点。

3. **人的不安全行为或物的不安全状态**　所谓人的不安全行为或物的不安全状态是指那些曾经引起过事故并能再次引起事故的人的行为或机械、物质的状态，它们是造成事故的直接原因。

4. **事故**　事故是由于物体、物质、人或放射线的作用或反作用，使人员受到伤害或可能受到伤害的、出乎意料的，失去控制的事件。

5. **伤害**　由于事故直接造成的财产损害或人身伤害。

海因里希用多米诺骨牌来描述这种事故因果连锁关系,因此该理论又被称为多米诺骨牌理论(图3-1)。在多米诺骨牌中,一颗骨牌被碰倒,将发生一连串的连锁反应,直到最后一颗骨牌被碰倒。如果移去其中的一颗骨牌,则连锁被破坏,事故过程将被中止。海因里希认为,安全工作的重心应放在预防人的不安全行为以及消除物质的不安全状态上,中断事故连锁的进程从而避免事故的发生。

(三)海因里希事故因果连锁理论与老年长期照护安全

根据海因里希的观点,人的不安全行为与物质的不安全状态都可能造成长期照护过程中的安全问题。以家庭照护为例,家庭照护是我国老年人常见的长期照护方式之一,照护者常为老年人亲属,其中以老年人伴侣或子女为主。这些照护者大多无专业照护技能及照护经验,无法及时预测老年人身心状况变化,再加上居家环境不如专业照护机构安全,容易造成老年人跌倒、坠床及用药错误等不良事件的发生。据调查,家庭照护能力越低,居家照护的失能老年人发生不良事件的概率越大。一方面照护者缺乏专业培训,出现照护知识薄弱、技术水平低下、护理操作过程有误等问题;另一方面照护者的精力有限,特别是在照护者为子女的情况下,既要开展工作又要照护老年人,更容易产生不安全行为,进而造成不良事件的发生。除照护者之外,居家环境也对照护安全造成一定影响,如地板防滑安全系数不高、浴室未安装扶手、床旁未设置床栏等,这些物质上的不安全状态容易造成老年人跌倒、坠床等安全事件的发生。

二、博德事故因果连锁理论

(一)博德事故因果连锁理论的基本观点

博德(Frank Bird)在海因里希事故因果连锁理论的基础上,提出了反映现代安全观点的事故因果连锁理论。博德认为尽管人的不安全行为和物的不安全状态是导致事故的重要原因,但仅仅是直接原因,他认为最根本的原因在于管理失误。

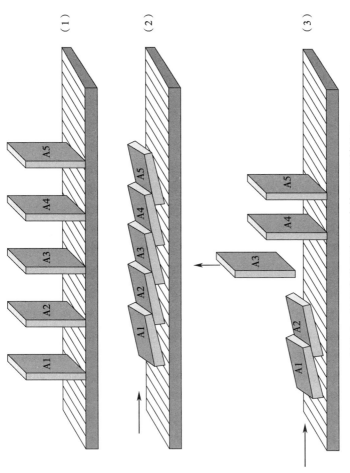

图 3-1　以多米诺骨牌呈现事故因果连锁关系

（二）博德事故因果连锁理论的要素

博德的事故因果连锁理论也有五个影响因素（图 3-2），但每个影响因素的含义与海因里希的有所不同：

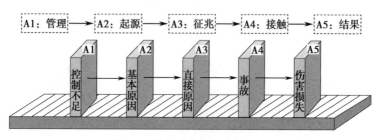

图 3-2　博德事故因果连锁理论

1. 控制不足　安全管理方面的控制不足，是事故导致伤害的最根本原因。安全管理者应懂得管理的基本理论和原则。控制损失包括对不安全行为和不安全状态的控制，这是安全管理工作的核心。

2. 基本原因　为了从根本上预防事故，必须查明事故的基本原因，并针对查明的基本原因采取对策。基本原因包括个人原因和工作方面的原因。其中个人原因有身体、精神方面的问题，缺乏知识、技能方面的问题和动机不正确等；工作方面的原因有操作不规范，周围状况异常等环境因素。不能从表面看待问题，只有找到问题背后的原因，才能有效地预防事故的发生。

3. 直接原因　事故的直接原因是人的不安全行为和物的不安全状态。直接原因是基本原因和管理缺陷所致事故的表面现象。如果只抓住作为表面现象的直接原因而不追究背后隐藏的深层原因，那么事故将永远无法杜绝。

4. 事故　防止事故就是防止接触，博德认为事故是人的身体或设备与超过其阈值的能量接触或人体与妨碍正常生理活动的物质接触所致。采取隔离、屏蔽、防护、吸收等措施来防止能量释放，通过训练、提高工人识别危险的能力等来防止这种接触可以阻止事故发生。

5. **伤害损失**　是指事故造成的结果,包括财产损坏和人员伤害。人员伤害包括工伤、职业病以及对人员心理方面、神经方面或全身性造成的不利影响。

（三）博德事故因果连锁理论与老年长期照护安全

博德认为仅处理安全事故产生的直接原因不能彻底解决安全事故隐患,只有深层次地研究根本原因(控制不足)才能更好地预防和管理安全事故。根据博德的观点,对于长期照护过程发生的不良事件如跌倒、压力性损伤、用药错误等,应该深入研究导致行为人和致因物出现不安全情况的管理机制。以长期照护机构为例,目前国内多数养老机构招收的照护人员存在专业技能不足、老年照护知识匮乏以及安全意识不足的问题(不安全行为),这些易导致照护人员在照护老年人时出现差错并导致不良事件发生。针对这一现状,各机构应加强监管力度,定期审查机构照护人员资质和机构环境、照护设施及设备安全,落实入住老年人安全保障体系:一方面,完善员工管理制度,规范护理员操作,并加强护理员的培训,以提高护理员照护水平,增强其安全照护意识,从而预防或减少老年人照护安全事故的发生;另一方面,对于可能造成安全隐患的环境因素如室内光线昏暗、通风不良、噪声过大、安全设施不足、设备老化等(不安全状态)应加强监管,定期检查室内环境,一旦发现可疑的危险因素应及时处理,为机构中老年人的人身安全保驾护航。

三、瑟利事故模型

（一）瑟利事故模型的基本观点

瑟利事故模型属于人因失误事故致因理论。人因失误事故致因理论主要是从人的因素研究事故的致因。在导致事故的各种因素中,人的因素具有重要的作用。该理论认为,尽管事故是由于人的不安全行为和物的不安全状态共同造成的,但起主导作用的是人的因素。因为物是人创造的,环境是人可以改变的,整个人、物、环境系统都是由人管理的。瑟利在 1969 年根据人的认知过程提出一个分析事故致因的模型。该模型把人、物和环境作为一个系统,认为事故的发生是由人在信息处理过程中出现失误从而导致人的行为失误引起的,这一模型被称为瑟利事故模型(Surry's accident model)。

（二）瑟利事故模型的要素

瑟利把事故的发生过程分为危险出现和危险释放两个阶段,这两个阶段各自包括一组类似人处理信息的过程,即知觉、认识和行为响应(图3-3)。在危险出现阶段,如果人处理信息的每个环节都正确,危险就能被消除或得到控制;反之,只要任何一个环节出现问题,就会使操作者直接面临危险。在危险释放阶段,如果人的信息处理过程的各个环节都是正确的,即使面临着已经显现出来的危险,仍然可以避免危险释放出来,不会带来伤害或损害;反之,只要任何一个环节出错,危险就会转化为伤害或损害。

（三）瑟利事故模型与老年长期照护安全

瑟利认为对事件的感知、认识以及行为响应这三个心理学成分可帮助分析伤害事故的根本原因。以长期照护机构失能老年人发生压力性损伤为例,通过瑟利模型对该不良事件进行分析,可将整个事件分为危险出现(发生压力性损伤可能性增大)和危险释放(即将发生压力性损伤)两个阶段。在前一阶段,即面对压力性损伤高风险老年人时,照护人员是否能感知到老年人发生压力性损伤的危险,是否清楚哪些因素会导致老年人发生压力性损伤以及是否有能力采取措施避免压力性损伤发生。当照护人员对压力性损伤有足够的感知和认识后,自然而然地能在行为上有所表现,能够及时处理压力性损伤的危险因素如潮湿被褥、床面不平整等,就可以规避或减少压力性损伤的发生。面对危险释放也是同样的道理,这一阶段虽然照护人员面临着老年人发生压力性损伤的风险,但仍可以通过感知、认识和行为响应来采取行动避免压力性损伤发生。要想照护人员在面临不良事件危险时及时感知并进行相应处理,养老机构应进行以下措施:

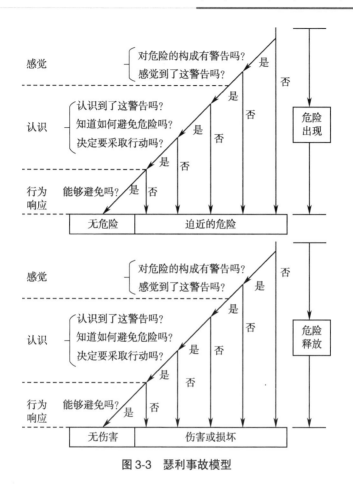

图 3-3 瑟利事故模型

1. **定期进行安全照护的教育培训** 目前,大多数养老机构仅强调养老护理员日常生活护理能力的培训,对员工关于老年人安全教育的培训不足。安全教育可以提高照护人员的安全意识与安全素质,减少照护老年人过程中产生失误的发生率。对照护人员进行岗位培训,使其清晰地认识自身所从事的行业存在的安全隐患,如日常所接触的常用药物的配伍禁忌及其危害、药物剂量不精准造成的隐患等;熟悉日常生活照护中可能影响照护安全的因素并熟练掌握应对老年人突发安全事故时的

47

应急措施,这样可以确保安全事故在萌芽状态时被消除或是将其后果的严重性降到最低。

2. 建立安全管理制度 养老机构只有建立了严格的安全管理制度才能有条不紊地进行长期照护,做到有理可循、有据可依。如为照护人员制订合理、可行的操作程序与日常生活照护指南,并要求所有的照护人员遵守,这样就可以最大限度减少因员工照护程序失误或操作不当等不安全行为所致的安全事故的发生,或通过规范照护者行为减轻老年人因安全事故引起的伤害。

四、轨迹交叉事故模型

(一)轨迹交叉事故模型的基本观点

轨迹交叉事故模型将事故的发生发展过程描述为:基本原因→间接原因→直接原因→事故→伤害。从事故发展运动的角度,这样的过程被形容为事故致因因素导致事故的运动轨迹,具体包括人的因素运动轨迹和物的因素运动轨迹。当人的不安全行为和物的不安全状态在各自发展的过程中(轨迹),在一定时间、空间发生了接触(交叉),能量发生意外转移,伤害事件就会发生(图3-4)。而人的不安全行为和物的不安全状态之所以产生和发展,是多种因素综合作用所致。多数情况下,在直接原因的背后,往往存在着企业经营者、监督管理者在安全管理上的缺陷,这是造成事故的本质原因。

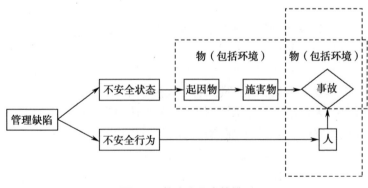

图3-4 轨迹交叉事故模型

（二）轨迹交叉事故模型的要素

1. **管理因素**　安全管理是预防事故的重要环节,管理者必须认识到只要工作过程没有实现本质安全化,存在管理缺陷就有发生事故及伤害的可能。只有通过安全管理工作的不断完善,才能防止事故发生。

2. **人的不安全行为**　主要包括安全意识的缺乏、存在侥幸心理、安全知识或技能不足、行为动机不正确、身心不适等。

3. **物的不安全状态**　主要包括安全操作规程不健全、设备设计、制造的缺陷、设备材料不合适以及有害作业环境因素。

根据轨迹交叉事故模型,预防事故可以从防止人、物运动轨迹的交叉,控制人的不安全行为和控制物的不安全状态三个方面来考虑。

（三）轨迹交叉事故模型与老年长期照护安全

轨迹交叉事故模型认为安全事故的预防管理应从人的不安全行为、物的不安全状态以及人、物运动轨迹交叉三方面入手。其中,人、物运动轨迹在各自发展中可相互影响,有时物的不安全状态能导致人的不安全行为,而人的不安全行为也可能使物处于不安全状态。例如,在长期照护机构中日常使用的物品都会有特定的摆放位置。如果照护人员随意摆放桌椅、暖水壶或不按说明使用电器(不安全行为),这些都会导致电器设施的不安全状态,可能造成老年人使用时发生跌倒、烫伤等不良事件。根据轨迹交叉事故模型的观点,对于养老机构的安全管理应加强人的不安全行为和物的不安全状态的管理。管理者需要加强照护人员的管理,规范其照护操作,定期进行必要的安全教育培训,从而切断轨迹交叉中人的行为的事件链形成;此外,管理者还需要安排专人检查机构内设施设备质量,从源头上切断轨迹交叉中物的不安全状态,进而避免不良事件起因物的产生,最终避免或减少不良事件的发生。

五、能量转移事故致因理论

（一）能量转移事故致因理论基本观点

能量在生产过程中是不可缺少的，人类利用能量做功以实现生产目的。而人类为了利用能量做功，必须控制能量。在正常生产过程中，能量受到各种约束的限制，按照人们的意志流动、转换和做功。如果由于某种原因使能量失去了控制，超越了人们设置的约束或限制而意外地逸出或释放，则发生了事故，这种对事故发生机制的解释被称为能量意外释放论。能量意外释放论与其他事故致因理论相比，具有两个主要特点：一是把各种能量对人体的伤害归结为伤亡事故的直接原因，从而确立了以对能量源及能量传送途径加以控制作为防止或减少伤害发生的手段这一原则；二是依照该理论建立的对伤亡事故的统计分类，是一种可以全面概括、阐明伤亡事故类型和性质的统计分类方法（图3-5）。

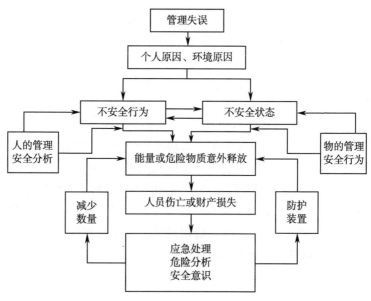

图3-5　能量转移事故致因理论

（二）能量转移事故致因理论的要素

1. **事故** 事故是能量或危险物质的意外释放,是伤害的直接原因。为防止事故的发生,可以通过技术改进来防止能量意外释放,通过教育训练提高职工识别危险的能力,佩戴个体防护用品来避免伤害等。

2. **不安全行为和不安全状态** 人的不安全行为和物的不安全状态是导致能量意外释放的直接原因,它们是管理欠缺、控制不力、缺乏知识、对存在的危险估计错误,或其他个人因素等基本原因的征兆。

3. **基本原因**

（1）管理者的安全政策及决策因素:涉及信息利用、生产及安全目标、责任及职权范围、职员的配置、选择、教育训练、监督及器材的采购、维修以及正常时和异常时的操作规程、设备的维修保养等。

（2）个人因素:如个体知识、能力训练、身体及精神状态及反应时间等。

（3）环境因素:如工作环境中高危物品的使用、摆放等。

（三）能量转移事故致因理论与老年长期照护安全

能量能否产生伤害,造成人员伤亡事故取决于人接触能量的大小、时间和频率、力的集中程度、屏障设置的早晚。通过限制能量大小、设置安全屏障等方法预防能量意外释放,可有效避免或减少能量意外释放产生的伤害。防护能量逆流于人体的方法同样在长期照护工作中可以得到应用。运用能量转移事故致因理论来管理长期照护安全工作,可采取以下措施:

1. **限制能量来源的总量** 如养老机构限制接收老年人数量、严格控制养老员与老年人的比例,严格按照国家标准选择和管理照护人员和设备设施。

2. **降低能量意外释放的概率** 如长期照护机构定期检查、更换陈旧的设备,选择质量更好的设施设备;食物的质量要注重卫生健康。

3. **设置屏障** 一般来说,照护机构规模越大,潜在的危险和危害也就越大,如复杂的电气设备、嘈杂的噪声、强烈的光线等在一定条件下都会引发安全事故。设施环境如窗边柜的棱角、毛刺、凹凸不平或者光滑的地板可能影响老年人的安全。因此,照护机构不仅要注重老年人的日常活动情况,还应创造良好适宜的机构环境,避免环境不适导致的不良事件发生。

第二节　安全法则与老年长期照护安全管理

老年安全问题是社会关注的重点话题,照护过程的细节决定照护质量,而质量关乎照护安全。因此,安全管理是管理工作的核心要素,如何抓好安全管理是长期照护机构管理者面对的首要任务。安全法则可预防不良事件的发生,保障安全生产,下面将对安全法则进行介绍,并探讨其在长期照护管理中的实际应用。

一、破窗法则

（一）破窗法则的含义

美国心理学家菲利普·津巴多曾做过一项实验,他找来两辆一模一样的汽车,把其中的一辆停在加州帕洛阿尔托的中产阶级社区,而另一辆停在相对杂乱的纽约布朗克斯区。停在布朗克斯的那辆,他把车牌摘掉,把顶棚打开,结果当天就被偷走了。而放在帕洛阿尔托的那辆,一个星期也无人理睬。后来,他用锤子把那辆车的玻璃敲了个大洞。结果仅过了几个小时,它就不见了。以这项实验为基础,政治学家威尔逊和犯罪学家凯琳提出了"破窗效应"理论,即环境中的不良现象如果不及时加以整治,会诱使人们产生模仿心理,加剧事情的严重程度,从而导致人的公共行为失序乃至违法犯罪。以一幢有少许破窗的建筑为例,如果有人打坏了一幢建筑物的窗户玻璃,而这扇窗户又得不到及时的维修,别人就可能受到某些示范性的纵容去打破更多的窗户。久而久之,这些破窗户就给人造成一种无序的感觉,结果在这些公众麻木不仁的氛围中,犯罪就会滋生、猖獗。如果警察或者社区管理者能够及时且积极管理这些无序的外部环境,切断环境与犯罪之间的导索,则能有效地防止犯罪的发生。

(二)破窗法则对老年长期照护安全管理的启示与思考

1. 加强对"人"的管理 养老机构应注重提升照护人员的安全意识,培养其慎独精神,形成组织层面的安全文化,从而保证其在照护过程中采取持续、稳定的安全行为,提高照护人员的令行禁止的意识和自觉性,主动预防风险,使员工不想"破窗"。

2. 构建监督及管理机制 "破窗"行为给某些意志不坚定的个体一种暗示性的纵容,使"玻璃"越碎越多。在养老机构中,不管是老年人还是照护人员都会出现不良的行为或错误,若不及时发现并改正,会出现越来越多的照护人员效仿这种不良行为或错误,这将增加养老机构内的安全事故发生的风险,对老年人的安全造成严重的威胁。因此要建立监督及管理机制,及时制止"破窗"行为。

二、木桶法则

(一)木桶法则的含义

木桶法则又称为木桶效应、短板效应,由美国管理学家彼得提出。木桶法则的主要含义是:盛水的木桶是由许多块木板组成的,盛水量也是由这些木板共同决定的。若其中一块木板很短,则此木桶的盛水量就被此短板所限制。这块短板就成了这个木桶盛水量的"限制因素"(又称"短板效应")。若要使此木桶盛水量增加,只有换掉短板或将短板加长。

(二)木桶法则对老年长期照护安全管理的启示与思考

1. 明确老年长期照护安全管理的短板 把木桶法则运用到安全管理中,由此演绎出弱项管理的概念。所谓弱项管理,就是要认识到影响安全管理工作的主要内容或薄弱环节,然后集中精力加以改进。如果一味地发展自身的优势,而忽略了劣势,单位的整体效益就会受到影响。在长期照护中,木桶法则告诉我们,要想保证老年长期照护安全管理的持续、有效开展,必须抓住养老服务过程中安全管理各个环节中的短板(或弱项),下狠功夫,否则养老服务业的整体安全管理体系都会受到影响。

2. 提升老年长期照护的"温度" 人文教育是养老服务业中的一个事实上沿口不齐的"木桶",老年人入住养老机构时,在一些照护人员眼中,一切都是例行公事,仅仅把照护老年人视为常规工作内容。但照护人员面对的是一群弱势群体,他们需要更多人性的温暖。对于养老机构人文关怀的"短板",机构管理者应加强照护人员人文教育的培训,培养并巩固照护人员以人为本的专业素养。

三、墨菲法则

(一)墨菲法则的含义

墨菲法则又称为墨菲定律、墨菲定理,主要内容是事情如果有变坏的可能,不管这种可能性有多小,它总会发生,即"有可能出错的事情,就会出错"。墨菲是美国爱德华兹空军基地的上尉工程师。1949年,他和他的上司斯塔普少校,在一次火箭减速超重试验中,因仪器失灵发生了事故。在事故调查中,墨菲发现测量仪表被一个技术人员装反了。通过观察许多类似事件,他得出的经验是:如果做某项工作有多种方法,而其中有一种方法将导致事故,那么一定有人会按这种方法去做。

(二)墨菲法则对老年长期照护安全管理的启示与思考

1. 侥幸终将带来不幸,不能忽视小概率危险事件 由于小概率事件在一次实验或活动中发生的可能性很小,因此人们容易产生一种侥幸心理,即在一次活动中不会发生小概率事件。与事实相反,正是这种侥幸心理,麻痹了人们的安全意识,加大了事故发生的可能性,其结果是事故可能频繁发生。墨菲定律说明了偶然中的必然性。因此在照护老年人的过程中,不能带有侥幸的心理。如在养老机构,应该开放各安全通道和在各走道安装灭火装置,不能因为发生火灾的可能性很小,就不做好防火安全措施。

2. 盲目乐观就是隐患,安全管理过程必须警钟长鸣 安全管理的目标是杜绝事故的发生,而事故是一种不经常发生和不希望有的意外事件,这些意外事件发生的概率一般比较小。而人们在经历一段没有事故的时间后容易产生乐观心态,降低预防事故的警惕性,因此不安全因素的识别与处理是老年长期照护安全管理工作中需要长期坚持的重要措施。墨菲定律告诉我们所有事情都没有表面看上去那么简单,看问题不能只看表面。

四、海恩法则

(一)海恩法则的含义

海恩法则是德国机润轮的发明者布斯·海恩提出的一个在航空界关于飞行安全的法则,海恩法则指出:每一起严重事故的背后,必然有 29 次轻微事故和 300 起未遂先兆以及 1 000 起事故隐患。虽然这一分析会随着飞行器的安全系数增加和飞行器的总量变化而发生变化,但它确实说明了飞行安全与事故隐患之间的必然联系。这种联系不仅仅表现在飞行领域,在其他领域也同样存在。

(二)海恩法则对老年长期照护安全管理的启示与思考

1. 排查事故征兆和苗头,杜绝隐患事件发生 海恩法则提醒管理者,安全事故发生前都有一定量的积累,一旦发现安全事故征兆和事故苗头,就应该加以重视,消除或减少安全事故隐患。也就是说,如果安全事故发生之前,预先发现事故征兆和事故出现的苗头,并采取积极有效的防范措施,那么事故苗头、事故征兆、事故本身就会降到最低的限度,安全管理水平也将提高,由此得出养老机构要想预防安全事故的发生应以防范和预防为主。例如,对于长期卧床的老年人需要重视其皮肤的清洁护理以预防压力下损伤的发生;针对活动不便的老年人应安排照护人员及时照看,辅助行走,同时注意在地面湿滑时放置如"小心摔倒"之类的安全警示牌,防止跌倒事件发生。

2. 加强员工、仪器设备管理 海恩法则强调,无论设备设施多么完善,在实际进行操作时,操作者的素质和责任心更加重要。因此,长期照护机构应加强照护人员专业技能及责任心的培训,提高整体照护者的照护水平及应急能力。此外,为防止仪器设备等故障造成的安全事故,医疗设备应设专人维护、定期检修,进行全面清理,及时组织维修,防止因仪器、设备、设施出现故障而影响患者救治的情况出现。

五、二八法则

（一）二八法则的含义

二八法则又称为二八定律、帕累托定律、不平衡原则等。这一法则是 19 世纪末 20 世纪初的意大利经济学家和社会学家维弗度·帕累托提出的。帕累托经过长期对群体的研究发现:在任何特定群体中,重要的因子通常只占少数,而不重要的因子则占多数,只要能控制具有重要性的少数因子即能控制全局。经过多年的演化,这个原理已变成当今管理学界所熟知的二八法则,即 80% 的价值来自 20% 的因子,其余 20% 的价值则来自剩余 80% 的因子。

（二）二八法则对老年长期照护安全管理的启示与思考

1. 二八法则所提倡的思想是"有所为,有所不为"的管理理念　企业安全管理应用二八法则最具有实际意义的是小组组长制度。根据这一理论,养老机构可在每一层设置楼长一职,通过培养楼长,带动其余的照护人员进行安全工作。

2. 二八法则对长期照护管理者的启示是要专注于重要的事情　必须用 80% 的黄金时间做重要的事情。根据二八法则,对长期照护安全管理可以采取差异性的干预处理,将"关键制度、关键人员、关键患者及关键时间"这 20% 的关键性内容进行重点管理,从而减少不良事件发生,提高照护者照护质量及老年人满意率,进而降低矛盾纠纷的发生,为老年人提供有效、安全、科学的照护管理方法,保障照护服务的质量。将二八法则应用于长期照护安全管理时应注重以下几点:

（1）关键制度的管理,如照护人员交接班制度、外出管理制度等。

（2）关键人员的管理,如照护人员的分级管理、人力资源的合理应用及搭配等。

（3）高危老年人的管理,如新入院、高龄、自理能力较差、认知功能障碍老年人的关键管理。

（4）关键时间的管理,夜班的照护人员资源相对较少,加之照护人员夜间工作容易疲倦,是高风险时段,为此,对夜间班次要加强管理力度,还要制订应对夜间突发事件的各种应对方案,使照护员有章可循,减少养老机构的安全风险。

总之,在进行长期照护安全管理时运用80%的精力与时间去管理和解决20%的关键问题,才能更好地减少差错和事故的发生。

六、青蛙法则

（一）青蛙法则的含义

青蛙法则源自19世纪末,美国康奈尔大学曾进行过一次著名的"青蛙试验":他们将一只青蛙放在煮沸的大锅里,青蛙触电般地立即蹿了出去。后来,人们又把它放在一个装满凉水的大锅里,任其自由游动。然后用小火慢慢加热,青蛙虽然可以感觉到外界温度的变化,却因惰性而没有立即往外跳,直到后来热度难忍,失去逃生能力而被煮熟。科学家经过分析认为,这只青蛙第一次之所以能"逃离险境",是因为它受到了沸水的剧烈刺激,于是便尽全力跳出大锅;第二次由于没有明显感觉到刺激,这只青蛙便失去了警惕,导致危机意识减弱,而当它察觉到危机已至时,已经没有能力从沸水逃出来了。

（二）青蛙法则对老年长期照护安全管理的启示与思考

事物的发展总有一个从量变到质变的过程。青蛙所处的凉水变温水、温水变热水的环境就是量变、渐进的过程。青蛙法则对安全管理最具有启示意义的就是危机意识的培养,不要司空见惯而心生麻痹,从而忽视安全问题。通过青蛙法则,在长期照护的管理中,我们应注重定期检查,及时识别威胁老年人安全的因素。管理者定期安排专人检查设施设备,发现问题及时维修,避免设备的不安全状态。另外,可定期开展小组讨论,让老年人和照护人员参与安全管理工作,及时改正问题,避免司空见惯导致的安全隐患。

第四章

基于经济学等学科的理论探讨

 【导读】

随着老龄化趋势的加剧，长期照护需求日益增加，近年来尽管长期照护系统不断完善、照护服务领域逐步扩大，但长期照护服务的供给仍不能满足广大老年群众的长期照护需求，导致了长期照护供需不匹配的矛盾日益凸显，严重影响长期照护的质量。

本章将以经济学中的供求理论、成本理论和投资理论为基础，介绍长期照护中的供求关系。

第一节 供 求 理 论

随着老龄化趋势的加剧，老年人的照护需求日益增加，尽管近年来我国不断完善长期照护服务体系，但长期照护服务的供给仍不能与我国老龄化趋势下老年人的照护需求达成平衡。目前国内大部分养老机构仅提供日常生活照护，由于多数护理人员不具备专业照护能力，难以提供具有医疗性质的照护服务，老年人的医疗照护需求难以得到满足，尤其是在人力资源相对不足的照护机构中。而长期照护服务供需的不匹配造成的不良事件如跌倒、压力性损伤、营养不良等不良事件将带来重大的人力、财力损失。据报道，一些国家的长期照护机构仅因安全事故导致的可避免住院费用就接近 180 亿美元，这个数字相当于在医院住院护理上的全部开支的 2.5%，或在长期照护上的全部开支的 4.4%。然而，大多数不良事件是可以预防的，这些事件的根本原因多因设施设备的质量欠佳以及专业照护人员人力不足造成。据此,有必要探讨老年长期照护供给予需求的经济学问题。

一、老年长期照护的安全供求分析

安全供求关系即安全供给和安全需求之间的相互关系,是指企业生产所必需的安全需求与企业和政府为保证安全生产所提供的安全投入之间的相互关系。企业要达到一定的安全水平,需要以一定的安全投入为保证。安全投入主要包括两种,一种是资金、设备等物质资料的投入,还有一种是人员投入等劳动方面的消耗,判断安全需求与供给关系是确定安全投资决策的重要依据。基于微观经济学的角度来讲,供给是指厂商在某一时期、某种价格水平时,计划出售的产品与劳务的数量,供给是供给欲望和供给能力的统一,是决定价格的一个关键因素。国内学者将老年人长期照护服务供给系统定义为以政府主导,通过政府购买、直接或间接补贴等方式,以市场为主要手段配置资源,引导并协调社会力量有序参与,通过现有养老服务体系中的居家、社区和机构养老的服务方式,为老年人提供必要的生活照料、医疗护理、文体娱乐和精神慰藉为主的、全方位的长期照护服务,长期照护服务同时也为老年人提供有效的支持性环境。

(一)长期照护需求分析

1. **长期照护方式意愿的选择**　据调查显示,52% 的老年人愿意接受家庭照护,24% 的老年人愿意接受社区照护,仅 23% 的老年人愿意接受机构照护。影响老年人长期照护方式选择的影响因素较多,如自理能力、经济条件、照护费用、服务内容与质量等。其中不同生活自理能力的老年人对照护方式的选择存在差异,自理能力较强的老年人多选择家庭照护方式,患有轻度功能障碍的老年人会考虑选择社区照护,而重度功能障碍的老年人多选择机构照护方式。

2. **照护内容需求情况**

(1)日常生活照护需求:老年人因部分或完全丧失自理能

力,在衣食住行方面需要帮助,如个人护理、外出活动、家政服务等。

（2）医疗康复需求:老年人患有不同程度的功能障碍及慢性疾病,需要医疗服务（慢性病管理、陪同就医等）和康复指导（功能锻炼、辅助器具指导等）。

（3）精神慰藉需求:由于活动能力减弱,老年人与外界接触减少,易出现抑郁、孤独情绪。而照护者对物质需求更加关注,容易忽视老年人的精神需求,进而促使老年人产生精神慰藉需求。精神慰藉需求包括情感支持和心理需求,其中情感支持包括家人、同伴以及专业人员等情感支持;心理需求包括老年人对安全性和隐私性的需求等。

（4）社会参与需求:老年人因衰老以及疾病等原因导致活动能力不同程度地下降,进而参与社交活动的频率减少,对人际交往及外出活动的需求增加。对于大多数需要长期照护的老年人来讲,因为目前的长期照护服务体系还不够完善,无论是非专业护理的家庭照护,还是专业护理的机构或社区照护,很难提供更专业的医疗康复服务以及更深层次的精神慰藉服务。研究表明,我国93.1%的老年人至少有一种需求未得到满足,这个结果远高于其他国家（美国43.6%,马来西亚18%）。而长期照护需求长时间得不到满足将对老年人的生活质量和健康状况造成严重的消极影响,包括住院率、再住院率增高,孤独、抑郁等心理障碍风险增大等。影响老年人照护需求的因素较多,性别、年龄、文化程度等人口学因素,自理能力、身体健康状况等健康因素,经济收入、社会支持等社会学因素均能够影响老年人的照护需求。

（二）长期照护供给分析

1. **长期照护供给系统**　老年人长期照护服务供给系统主要包括政府、社区、机构和家庭四个组成成分,各部分在供给系统中都有自己的侧重点和优势,如政府强调对照护服务供给制度的保障;社区照护通过政府购买部分社会组织服务、非政府组织实体承办以及部分社会支持的运转方式,采用上门服务、日托中心等服务形式,为家庭照护的老年人提供专业的长期照护服务;机构照护根据入住老年人的情况提供个性化、全面的照护服务;家庭作为我国老年人主要的长期照护场所,由家人提供日常生活照护和精神慰藉。上述组成部分在提供长期照护服务时的侧重点不同,但都对老年人长期照护服务体系有着不可或缺的作用。长期照护服务是整体的系统,不能仅依靠上述的一个或几个要素来构成,必须将不同性质、不同侧重点的成分组合起来,在发挥各要素优势的基础上,取长补短,向老年人提供整体性的长期护理服务供给并满足不同老年人的照护需求。而目前的长期照护供给系统各部分间均存在供给不足的问题,阻碍长期照护服务的进一步发展,严重影响长期照护质量。

2. 长期照护服务供给的影响因素

(1)政府的影响:政府在长期照护服务供给系统中的作用主要为立法建制、财政支持、人员培训、宣传引导以及监督管理,在整个供给系统中起主导作用。①在立法建制上,现有的长期照护政策还有待完善。尽管政府前瞻性地提出了许多政策保障老年人长期照护的权益,但由于当前老龄化趋势的进一步加重,未富先老、未备先老的养老问题已成为社会问题,还需要进一步探索更加全面的长期照护服务政策。②在财政支持上,尽管政府对养老机构的建设给予了大力支持,但投入资金有限,许多机构仍存在基础设施陈旧、医疗设备不足、人力资源不足等问题,部分长期照护服务无法得到进一步发展和改善。③在人员培训上,我国普遍存在专业养老护理人员力量紧缺问题。整个行业的养老护理员专业化、职业化水平不足,且由于社会观念、薪资待遇等方面原因,养老员流失率大,导致人力资源严重不足。④在宣传引导上,政府对社区养老服务、长期照护服务政策的宣传力度不足,许多老年人及其家属对相关政策知之甚少;另外,受传统文化及经济实力影响,我国老年人倾向于居家照护,对社区照护、机构照护等专业性付费型养老服务认识不足,关于长期照护服务产品的消费观念较为落后,不利于养老服务产业的进一步发展。

（2）养老机构的影响：养老机构作为长期照护系统的一环，尽管近年来机构数量及床位数量呈持续递增的趋势，但机构整体服务的专业性并没有得到太大的提升，存在机构专业性照护服务不足、空置率较高的现状，导致这些的原因如下：①公立、民办养老机构供需严重失衡。目前养老行业的一个普遍问题在于公立养老机构往往"一床难求"，而民办养老机构则是床位闲置。其原因在于两者之间在收费和公众信任度上有所不同。除了公立机构的收费价格更加低廉外，公立、私立机构在硬件设备、照护服务、医疗服务存在的差距也是导致两者床位供求严重不平衡的原因。②机构专业服务内容供给不足。由于机构运营成本、资金成本有限，再加上整个照护机构管理意识以及质量规范标准的缺少，目前大多数养老机构仅提供日常生活照护、医疗服务等基础照护服务，缺乏康复服务及精神慰藉等专业服务。③机构专业照护人员数量及质量供给不足。据报道，我国目前约有 4 000 万的失能老年人，对养老护理员的需求约为 600 万，而目前我国各类养老服务护理人员总量不足 50 万人，其中有相关从业资格证书的专业护理人员不超过 2 万人。除养老员数量严重不足外，我国养老专业团队还存在专业化不足、人员流失严重的问题。据调查，全国养老机构中具有专业养老照护资历的人员仅占 12.21%，护理员整体文化素质较低。且由于养老机构工资待遇普遍较低，并存在工作时间长、工作强度大的问题，导致护理员的流失率居高不下。总之，我国养老护理员存在"三高三低"的现象：平均年龄偏高、工作强度大、流动性高，学历低、社会地位低、收入待遇低。"三高三低"的存在造成我国新增老年护理员的流失率为 40%～50%，加剧了养老护理人才短缺的局面，阻碍长期照护服务体系的发展。

（3）社区照护的影响：社区照护可以使老年人在熟悉的社区环境就近接受照护服务，这种模式摆脱了传统家庭照护模式中老年人对子女的过度依赖，减轻了子女的负担，有助于缓解老年人长期照护压力。但社区照护存在以下不足：①社区照护服务人员数量与结构失衡。社区照护人员受到自身护理技能与专业水平的限制，大多只能提供老年人基础的照护服务，对于更专业、更特殊的照护需求难以满足。②社区缺乏硬软件环境支持。社区照护机构受占地面积的影响，通常规模较小，其床位一般在15~20张，可容纳老年人数量有限。此外，有限的资助补贴不足以购买老年人长期照护所需的所有专业医疗设备，尽管社区照护相较于家庭照护可以提供更多的服务，但专业复杂的照护服务仍难以提供，长期照护服务质量还有待进一步提升。

（4）家庭照护的影响：家庭照护作为多数老年人长期照护的首选，在提供长期照护服务时存在一定问题。①家庭结构呈核心化和小型化趋势。随着计划生育的提出及社会经济的发展，家庭规模小型化、核心化的趋势愈加明显。②家庭照护难以提供专业照护服务。相较于专业的社区护理和机构护理，一般的家庭并没有相应的护理康复设备，且居家照护无法提供医疗诊治及康复服务，在突发状况时还需要及时前往医院就诊等。而承担主要照护任务的多为独生子女，不仅需要面临工作上的压力，还需要承担老年人的各项照护工作。在巨大的经济压力和照护压力下，能提供的照护服务类型较少且服务质量不佳。

二、老年长期照护的安全投入 - 产出分析

投入 - 产出分析是一种研究国民经济、地区经济、公司或企业经济等经济体系中各个部分投入与产出相互关系的数量分析方法的科学方法，反映经济的综合平衡和产业部门间的相互联系。老龄化的严峻形势表明建立和完善老年长期照护服务体系刻不容缓。而一个稳定而健康的长期照护体系需要保证投入与产出的平衡。养老机构投入成本涉及前期投资、设施运营、人力、物力、财力以及人文关怀等感情方面的投入，前期一定的投入有助于提高入住老年人的照护质量，减少不良事件的发生，进而避免或减少不良事件导致的身心伤害，并减少了不良事件增加的医疗成本。以营养不良为例，营养不良是需要长期照护老年人的常见并发症。对于老年人来讲，营养不良可能引发或加剧身体虚弱状态，并因为自理能力减弱、对护理依赖程度增

高,导致对更高级别护理服务的迫切需求。此外,营养不良可能引发其他疾病,或导致现有的预后恶化,增加老年人的死亡风险。对意大利养老院的研究发现,超过30%的养老院老年人患有营养不良,另外,有50%的养老院老年人有营养不良的危险。营养不良往往导致老年人护理需求增加,增加相关护理的费用,如预防、诊断、治疗、康复、疾病护理等。据爱尔兰报道,每年长期照护机构中居民营养不良的直接成本将消耗爱尔兰卫生系统7.649 5亿美元,占卫生保健预算的6%。与其他不良事件一样,解决营养不良问题的关键在于将服务重点放在高质量的护理上,确保有多种类、高营养的膳食资源。尽管高质量的照护服务需增加更多的成本,但其带来的社会效益是显著的,不但可以提高入住老年人的满意度,吸引更多老年人入住从而增加机构收益,而且还促进老年人健康老龄化、积极老龄化发展,减轻社会医疗成本和老年人家庭经济负担。

第二节　成本理论

一、老年长期照护的成本效益分析

成本效益分析是由法国经济学家朱乐斯·帕帕特提出,后经美国经济学家尼古拉斯·卡尔德和约翰·希克斯修订形成,即卡尔德-希克斯准则。成本效益分析是一种通过比较项目的全部成本和效益来评估项目价值的方法,作为一种经济决策方法,被用于实体(如企业、国家)的计划决策中,以寻求在投资决策中以最小的成本获得最大效益的方案。成本效益分析也常用于评估需要量化社会效益的公共事业项目的价值。在该方法中,某一项目或决策的所有成本和收益都将被列出,并将其量化。

成本效益分析法的基本原理是针对某项支出目标,提出若干实现该目标的方案,运用一定的技术方法,计算出每种方案的成本和收益,并依据一定的原则进行比较,选择出最优的决策方案。从理论上来讲,该方法是通过较为直接的形式比较每种方案的价值，即通过简单地计算出每种方案的净收益（收益减去成本），并根据结果选择最优方案。最简单的决策规则是选择具有最大净收益的项目，但其他因素可能会影响决策者的选择。

照护成本是指在照护老年人的整个过程中所付出的代价和牺牲。老年人长期照护服务成本主要包括政府的养老投入，社区照护中心与养老服务机构的投资和运营成本，老年人及其家庭的长期照护成本。①政府养老投入。政府的养老投入主要有养老保障投入和养老服务设施投入两部分。其中，政府的养老保障投入是指政府通过国民收入的再分配，对老年人给予必要的生活保障；政府的长期照护服务设施投入是指政府在养老机构、社区服务中心等建设上的投入。②社区照护中心与长期照护服务机构的投资、运营成本：主要包括前期投入成本、运营后的工资成本和各类税费开支。其中，社区照护中心及长期照护服务机构的前期投资成本主要包括用地成本如土地征用费、建筑安装工程费、基础设施费等相关费用；运营成本包括人力成本、机构维修成本、水电气等基本费用以及日常生活品等物资采购成本，以及各种税收成本。③家庭照护成本，包括老年人的个人成本以及因照护老年人产生的时间、经济、精神负担等方面的成本。老年人的个人成本主要包括日常生活费用，医疗护理费用等，照护者成本主要包括因照护老年人产生的时间、经济和社交上等多方面的成本（机会成本、误工成本等）。

因为长期照护服务前期成本较高，而收益见效较慢，导致政府、照护机构对照护服务投入的成本较为慎重。目前，我国长期照护服务还不够成熟，以养老机构为例。大多照护机构配备的设施设备有限、雇用的护理员人数较少，以此来减少照护机构前期的运营成本。但质量欠佳的照护服务可能会导致老年人严重的不良事件，如压力性损伤、跌倒、感染等，这些不良事件不仅会增大机构照护成本，影响机构的社会声誉，由不良事件导致的医疗资源占用更是大幅度地增加了国家卫生财政负担。如养老机构入住老年人发生压力性损伤，有研究报道，压力性损伤与照护员每日照护老年人时间有关。也就是说,照护员平均每人每天照护时间越长,压力性损伤发生的概率越低。从护理机构的角度,提高对照护人员人力成本的投入,提高照护质量并使护理服务达到一定的质量水平时,可以节省更多的用于老年人压力性损伤的费用。从系统因素的角度来看,通过增加部分人力资源的成本可以获得更高的回报。从社会的角度,因老年人发生压力性损伤导致的健康受损会消耗更多的医疗资源,而我国医疗资源有限,导致其他患者的医疗资源更加紧张。从老年人自身角度,入院率的增加会加重老年人的经济负担。据美国报道,护士的护理成本是老年人压力性损伤后医疗成本中最重要的组成,而每年具有压力性损伤高风险的老年人花费在护理时间上的成本就高达 3 200 美元。

二、老年长期照护的安全成本效益规律

安全投入与效益是具有统一关系的,虽然从表面上看安全投入会造成成本的增加和利润的减少,但从本质上讲安全投入也是一种特殊投资,也可以带来经济效益。不过安全投资带来的效益需要通过长期的生产过程才能体现出来,如为保障生产过程安全而投入的设施设备,虽然不能带来直接的经济效益,但其降低了生产过程中事故发生的可能性,保证了生产能够持续稳定地进行。相比于因安全隐患造成的经济损失,通过安全投入避免或减少了类似情况的发生,从而体现出安全生产的经济效益。

企业的经济效益与安全投入之间存在紧密的正相关性,同时我们也可以发现,安全投入必须经过一定数量的积累,才能显现出可观的经济效益。随着安全投入的增加,经济效益也在随之改变,在安全投入前期,经济效益增长缓慢,这是安全投入的积累阶段;安全投入达到一定程度时,效益开始大幅度增加,直至效益达到最大值;如果继续增加安全投入,经济效益则开始下降,因为此时安全投入为企业带来的安全系统已达到饱和,进一步增加的安全投入不但不能增加企业的经济效益,反

而加重企业的成本负担。安全状态与安全投入的关系也具有一定规律。在安全投入前期，系统的安全状态变化较慢；当投入幅度进一步到达某一程度时，安全状态得到快速改善；而在这以后，安全投入的增加已不再显著影响安全状态，说明安全状态已达到最大值，再增加安全投入就显得不合理。企业的安全投入值应维持在某个临界点，也称为企业安全保障点。以政府对医养结合的投资为例，在一定范围内，政府和家庭的健康投资均能够通过健康老龄化的溢出效应推动经济增长，当政府的医养结合投资占比低于临界值时，政府加大医养结合的投资有利于促进老年人的健康状态，进而推进老年人的健康老龄化，从而推动健康老龄化带来的经济增长。而当政府的医养结合投资超过临界值时，随着政府投资的增加，政府的医养结合投资给经济增长带来的正向边际效应减弱，过度的政府的医养结合投资反而加重了财政负担，增加政府在物资资本上的投入，长期对经济增长的贡献将递减。

第三节　投　资　理　论

安全经济决策是指导安全活动的依据和基础，安全投资从长远的眼光看是值得的（潜在的、长远的效益），然而，安全的效益和价值的体现并非只体现在经济上，还体现在生命、健康、社会责任等非经济的效益。因此，与纯经济投资不一样的是，安全投资不必用达到一定的投资回收率来证明其投资是适当的。在安全经济的产出方面，还应该计算失能（技术功能和效率）、无益的代价（事故成本）和社会承担的损失（政府负担、家庭负担等）。

一、老年长期照护安全管理的投资决策分析

以养老机构为例，养老机构在前期投资的成本较大，收益见效慢，存在长期照护成本与效益的不匹配。基于成本与收益严重不平衡的情况下，对于老年人，养老机构仅能提供有限的

照护服务且服务内容不多；对于护理员，养老机构可以支付的薪酬待遇较低，与照护工作的高强度不均衡，容易导致护理员的流失，阻碍养老机构的发展并形成恶性循环，影响长期照护服务质量。但实际上对优质的长期照护服务投资可对社会、机构产生多方面的效益，下面我们将从多个方面分析：

1. **社会层面**　在人口老龄化愈加严重的背景下，提高健康老龄化水平，可以通过增加老年人的健康人力资本直接或间接促进经济增长。一方面，健康的老年人可以作为生产活动中的潜在人力资本，作为劳动力补充直接提高劳动供给数量，实现更多的价值收益，为经济增长贡献力量；另一方面，健康老龄化还可以缓解家庭和政府负担，许多家庭因需要照护患病老年人及承担相应的照护费用，不仅影响年轻照护者的工作生产效率，也为整个家庭带来额外的经济损失。同时，健康状况恶化的老年人会增加额外的卫生医疗费用，加大政府对医疗卫生的投入费用，降低了社会资源对教育、生产等资本投入，影响整体经济的增长。因此，促进健康老龄化水平可改善因老龄化导致的经济发展缓慢趋势。长期照护服务体系以健康老龄化为目标，以日常生活照护为基础、健康与医疗服务为重心，通过家庭养老、社区养老、机构养老等多种服务途径帮助不同照护需求的老年人获得相应的照护服务，提高老年人的生活质量，减少或延缓老年人向不健康的状况转变。通过医疗服务和照护服务资源的整合及再分配，提高长期照护资源的利用率，减轻家庭照护者的照护负担，降低老年长期照护过程中安全事故的发生率，从而降低老年人的再入院率，从长远来看可以有效减轻社会人口老龄化带来的社会负担，是促进健康老龄化的长效机制。

2. **机构层面**　良好的设施设备可减少照护人员频繁、高压的工作，避免或减少不正确照护的伤害。由于养老机构在日常工作安排中为老年人提供各种服务时均离不开密集的劳动作业，大部分的照护人员因长期久坐、久站、反复弯腰作业而罹患不同程度的功能性腰背痛等疾病，加上工作负荷大导致的过度疲劳，容易引发照护人员的身心健康问题，甚至在照护老年人的过程中由于身心问题引发安全事故,从而造成照护人员的离职,形成照护人员不足—安全事故频发—照护人员离职的恶性循环。通过投入一定成本的设施,可减少照护过程意外的发生,提升照护质量,进而提升老年人服务满意度与照护工作者的成就感,从而吸引更多老年人入住,提升机构效益;通过可以让照护人员工作满意度提高、离职率降低,有效减少频繁离职导致的聘雇与训练成本支出,提升机构长期运营的效益。

二、老年长期照护安全管理的博弈分析

博弈论(game theory)又称对策论,是研究个人、团队或组织面对特定的环境条件,在一定的规则制约下,依靠所拥有的信息,同时或先后,一次或多次,从各自允许选择的策略进行选择并加以行动,并从中各自取得相应结果或支付过程的理论。博弈论研究的主要内容是博弈方的行为特征,即各决策主体的行为发生直接相互作用时的决策特征,以及何种情况下采取哪种策略会达到什么样的结果,即决策主体决策后的均衡问题。

参与长期照护服务过程的博弈方主要有政府、养老机构以及有长期照护需求的家庭。尽管政府在整个长期照护体系起主导地位,但由于老龄化趋势愈加严重,政府可直接提供长期照护服务的能力有限,在巨大的养老压力下政府还需要社会来帮助提供照护服务(向社会购买服务)。而社会主要以养老机构的方式提供长期照护服务,由此形成了普惠性机构长期照护服务的三方主体:长期照护服务供给主要来源(主要为养老服务供给机构)、地方政府部门以及有长期照护服务需求的家庭。在构建普惠性机构长期照护服务的过程中,三方主体会不断博弈。对于博弈的三方,如果他们信息互通以及拥有一致的目标,三方合作将得到和谐稳定的发展,如果三方目标不一致或其中一方有信息隐瞒时,三方合作将受到负面影响,并随着其中一方或两方的行为而改变相应的行为。三方呈相互影响、动态平衡的局面。

1. **政府**　政府在普惠性机构长期照护服务中处于买方的

地位。政府通过提供一定的资金补助或基础设施设备委托社会企业、团体或个人提供照护服务。政府除购买方外,还起着监督的作用,对养老机构的制度建设、服务质量和用户评估进行监督,以促进和稳定长期护理服务的质量。

2. **养老机构** 养老机构在普惠性机构长期照护服务中处于卖方的地位。养老机构由社会资源、力量兴办,但仍需要政府支持以减轻养老服务机构的投资成本。

3. **家庭** 有老年长期照护需求的家庭在普惠性机构长期照护服务中处于消费者的地位。有照护需求的老年人数量决定普惠性机构长期照护服务构建的规模和价值。且在长期照护服务构建和发展中对政府和机构起到监督反馈的作用。

上述三方均需要积极参与并通力合作才能促进老年机构长期照护服务的发展,提供更高质量的照护服务。对于政府部门,需要各自明确职责,以积极负责、高效处理的态度完成长期照护服务中的工作任务,如定期进行监督管理,及时处理机构和家庭反馈的内容,并根据反馈的内容给予养老机构相应的处理。而养老机构在政府的支持的帮助下,提供老年人切实需要的照护服务,应在服务成本可接受的范围内充分考虑养老家庭的需求,且照护质量应在政府和家庭的监督下逐步提升。养老机构应制订统一的长期照护服务标准,招聘高质量的照护人员以规范照护操作,并在政府和老年人家庭的监督下向更好的方向发展。养老家庭应积极参与到机构照护服务的完善中,根据自身的经济实力提出相应的照护需求,在入住养老机构后发挥监督的作用,及时反馈机构的不足、督促其改进,从而获得更高质量的服务。通过三方协商合作、积极参与,共创老年人及养老家庭幸福感提升、政府负担下降及机构收益满意的三方受益的良好局面。

第三篇

调研评估篇

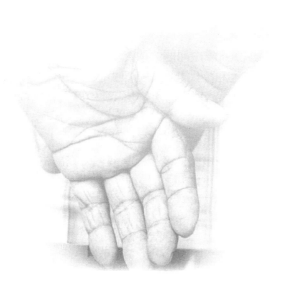

第五章

老年长期照护安全问题调查方法

【导读】

　　开展老年长期照护安全问题的调查,可以了解老年长期照护过程中存在的常见安全问题及其影响因素,挖掘长期照护服务过程中出现安全问题的深层次原因,为老年长期照护安全问题的预防和管理奠定基础。

　　本章节将介绍老年长期照护安全问题的调查对象、调查方法与工具及老年长期照护安全问题的一般状况评价指标。

第一节　调查对象与过程

一、调查对象

　　老年长期照护安全问题的调查对象主要是接受老年长期照护服务的老年人和提供老年长期照护服务的照护者,包括非专业人员和专业人员,即老年人家属、机构以及社区的相关工作人员。

　　(一)接受老年长期照护服务的老年人

　　接受长期照护服务的老年人是调查研究的主要对象,通过对他们的调查可以更客观、直接地了解长期照护过程中可能存在的安全问题,分析其安全需求。值得注意的是,接受长期照护服务的老年人多存在不同程度的躯体或心理问题,对于不同疾病或功能状态的老年人,安全管理应有所侧重,在调查时应充分考虑不同特点老年人的安全问题。

（二）提供老年长期照护服务的照护者

老年长期照护分为正式照护和非正式照护两种模式。正式照护指的是由专业照护机构（如医院、养老机构、社会福利院、社区日间照料中心等）和人员（如护士、护工等）提供的有偿照护服务；相对而言，非正式照护就是指由家庭成员、亲戚、朋友等非专业人员提供的无偿照护服务。其中，老年人的亲属、照护机构及社区的工作人员构成了老年长期照护的主要照护者。通过对不同照护者的调查，一方面可了解不同照护模式下老年患者安全问题的种类、频率及影响因素，另一方面还可以了解他们对长期照护过程中安全问题的认知水平、风险管理现状等，从而为安全管理提供指导。

二、调查过程

通过调查可以从调查对象处获取数据和资料，分析资料的真实性、准确性，进而保证调查结果的可靠性，因此掌握调查的方法、步骤和基本技能非常必要。调查研究是老年长期照护安全问题研究中常用的方法，下面从准备阶段、实施阶段以及评价阶段介绍调查过程。

（一）准备阶段

1. 明确调查目的　各种调查的具体目的不同，调查目的决定了调查的主题、内容和方式，就老年长期照护安全问题而言，调查的目的是了解老年人长期照护过程中存在的常见安全问题的种类、发生频率、影响因素及其对老年患者、家庭及社会产生的影响，为老年长期照护安全问题的预防和管理奠定基础。

2. 确定调查方式　研究设计类型影响着资料收集的方式，同一研究问题，采用量性调查和质性调查，其收集资料方式不同。例如研究某养老机构老年患者用药安全"知信行"现状，如果选择量性调查，可采用自制的"知信行"问卷对该养老机构患者进行调查，通过分析调查数据发现老年患者对用药安全知识的掌握情况、态度及不安全用药的主要行为表现，从而得出结论。如果选择质性调查，则采用访谈法收集资料，资料以文字形式表示，用定性的方法对资料进行描述、分类和诠释，从而得出结论。

3. **确定调查内容**　针对调查问题和目的，应当设计具体的调查内容，即明确需要收集哪些资料。对量性调查而言，主要是设计调查项目和调查问卷，对质性调查而言，主要是设计访谈提纲，此部分内容将在"调查工具"中予以详细论述。

4. **确定调查场所和人群**　因不同类型和场所的长期照护服务机构的机构性质、组织管理、安全文化及服务对象等不同，长期照护安全问题侧重点、影响因素也必然存在差异。因此，应根据调查目的和内容选择合适的调查场所和人群。量性研究中通常采用抽样调查，它是一种从总体中抽取一定数量的观察单位组成样本，然后用样本推论总体的抽样方法。质性研究中则多采用目的抽样，即在对事物做全面分析的基础上，有目的地选定典型的人、典型的场所进行调查。在抽样时应保证样本的可靠性和代表性，调查结果才具有可信度和说服力。

（1）样本的可靠性：是指样本中的每一个调查对象确实来自同质总体，在确定调查场所和人群时需要依据明确的纳入标准和排除标准。纳入标准的要点是指从复杂的群体中，选择相对单一特点的对象进行调查。如某学者在"老年护理院患者安全照护的质性研究"中对老年护理院管理者进行质性访谈，纳入标准为：①老年护理院运行 2 年以上；②担任老年护理院管理工作 1 年以上；③具有良好的沟通交流能力，语言表达清晰，自愿参与本研究。此外，调查的实施和结果获取的程度受调查对象的来源、文化程度、工作经历、认知能力、自理能力等多种因素的影响。为了防止这些因素的干扰，对符合纳入标准的潜在调查对象，还应根据调查的目的，制订相应的排除标准。如在老年人的调查研究中，对于意识不清或无法配合的老年人应当予以排除。

（2）样本的代表性：样本的代表性是指样本能充分反映总体的特征，对于量性调查，要求样本必须满足两条原则。①随机化原则，即在进行抽样时，总体中每一个体按照概率原理拥有均等的被抽取到的可能性。这要求在选取调查样本时，不能随意或主观地进行选择，而是采用一定抽样技术进行随机抽样，这样可以使总体的某些特征在样本中得以表现，使样本更具代表性。调查研究中常用的随机抽样方法有整群随机抽样、分层随机抽样等。②足够的样本含量，即应保证样本中有足够的变量值个数。所谓"足够"的标准要根据调查的精度和变量的变异程度确定。不同抽样方法和调查类型需要的样本含量不同。对于质性调查而言，其目的多为探索意义和解释多元现实，而非推广到目标人群，调查者应更加关注选择的调查人群是否能够提供丰富的信息，因此不强调随机抽样。质性调查样本含量多遵循"资料饱和"原则，即当没有新的信息获得，信息出现重复时即停止资料收集，一般以10～20人多见。

　　5. 选择和培训调查人员　在选择调查人员时应当考虑其对调查对象的熟悉程度，例如对养老机构老年患者进行调查时，最好选择养老机构的护士或其他工作人员，他们与老年患者熟悉，便于建立信任关系，调查对象配合度更高。在开展调查前，对调查人员培训也是必要的步骤。培训的目的是帮助调查人员了解调查的目的和意义，掌握资料收集的方法，统一调查问卷中各条目的含义、填写方法及注意事项等。

　　（二）实施阶段

　　调查实施实质上就是资料收集的过程。在调查实施过程中应尽量争取政府有关部门或机构对该项工作的支持和配合。在实施现场调查中应及时做好原始记录的检查、补查和修正，保证资料的完整、正确。护理研究中收集资料的方法有多种，研究者应根据调查目的和内容选择合适的调查方法。目前研究中用于老年长期照护安全问题调查的方法包括观察法、问卷法和访谈法等，其中又以问卷法和访谈法最为常用，下面予以详细介绍这两种资料收集方法的实施过程。

　　1. 问卷法　问卷法是研究者运用问卷或量表从研究对象获得研究资料的一种资料收集方法，在量性调查中被广泛应用。在老年长期照护安全问题研究方面，目前尚无其成熟的量表,研究者主要通过自行编制问卷进行调查。问卷法调查过程主要包括编制问卷、发放问卷、填写问卷、回收和整理问卷 4 个步骤。

(1)编制问卷:问卷是研究者围绕研究内容所提出的问题或条目的集合,常用的问题类型包括选择题、填空题、排序题等。在老年长期照护安全问题调查研究方面,目前研究主要从安全问题(如跌倒/坠床、窒息、误吸、皮肤烫伤/冻伤、误服药物、药物中毒、未遵医嘱服药及走失等)的发生情况、安全问题的影响因素(如疾病、药物、照护者、环境等)、安全问题引发的不良后果(如骨折、脑出血、死亡等)及调查对象对预防老年长期照护安全问题的需求(如预防安全问题的知识需求)等进行调查。

(2)发放问卷:根据问卷发放方式不同,包括现场问卷法、电话问卷法、网络问卷法等。其中,现场问卷法的回收率最高,以老年患者为调查对象的调查问卷宜采用此种方式。

(3)填写问卷:问卷应尽可能由本人填写,但若调查对象因文化程度、疾病、视力障碍、无法自理等原因无法填写时,可采取由研究对象口头回答问题,调查员代为填写的方式,但应避免调查员的主观因素对结果的影响。

(4)回收和整理问卷:问卷填写后应及时回收和整理,对于现场调查或电话调查应当场回收问卷,同时还要注意问卷的有效率。回收后要清点问卷数量,并仔细检查每份问卷是否有遗漏的问题、是否有无效问卷(如全部是同一选项),发现问题应请调查对象及时补充或重新填写。将合格的问卷进行编号,注明资料收集人的姓名和回收日期,妥善保管。

2. **访谈法**　质性调查中一般采用访谈法,根据访谈提纲的有无及详细程度,可分为结构式访谈、半结构式访谈和非结构式访谈。老年长期照护安全问题研究中,研究者对所研究的问题已经有比较具体的主题(如跌倒),这种情况下,使用半结构式访谈既可以节约访谈时间,又有助于获取所需信息,尤其适用于对访谈技巧掌握欠熟练者。

(1)访谈前准备:访谈前做好以下准备有利于访谈的顺利

进行。①了解被访者的语言和文化，问题的用词应能被被访者理解，并能够反映他们的态度和观点。②准备好访谈提纲，并通过预访谈，了解设计的访谈提纲是否合适，以便及时做出修改。③与调查对象提前预约访谈的地点，访谈地点选择舒适、安静、方便录音的场所，注意保护被访者的隐私。④准备好访谈所需设备，如知情同意书、基本信息表、笔记本和笔、录音设备等。⑤自我介绍并向被访者说明访谈目的、程序、所需时间，取得被访者信任和配合。

（2）访谈过程：访谈步骤一般包括问候、解释、提问、专注、鼓励、重复/澄清/探究、结束语。质性调查访谈时间一般宜控制在 30～60min。在正式提问前，访谈者可以通过主动问好、向被访者解释研究相关信息、强调隐私保护等使被访者尽快进入放松状态。访谈中，尽量使用开放性问题提问，通常以"什么""如何""为什么"等词语为主线，如"您认为老年护理院在患者照护的过程中应该重点关注哪些安全问题？为什么？"减少封闭性问题使用，即回答只有"是"或"否"两种选择的问题，如"您认为是这样的吗？"提问应尽量具体，避免同时提出多个问题，这样更有利于被访者的理解和回答。访谈过程中还要注意倾听，不要随意打断被访者的话，可通过言语如"嗯""是的"或非言语行为如点头、微笑、鼓励的目光予以及时的回应。对于需要进一步探寻的问题，可以询问更多细节，对于有疑问的地方要及时澄清。访谈结束时一般会问访谈者是否介意再次联系，方便对某些问题进行追问或确认某些信息，必要时可以预约下一次访谈。

（3）访谈资料的记录与整理：质性调查中应详细、完整记录访谈内容，可借助录音笔或录像设备等。访谈过程中还应做好笔记，对被访者的非语言性行为，如表情、眼神、说话或沉默时间的长短、说话音量、语速等予以记录，以便于进一步的资料分析。访谈结束后，及时将录音资料转录为书面文字资料，转录过程中应尽量保留资料的原始风格和内容，切勿仅凭研究者的主观意愿更改资料。

（三）评价阶段

调查的目的是更好地了解老年长期照护过程中的安全问题及其影响因素，因此需对调查结果进行合理分析与评价。

1. 量性调查　量性调查中一般先采用均数、标准差、中位数、频数、构成比、率进行描述性统计，以描述安全问题发生的特征及规律；然后，根据调查目的，确定是否要比较组间某项指标的差异（如 t 检验、方差分析、卡方检验等）或分析变量之间的关系（如相关分析、回归分析、中介效应分析及调节效应分析等），以了解安全问题的影响因素。统计分析过程可借助统计软件实现，其中 SPSS 是常用医学统计软件。

2. 质性调查　质性调查中资料分析往往与资料收集同步进行，贯穿于研究全过程，对质性资料进行分析是一项非常具有挑战性的工作。尽管目前已形成多种质性研究分析方法，最常用的仍是主题分析和内容分析。主题分析包括发现、解释和汇报资料中有意义的单元，研究者通过对文本的全面分析，提炼主题，回答研究问题。内容分析方法以主题分析法为基础，研究者聚焦资料所呈现的主题并统计主题在资料中出现的频率，是目前我国老年长期照护安全问题研究中最常用的质性分析方法。随着计算机的普遍应用，一些质性分析软件逐渐应用于资料分析中，如 NVivo、Maxada、CATS 等，其中 NVivo 是目前最常用的质性资料管理软件。然而，以上软件仅用于文字、录音或图片等资料的存储、整理和归纳，资料分析过程中的主要步骤还是依赖人工完成。一般而言，质性资料分析的基本步骤如下：

（1）仔细阅读原始资料：研究者拿到资料后，应反复阅读资料、听取录音或观看录像，获得对研究对象所描述现象的一个整体理解，在阅读过程中完成对资料的初步分析，深入理解原始资料的潜在价值和意义。

（2）设计分类纲要：资料分析首先要设计资料分类索引的方法，即将资料分解为更小的、更易掌握的单元，以便检索和回顾，因此要设计一套分类纲要，并以此为依据对资料进行分类和编码。

（3）编码资料：编码是指确定概念或主题并对其进行命名。编码可以用词语、句子或与之对应的编号、缩写。一般研究资料中可进行编码的事物包括：反复出现的事物，现象或事物的形式，现象或事物的变异性。资料编码的原则是越细致越好，直到达到饱和。如果发现新的编码内容，可以在下一轮进一步收集原始资料。

（4）归类：对编码形成的编码号按照一定的原则进行归类，形成类属。类属也是资料分析中的意义单位，代表资料所呈现的一个观点或一个主题，通常是对已获得编码的进一步提炼。

（5）描述和解释：在分析的最后阶段，研究者将各类主题的片段整合成一个整体，这个过程可被称为"讲故事"，解释主题和类属，形成联系和故事线。

三、质量控制

在科学研究中，做好质量控制是保障研究结果可靠、科学和真实的前提。偏倚可发生在研究的各个环节如调查设计、调查实施和资料分析等，做好各环节质量控制非常有必要。①设计阶段：调查指标选择不当、调查对象范围划分不清楚、调查项目定义不明确等均会对调查结果造成影响，如在抽样调查设计中，抽样单位名称不全，或设计之后到实施调查之前抽样单位发生变动而未采取补救措施，均可造成误差。②调查阶段：在正式调查前先做预调查，并根据预调查结果仔细分析调查问卷的组织方式中存在的问题，从而进一步修改和完善原始问卷。同时，对调查对象进行统一的培训，要求其充分了解和掌握调查的目的、要求、工具、内容等，并对资料收集过程中需要的沟通技巧以及调查过程可能出现的困难及应对措施等进行讲解，从而使所有的调查员能够按照统一的标准、方法和调查技巧收集资料。调查过程中严格按照纳入排除标准选择调查对象，调查结束时调查者当场检查问卷的完成情况，发现有不合逻辑或遗漏之处，及时询问患者予以更正和补充，问卷当场收回。③资料整理与分析阶段：调查结果录入、汇总、计算等方面都有可能发生错误。有必要将回收的调查问卷统一编号后进行数据核查，建议剔除有明显逻辑错误或缺失条目过多的问卷。数据录入后应进行逻辑核查及一致性核查，采用数据管理软件如 Epidata 或电子数据采集系统能更方便地对数据进行核查。

四、伦理原则

调查研究需要遵守生物医学研究的 3 个基本伦理学原则：尊重人的尊严原则、有益原则和公正的原则。在调查性研究中特别强调尊重人的尊严原则，即研究对象有自主决定权、隐私权、匿名权和保密权，未经研究对象同意，研究者不得以任何方式公开研究对象的身份等个人信息。在收集资料时应当取得研究对象的知情同意，并签署知情同意书。在进行知情同意过程中，研究者需要根据研究对象的文化背景和不同研究内容向研究对象予以详细介绍和说明。为了更好地保护研究对象的权利，世界各国越来越重视对研究的伦理审查，2007 年卫生部颁布了《涉及人的生物医学研究伦理审查办法（试行）》，有力推动了我国对医学研究的伦理监督。在开展调查前应向所在单位伦理委员会提出申请，获得批准后方可实施调查。

第二节　调 查 方 法

一、量性调查

（一）常见的量性调查研究类型

量性调查是目前护理领域应用较多的一种研究方法，当对某个事物、某组人群、某种行为或某种现象的现状尚不清楚，可从量性调查着手，通过了解事件的基本分布特征，获得启发，为进一步分析打下基础。按照调查问题发生的时间与调查对象确立的时间先后顺序，调查研究可以分为回顾性调查和前瞻性调查;按调查确定的时间点分为横断面调查和纵向调查。在老年长期照护安全问题研究中,以横断面调查和回顾性调查应用最为广泛。

1. **横断面调查** 横断面调查又称为现况调查,是指在某特定时间点或较短的时间段内,在一定范围内收集调查对象资料,以了解当时正在发生和存在的某一研究问题或现象的现状。在老年长期照护安全相关研究中,关于对安全问题现状、安全问题的认知、态度及行为的相关调查大多是采用横断面调查研究设计完成。如有国内学者采用自制的养老机构老年人安全用药调查问卷对宁波市养老机构的440例老年人安全用药现状及合理用药知识、信念、行为现状进行调查,结果显示,老年人服药现象非常普遍,但合理用药的相关知识缺乏,合理用药依从性得分率仅为63.3%,存在重复用药、随意停药或减量等多种不合理用药行为。

进行横断面研究的方式分为两种,即普查和抽样调查。普查是针对特定时间、特定范围内的全部人群进行调查。抽样调查是以调查某一人群中具有代表性的部分人群的结果估计出该人群某病的患病率或某些特征的情况,其特点是以少窥多,以部分估计总体。抽样调查省时、省力,调查对象数量相对较少,能细致地进行调查工作,在量性调查中应用较多。为使调查结果更具代表性,建议采用随机抽样调查,如国内学者对乌鲁木齐养老机构老年人跌倒的调查中则是采用分层整群随机抽样,即将乌鲁木齐市登记在册养老机构的4家公办养老机构全部纳入,在民办养老机构中,按大型(床位200张以上)和中小型(床位200张以下)两种规模分层,分层随机抽取大型和中小型民办机构各2家,抽取以上8家养老机构中符合纳入、排除标准的老年人和在职照护人员作为研究对象。

2. **回顾性调查** 回顾性调查是指以既成事实的护理问题为切入点,调查收集从现在到过去的一段时间内存在该问题的对象的相关资料信息,并统计分析引起该问题的相关因素等。回顾性调查易于收集资料,短期内即可获得调查结果,尤其适用于发生频率较低的问题(如护理安全问题)的研究。在实际应用中,学者往往通过对医院或护理机构过去某段时间内安全管理相关报表、文档或病历资料进行回顾,或者让调查对象回顾过去某段时间内安全问题的发生情况,以此获得调查结果,进而统计并分析安全问题发生的频率、特点及影响因素,如国内学者曾对 2016 年 5 月至 2017 年 5 月在某养老院住养期间上报护理部的 33 例跌倒事件进行回顾性调查,分析跌倒老年人的一般资料、护理等级、跌倒发生的时间、造成跌倒的主要原因等,以上结果有利于制订针对性的护理对策。在长期照护机构,管理者及时回顾、总结安全问题,并提出针对性改进策略,对提高患者安全具有重要意义。值得注意的是,回顾性调查结果易受收集资料、混杂因素的干扰,研究结果的论证力略差。

(二)调查问卷的设计

问卷是量性调查中最主要的研究工具,在选择问卷时,尽量选择已在研究人群中使用,被广泛认可的问卷。若该类问卷没有,则查询在不同文化人群中研究相同概念的问卷,进行翻译及跨文化调试。若前两者均无,则需要根据问卷编制的原则编制新的问卷。在老年长期照护安全管理相关研究中,学者多以自行设计的调查问卷进行调查,下面对问卷编制的原则和步骤予以介绍:

1. 问卷的编制原则 问卷编制应遵循以下五个基本原则:

(1)目的明确:调查问卷必须根据研究者的目的来设计,问卷中的每一个问题,都应与研究目的相关。

(2)结构合理、逻辑性强:问题的排序应有一定的逻辑顺序,一般宜先易后难,先具体后抽象,如常将人口学资料排列在最前面,而将抽象、敏感性的话题放在靠后的位置。同时,项目设计应有严密逻辑性,在选择性答案问卷设计中,应使所有可能的回答都在问卷上得到体现。

(3)通俗易懂、适合应答者:调查问卷提问用词要得当,容易被理解,避免使用专业术语。要考虑到应答者的背景、兴趣、知识和能力等,如对老年人的调查问卷宜设置较大的字体。

（4）问卷长度适宜：一般用于成人的问卷，完成时间不应超过 30min。

（5）便于资料整理和分析：在问题提出时，就应充分考虑问题的统计分析方法，避免出现无法分析、处理的问题或答案。

2. 问卷编制步骤　一般而言，问卷应包含两个部分：一是人口学资料部分，二是与调查研究主题相关的资料部分。问卷编制的步骤如下：

（1）明确问卷编制框架：列出研究目的和主要研究概念，明确问卷主题。

（2）编写问卷条目：问卷条目可以来自已有问卷中的条目，也可以由研究者自行编写新条目。对于人口学和疾病相关资料可根据研究假设设置，如假设自理能力可能影响老年人的跌倒的发生，则需要列出收集该类信息的条目，对于主要概念可以参考现有问卷条目或咨询相关工作人员。

（3）条目的筛选与排序：最初编写的条目一般大于最终量表的条目，研究者需反复推敲，酌情增减条目，并按照研究目的或研究概念对条目进行排序，一般而言可以考虑将人口学资料放在最前面。

（4）设计问题形式：尽量采用封闭式问题，如选择题、排序题或等级评分题，有时为获取更全面信息，在问卷最后可以设置开放性问题。

（5）编制指导语：说明问卷调查的目的、内容、填写方法，以及可能涉及的科研伦理原则的遵守情况，以争取调查对象的配合。

（6）效度评定：请该领域专家对研究概念的清晰度、条目完整性、语言可读性和适应性等方面做评价，增删条目，完善修订。

（7）预调查：在小范围内进行预调查，以确保问卷语言的可读性、条目应答项的完整性及测量内容的合适性等，并对问卷进行修订，进一步完善问卷。

（8）信度和效度检验：问卷的最终质量则通过信度和效度检验来评价，经过信度和效度检验后才能正式应用。信度是指通过测量工具得到结果的一致性和稳定性，通常用重测信度、分半信度和内部一致性信度进行评价。效度是指测量结果的准确程度，即研究工具是否能真正反映被调查者的实际情况。效度分为内容效度、结构效度和校标效度。①内容效度是指研究工具中的项目能反映所测量内容的程度，主要通过经验判断进行，多由专家委员会进行评议。②结构效度，反映研究工具与其所依据的理论或概念框架间的相结合程度，一般采用因子分析进行衡量。③校标效度，反映调查问卷与其他测量标准之间的相关关系，相关关系越高，表示效度越好。以上效度分析均可在统计软件中实现。

（三）老年长期照护相关安全问题及安全文化的评估工具

目前，我国老年长期照护相关安全问题的评估工具尚处于开发阶段，已有的成熟量表的内容主要涉及风险评估、安全文化及用药安全，下面予以简单介绍：

1. **风险评估工具** 老年人是跌倒、压力性损伤、吞咽障碍的高发人群，在老年长期照护服务中，有必要加强安全问题的识别和管理。在我国长期照护机构管理中，常用的老年患者风险评估工具包括 Morse 跌倒风险评估量表、Braden 压疮风险评估量表、Pauda 血栓风险评估量等，也有一些通过识别老年人功能障碍以发现潜在风险的筛查或评估量表，如简易智力状态检查量表、洼田饮水试验、进食评估问卷调查工具 -10 等。限于时间和精力，在实际应用中照护机构往往是根据收治老年人群的特点，有针对性地选择其中部分筛查或评估工具对高危人群进行重点评估和追踪。

2. **安全文化相关评估工具** 目前用于测量患者安全文化的测评工具较多，包括安全态度调查问卷（safety attitudes questionnaire，SAQ）、基层医疗卫生机构患者安全文化量表及护理院患者安全文化测评量表等，其中护理院患者安全文化测量量表（nursing home survey on patient safety culture，NHSOPSC）在老年长期照护机构应用最为广泛，可用于老年长期照护机构中安全文化的测量。该量表由美国卫生保健研究与质量机构资助开发,采用 Likert 5 级评分法,包含团队合作、人员配置、遵守工作流程等 12 个维度,共 42 个条目。有学者曾运用 NHSPOSC 对全美 40 家护理院的 3 698 名员工进行安全文化测评,结果显示大多数员工的患者安全文化较低。2016 年我国学者肖清平将其翻译为中文,在护理院工作人员中的初步验证结果显示中文版量表具有良好的信度与效度,但其在其他不同长期照护机构人群中的应用效果还有待进一步验证。

3. 用药安全相关评估工具 据统计我国养老机构老年人用药依从性普遍较差,用药安全是老年长期照护中面临的主要安全问题之一。目前国内外关于老年人用药安全性评估工具主要包括以下几个:

(1)修订版 Morisky 服药依从性量表(Morisky medication adherence scale, MMAS-8):该量表最初由 Morisky 于 1986 年提出,为普适性用药依从性量表,已被广泛用于各类慢性疾病人群的服药依从性评估。

(2)Beers 判断标准:由美国老年医学、护理学、药学等多学科团队专家于 1991 年在文献回顾基础上达成共识而建立的老年人潜在的不适当用药判断标准,经多次修改,已广泛应用于世界各国住院、门诊和养老院。

(3)老年人不适当处方筛查工具(screening tool of older persons prescriptions, STOPP):2008 年爱尔兰 Cork 大学附属医院专家组首次发表,该筛查工具按疾病系统分类详细列出各种潜在不适当用药情况。有研究显示,相比 Beers 判断标准,STOPP 标准能发现更多的潜在不适当用药,与不良反应的发生联系更紧密,其最新版本为 2014 年发布的第 2 版,其中文翻译版发表于《中华老年医学杂志》。

(4)中国老年人潜在的不适当用药目录:由首都医科大学宣武医院联合多个医院研制,于 2015 年在《药物不良反应杂志》上发表,该目录结合中国老年人疾病构成、中国药品上市情况及老年人不良反应高发药品种类等,共发布了 72 种潜在不适当用药,为我国老年人合理用药提供了参考和指导。以上工具和标准在发现老年人潜在的不适当用药、加强对老年人滥用药物的监管和减少老年人药品不良反应事件等方面发挥了积极作用。

二、质性调查

质性调查采用的是质性研究的方法进行调查研究。质性研究的方法学包括现象学研究、扎根理论研究、民族志研究、行动研究、个案研究等,以前三种最为常见。尽管不同类型质性研究聚焦的问题和解决问题的方法不尽相同,但其共同目的都是探索事物的实质和意义。在护理研究领域,质性研究以现象学研究最为常见,尽管有少数学者采用扎根理论方法进行研究,但因其难度较大,对研究者自身要求较高,扎根理论研究在护理领域应用较少。此外,描述性质性研究常作为一种非特异性的类别出现在护理研究中。

1. **现象学研究** 现象学研究方法其目的在于了解和诠释参与者的经验,从而确定被研究者经验的意义,从本质上可分为描述和解释。现象学研究关注的问题往往是对人们的生活经历具有重要意义的问题,如某种慢性疾病病人的生活体验或生活质量。深入访谈法是现象学研究收集资料的常用手段,通过深入访谈,研究者请研究对象描述某方面的生活经历,但不主导谈话的内容和方向。为了深入体验研究对象的世界,研究者往往需要参与到研究的现象中去,通过观察、反思来理解研究对象的经历。在长期照护领域,现象学研究常被用于研究养老机构照护者的照护体验。国内一位研究者采用现象学研究方法,面对面深入访谈 11 名照护阿尔茨海默病患者的养老机构护士,应用 Colaizzi 现象学分析法对收集的资料进行分析,结果显示"工作任务繁重""安全责任重大"是其中两个主要的主题,大多数护士表示护理阿尔茨海默病患者最大的压力来自对患者安全的担心,担心其发生摔倒、走失、吞服异物等不良事件。

2. **扎根理论研究** 扎根理论研究的主要特点在于它从实

践中抽象出新的理论和思想。所谓扎根是指研究和探索人们如何定义现实，他们的信念如何与他们的行为相联系，聚焦于人们之间的互动过程。持续比较法贯穿于扎根理论研究全过程，即将实际观察到的行为单元反复相互比较，发掘和归纳出共同的性质从而得到"类别"，再将提炼出来的类别不断与以往资料中的事件或现象进行比较、对照，以找出同一性和变异性，并据此不断收集新资料，不断比较，渐渐澄清类别的范畴、定义，明确类别之间的关系，直至信息饱和，出现概念和理论。扎根理论研究对研究者要求较高，国内目前暂未见其在长期照护安全问题中的研究。

3. **描述性质性研究**　除上述质性研究方法外，目前在各种发表的国内外质性研究论文中很多作者并未表述自己采用了某种特定的质性研究方法，没有具体质性方法学的选择和理论基础的描述，只在研究中对质性研究资料进行了内容分析，目前将此类研究称为描述性质性研究。通过对某一现象或事件进行全面的描述或概况，并对资料进行内容分析，对结果描述和解释，尽管结果未能达到一定的深度，但有助于对某一现象的了解和认识，以及促进该质性研究结果在实践中的应用。如在"老年护理院患者安全照护的质性研究"论文中作者对我国 6 个省市 12 家老年护理院的管理者进行访谈，运用 Colaizzi 内容分析法进行资料分析，结果发现老年护理院缺乏统一规范的安全照护风险评估流程及指标体系，护理员整体文化水平低，缺乏安全照护的培训，安全照护计划的制订与实施不规范。通过以上质性调查研究能够初步了解我国老年护理院安全照护现状及存在的问题，为老年长期照护安全管理提供了方向。

第三节　老年长期照护安全问题
一般状况评价指标

老年人常常多病共存，伴有功能缺损、认知障碍、营养不良等,易出现跌倒、坠床、导管脱落、误服药物等各种安全问题,不仅增加老年人痛苦及经济负担,还会降低老年人的生活质量,甚至导致死亡。开展老年长期照护安全问题相关研究,明确安全问题一般状况的评价指标,有助于预防和及时识别不安全因素,制订针对性的安全管理策略,从而提高老年人长期照护安全。

一、安全问题的发生频次、发生率

安全问题的发生频次或发生率是描述安全问题现状的最主要指标之一,发生频次一般指某段时间内一组人群中发生某事件的例数,发生率则因安全问题类型不同计算方法略有差异。基于安全问题的发生率描述,可比较不同机构安全管理水平,或反映某项安全管理策略实施后的效果。各地养老机构老年人安全问题包括跌倒、坠床、压力性损伤、走失、窒息(如噎食等)、非计划性拔管、意外事件(如烧烫伤、触电、自杀、食物中毒)等,下面以常见的跌倒、压力性损伤、非计划性拔管说明安全问题发生率各指标的定义及计算方法。

1. **跌倒发生例次数 / 跌倒发生率** "跌倒发生总例次数"定义为统计周期内老年人发生的跌倒例次数之和。"跌倒发生率"定义为统计周期内老年人跌倒发生例次数(包括造成或未造成伤害)与统计周期内老年人总人日数的比例(千分比)。通过对跌倒发生率的监测可分析发生跌倒和跌倒伤害的相关因素,进而针对原因完善流程、制度和环境设备,对照护人员进行再培训。

2. **压力性损伤发生例次数 / 压力性损伤发生率** "压力性损伤发生例次数"定义为统计周期内老年人发生的压力性损伤例次数之和。"压力性损伤发生率"定义为某一统计周期内老年人新发生压力性损伤的病例数与统计周期老年人总人数之比。该指标越来越多地被用于护理质量管理的指标,可反映压力性损伤发生、发展的影响因素,进而提供压力性损伤预防的措施,动态持续调查并进行比较可评价压力性损伤防治措施的有效性,为压力性损伤的评估、预防和治疗提供依据。

3. **非计划拔管发生例次数 / 非计划拔管发生率**　"非计划拔管发生例次数"定义为统计周期内老年人发生的非计划性拔管例次数之和。"非计划拔管发生率"定义为统计周期内老年人发生的某导管非计划拔管例数占该周期内某导管留置总日数的比例。长期照护机构常见导管包括鼻胃管、鼻肠管、导尿管等。非计划拔管是指老年人有意造成或任何意外所致的拔管，即非长期照护机构人员计划范畴内的拔管。非计划性拔管发生率是反映患者安全的重要指标，体现了照护质量的水平。通过对该指标进行分析，可以帮助管理者了解导管管理情况及其危险因素，提示管理者可采取针对性的措施来最大限度地减少非计划性拔管的发生。

二、安全问题对老年人身体健康的影响评价指标

调查显示，住院老年人发生的安全问题中有 45.67% 会对老年人造成伤害，尤其是对其身体健康产生不良影响。统计并分析这些指标，可以对安全问题进行有效的过程监管。例如，目前在医疗照护机构运用较普遍的导管相关性感染监测指标，呼吸机相关性肺炎发生率、导尿管相关尿路感染发生率、中心血管导管相关血流感染发生率等，这些指标发生率的高低与医护人员的消毒隔离、无菌技术、气管导管集束化措施和手卫生执行等情况密切相关，可指引管理者把控过程质量。这些指标也可用于同级机构间的横向比较，评价医院感染控制和护理管理质量，具体如下：

1. **呼吸机相关性肺炎发生率**　定义为在一定统计周期内，使用呼吸机的患者单位插管时间中新发生呼吸机相关肺炎的频率。反映呼吸机相关肺炎感染情况和机构感染防控情况。

2. **导尿管相关尿路感染发生率**　定义为在一定统计周期内，留置导尿管的患者单位插管时间中新发生导尿管相关尿路感染的频率。反映导尿管相关尿路感染情况和机构感染防控情况。

3. **心血管导管相关血流感染发生率**　定义为在一定统计周期内，使用中心血管导管的住院患者单位插管时间内新发生

中心血管导管相关血流感染的频率。反映中心血管导管相关血流感染情况与机构感染防控情况。

除了对发生率进行统计分析和比较外，安全问题对身体健康的影响评价指标还可以用严重程度分级来进行测量和比较，包括：

1. **不良事件分级**　不良事件发生是影响医疗质量和患者安全的直接原因。通过对不良事件进行分级管理，对于分析不良事件的发生原因，制订防范措施，进行安全警示教育等；均具有重要的意义。根据美国医疗机构评审联合委员会国际部（Joint Commission International, JCI）的标准，将不良事件按严重程度分为四级。

（1）Ⅰ级事件（警讯事件）：指非预期的死亡，或是非疾病自然进展过程中造成永久性功能丧失。

（2）Ⅱ级事件（重大不良事件、医疗差错不良后果事件、警讯事件接近差错）：指在疾病医疗过程中是因诊疗活动而非疾病本身造成的病人机体与功能损害。

（3）Ⅲ级事件（医疗差错未造成后果事件）：指虽然发生了错误事实，但未给病人机体与功能造成任何损害，或有轻微后果而不需任何处理可完全康复。

（4）Ⅳ级事件（接近差错事件）：指由于及时发现错误，但未形成事实。

2. **跌倒伤害严重程度分级**　在众多安全问题中，跌倒是老年人伤残、失能和死亡的重要原因，其对当事人造成的身体健康影响引起广泛关注。美国护理质量指标国家数据库将跌倒对当事人造成的影响按严重程度分为五级。

（1）0级：没有伤害；

（2）Ⅰ级（轻度）：不需或只需稍微治疗与观察的伤害程度，如擦伤、挫伤、不需要缝合的皮肤小撕裂伤等；

（3）Ⅱ级（中度）：需要冰敷、包扎、缝合或夹板等医疗或护理处置与观察的伤害程度，如扭伤、大或深的撕裂伤、皮肤撕破或小挫伤等；

（4）Ⅲ级（重度）：需要医疗处置及会诊的伤害程度，如骨折、意识丧失、精神或身体状态改变等；

（5）Ⅳ级（死亡）：患者因跌倒产生的持续性损伤而最终致死。

三、安全问题对老年人心理健康的影响评价指标

现代老年医学模式强调全面关注老年人健康和功能状态相关的所有问题，不仅关注老年人的生理健康，同时也注重老年人的心理健康与精神状态。针对老年人的心理健康也不断总结和研发了许多的评价指标与评估量表。

1. **汉密尔顿抑郁量表（Hamilton depression scale，HAMD）** 是临床上评定抑郁状态时用的最普遍的量表，可归纳为焦虑 / 躯体化、体重、认识障碍、日夜变化、阻滞、睡眠障碍、绝望感 7 个因子。该量表的信度系数为 0.99，各单项症状评分的信度系数为 0.78～0.98。

2. **汉密尔顿焦虑量表（Hamilton anxiety scale，HAMA）** 汉密尔顿焦虑量表适合于焦虑症状的严重程度评定，将焦虑因子分为躯体性和精神性两大类。中文版具有良好的信效度，总分信度系数为 0.93，各单项症状评分的信度系数为 0.83～1.00。

3. **多伦多述情障碍量表（Toronto alexithymia scale，TAS）** 此量表为自评量表，具有使用广泛、信效度好的优点，可用于诊断述情障碍。由 20 个条目组成，包括 3 个维度：情感识别障碍、情感表达障碍、外向性思维。采用 5 级评分，由 1 级（完全同意）至 5 级（完全不同意），总分为 20～100 分，总分＜51 分为非述情障碍，51 分≤总分＜61 分为可能发生述情障碍，总分≥ 61 分则可判定为述情障碍。此量表适用于所有人群，是目前使用最广泛的述情障碍评估工具，已有多种语言版本。中文版 Cronbach's α 系数为 0.83，重测信度为 0.87。

4. **述情障碍观察量表（observer alexithymia scale，OAS）** 该量表为他评量表，调查对象为患者家属或好友等熟悉患者的人对患者述情障碍的观察。该量表共 33 个条目，包括人际疏离、洞察力缺乏、躯体化、缺乏幽默感和僵化 5 个维度。采

用 0 分(完全不符合)至 3 分(完全符合)的 4 级评分方式,总分为 0~99 分,分数越高,表明述情障碍越严重。中文版量表的 Cronbach's α 系数为 0.84,重测信度为 0.72~0.89。

5. **跌倒恐惧(fear of falling,FOF)**　安全问题发生后对老年人及照护者的心理健康都会造成一定的影响,对老年人而言,跌倒导致的心理影响最为明显。据调查显示,约有 50% 的跌倒者对再次跌倒产生惧怕心理,因这种恐惧而避免活动者占跌倒的 25%。国际上将老年人跌倒后产生的这种应对健康威胁事件的心理反应命名为跌倒恐惧。其测评工具主要分为两类:一是单条目问题法,通过询问老年人是否害怕跌倒进行评估,选项可为"是 / 否"或"害怕 / 不害怕",该方法清楚、直接,可用于测量跌倒恐惧的发生率;二是跌倒效能测量,通过量表测定老年人日常活动时对跌倒的自我效能或不发生跌倒的自信程度,常用的测量工具包括跌倒效能量表(the falls efficacy Scale,FES)、老年人活动与害怕跌倒量表(survey of activities and fear of falling in the elderly,SAFE)等,其中跌倒效能量表应用较多。

四、安全问题导致的经济影响评价指标

安全问题不仅对当事人的生理和心理健康产生负面影响,其导致的经济损失也不容忽略,由安全问题导致的直接医疗费用是评价其经济影响的主要指标。据统计,我国每年因跌倒而导致的直接医疗费用在 50 亿元以上,每一次跌倒的直接经济负担为 741.82 元。在长期照护中与安全问题相关经济影响评价指标有很多,如老年抚养比、平均护理时数、成本费用收益率等。

1. **老年抚养比**　定义为人口中非劳动年龄人口数中老年部分与劳动年龄人口数之比;用以表明每 100 名劳动年龄人口要负担多少名老年人。是判断老年人口对社会的经济负担、衡量劳动者经济负担的重要指标,也反映了老年人口对社会经济发展的影响。

2. **平均护理时数**　定义为老年人住机构后所获得的护理

时数。照护结局与其所获得的护理时数有一定相关性,监测平均护理时数可以帮助管理者了解老年人所得到的平均护理时数,可关联结局等质量指标,分析影响患者结局质量的影响因素和患者所得护理时数是否合理,指导合理地配备护理人员及质量改进。

3. **成本费用收益率**　定义为单位成本获得的利润,反映成本与利润的关系。照护机构要兼顾社会效益和经济效益。通过对机构的经济运行情况进行评价,促使机构降低服务成本,提高经济管理水平,增强竞争力。

第六章

老年长期照护中安全管理的现状

【导读】

老年长期照护安全管理的现状不容乐观。老年长期照护安全管理涉及面广，除跌倒、坠床、压力性损伤等常见护理安全问题，还有失能、失智等特定老年人群的安全问题。老年长期照护安全问题可来源于被照护者自身，也可来源于照护者及外围工作者。安全问题可发生于老年人家庭、社区、长期照护机构等任何场所，对个人、家庭、社会等均产生危害。

本章节将介绍老年长期照护中安全管理的现状，其中包括老年长期照护中常见的护理安全问题和特定老年人群的常见安全问题，同时介绍老年长期照护安全问题的来源及安全问题发生的场所，分析老年长期照护中安全问题产生的危害等。

第一节　老年长期照护中常见的护理安全问题

老年长期照护中常见的护理安全问题有跌倒、坠床、误吸、噎食、压力性损伤、烫伤、肺部感染、自伤、自杀、走失、肌肉痉挛、关节僵硬、非计划性拔管、药物相关问题等。

一、跌倒

跌倒是指突发、不自主的、非故意的体位改变，倒在地上或者更低的平面上。按照国际疾病分类（ICD-10），跌倒可以分为同一平面的跌倒和从一个平面至另一个平面的跌倒。跌倒可以引起病人软组织挫伤、骨折、脑外伤甚至死亡。老年人跌倒易造成下肢骨折，致长期卧床不起，发生压力性损伤、肺炎、肌萎缩、下肢静脉血栓等并发症，病人也可因害怕再次跌倒而减少活动。

据世界卫生组织（WHO）报告，跌倒是全球老年人面临的主要健康问题，且在老年人意外伤害中的发生率和死亡率均居首位，跌倒不仅造成老年人身体上的创伤和残疾，而且还将导致抑郁、焦虑、跌倒恐惧等心理问题。跌倒的危险因素分为 5 大类：环境因素（如松软的地毯、无扶手浴缸、昏暗的光线、不安全的楼梯、不合脚的鞋等）、药物因素（如抗抑郁药、镇静剂、安眠药等）、随年龄增长发生的身体条件的改变和慢性病及老年综合征（如视力下降、认知功能障碍、营养状况如钙和维生素 D 的缺乏、帕金森病、骨质疏松、前列腺肥大等）、缺乏锻炼及心理因素（害怕跌倒，形成跌倒 - 沮丧害怕 - 更容易跌倒的恶性循环）等。

随着老龄人口的增多，跌倒发生率呈增加趋势。跌倒为我国 65 岁以上老年人意外伤害死亡的首位原因。在全球社区老年人中，30% 的 65 岁以上老年人和 50% 的 85 岁以上老年人每年至少发生一次跌倒，1 年内有过跌倒史的老年人再发生跌倒的风险高达 60%。在长期照护机构，老年人跌倒更为普遍，每年 65 岁以上老年人超过 50% 发生跌倒。在美国，每年因用于治疗老年人跌倒引发的各类疾病的医疗费用总额超过 20 亿美元，每年因老年人跌倒所产生的医疗保险费用超过 300 亿美元。老年人跌倒会直接增加社会医疗负担，影响生活质量，在世界范围内都是一个非常严峻的公共卫生问题。

二、坠床

跌倒和坠床常常联系在一起，坠床、跌倒是医院住院患者常发生的不良事件，防范患者坠床与跌倒是医院患者十大安全目标之一。大多数坠床发生在如厕前后，上、下床活动前后，患者入睡过程或由于疾病发作时从床上坠落。

有文献报道,坠床/跌倒是老年人意外损伤和死亡的主要原因之一,也是严重影响老年人群健康和生活质量的危险因素,可导致住院时间延长,生活自理能力受限,增加患者痛苦和经济负担,成为医疗纠纷的隐患。坠床的主要危险因素有年龄、心理、疾病、药物因素、环境和照护者人力不足。常见于高龄、身体虚弱、肢体行动障碍、步态不稳、躁动、癫痫、精神障碍、服用影响意识或活动的药物、家属未陪护等,可采取有针对性的情景教育和防范措施,降低老年人坠床/跌倒的发生率,提高老年人对预防坠床/跌倒的认知度。

三、误吸

误吸是指进食(或非进食)时在吞咽过程中有液体或固体食物(甚至还包括分泌物或血液等)进入声门以下。老年患者因年龄增长,再加上疾病影响,身体器官功能衰退,导致老年患者的吞咽功能减退,若进食方法不当,极易发生误吸,而且严重误吸会导致窒息甚至死亡。据报道,社区居家老年人吞咽障碍发生率达 30%～40%;长期照护机构老年人吞咽障碍发生率达 60%,吞咽障碍导致老年人发生营养不良、脱水、误吸及吸入性肺炎等并发症,其中误吸引起突发窒息的死亡率为 17%～62%,误吸性肺炎的病死率为 21%。

老年人发生误吸主要与身体功能减退、疾病因素、进食习惯不正确、体位不正确、照护者因素等息息相关。随着年龄的增长,老年人会发生咽喉黏膜萎缩、变薄,喉的感觉减退,咽喉肌活动作用减弱,容易使食物、口水呛入呼吸道引起误吸,误吸后往往无咳嗽等明显症状,不易发现而延误治疗;在疾病因素方面,老年人易发生各种颅脑疾病、各种神经肌肉病变、咽部及会厌部位疾病、呼吸道慢性感染,或由于全身麻醉、缺氧、昏迷、意识障碍等状况引起误吸;老年人进食习惯不正确也会造成误吸,老年人进食时说话、喘息时进食、睡前进餐或喝饮料、进食速度过快、进食一口量过大、进食器具不合适等均可造成误吸;老年人的进食体位不正确也可能造成误吸,进食过程中持续后仰位或平卧位及床头角度过低都会增加误吸的风险,对老年人照护者而言,他们对喂食相关知识的了解和对预防误吸相关技能的掌握直接影响老年人发生误吸的风险和误吸发生的识别及紧急处理。

四、噎食

噎食是指食物堵塞咽喉部或卡在食管的第一狭窄处,甚至误入气管,引起呼吸窒息。噎食一般突然发生,轻者出现呼吸困难、面色发绀、双眼直瞪、双手乱抓或抽搐,重者出现意识丧失、全身软瘫、四肢冰凉、二便失禁、血氧下降、呼吸停止、心率快而弱,进而停止。一旦出现噎食窒息,必须在6min内采取有效抢救措施,否则大脑将会产生不可逆转的损伤,患者陷入昏迷,甚至死亡。

噎食的危险因素有牙齿缺如、大口仓促进食、抢食行为、各种原因引起的吞咽障碍、进食自理缺陷、癫痫病史、情绪不稳时进食等。也可能发生于服用抗精神病药发生锥体外系不良反应时,出现吞咽肌肉运动不协调而使食物误入气管。多数老年患者生理功能衰退,伴有牙齿脱落、唾液分泌减少、咳嗽反射功能下降等改变,进一步加重吞咽反射迟钝,易导致吞咽动作不协调,而引起呼吸困难造成窒息,严重威胁患者生命安全。部分老年患者需长期卧床,生活不能自理,常于平卧位进食,此时食管处于水平位置,吞咽食物时易堵塞食管和气管,从而导致噎食的发生,加重患者痛苦。

五、压力性损伤

压力性损伤,又称压疮,过去也曾称为"褥疮",是由于人体局部组织长期受压,发生持续缺血、缺氧等而致的组织破损、溃烂、坏死。压力性损伤通常发生在骨隆突处或医疗设备使用部位的皮肤,是皮肤和/或潜在皮下软组织局限性损伤。表现为局部组织受损但表皮完整或开放性溃疡并伴有疼痛。剧烈和/或持续存在的压力或压力联合剪切力可导致压力性损伤出现。

压力性损伤是老年患者常见并发症。老年人罹患心血管疾病、多器官功能衰竭，以及肿瘤晚期、安宁疗护的老年患者，经常卧病在床，增加压力性损伤风险。调查显示，住院患者中压力性损伤发生率在 8%～23%，其中 70 岁以上的老年人占 70%。压力性损伤治疗时间长、复发率高、治疗难度大、医疗花费巨大，甚至会因并发症导致老年人死亡。有压力性损伤的老年人较无压力性损伤的老年人死亡率增加 4 倍，如压力性损伤经久不愈，死亡率增加 6 倍。医疗护理、伤口敷料、减压装置、营养等方面的费用支出，照护者对其检查、翻身、清洁的频次增加，都大大增加照护成本和工作量，给老年人及其家庭的生活质量带来沉重的负担，也对医疗和长期照护机构产生负面影响。

六、烫伤

烫伤是外科常见急症，是由高温液体、固体或蒸汽等所致的皮肤损伤。随着老龄化社会的到来，老年群体的烫伤引起医护人员的关注。老年人烫伤以低温烫伤为主。低温烫伤是高于人体温度的热源长期作用的结果。一般情况下，皮肤与低温热源短时间接触，仅造成真皮浅层的水疱型烫伤，但如果低温热源持续作用，就会逐渐发展为真皮深层及皮下各层组织烫伤。低温烫伤和高温引起的烫伤不同，创面疼痛感不十分明显，仅在皮肤上出现红肿、水疱、脱皮或者发白的现象，面积也不大，烫伤皮肤表面看上去不太严重，但创面严重者可能造成深部组织溃烂坏死，长时间无法愈合。

老年人的皮肤表层薄弱，感觉较为迟钝，受热后热度很容易传到皮肤深层而不自知。目前市面上取暖设备繁多，暖宝宝贴片、暖手炉、USB 接口取暖用物等陆续推出，虽然这些取暖用品携带方便、取暖效果好，但容易因使用不当造成烫伤。另外，一些老年人在家中自行做艾灸、理疗等热疗也容易引起低温烫伤。老年人安全意识较差，防意外损伤的观念淡薄，低温烫伤较多，貌似轻微损伤却必须接受破坏性较大的手术治疗，常令低温烫伤患者难以接受，给患者带来较大的精神负担和思想压力。

七、肺部感染

肺部感染主要是由多种病原体所引起的肺部炎症反应。老年肺部感染指发生在下呼吸道(包括气管、支气管、终末细支气管、呼吸性细支气管)由致病菌引起的慢性感染,最终波及肺泡实质形成肺小叶病变成为肺炎,甚至导致肺间质纤维化,是临床常见病和多发病,常合并各种慢性疾病。据报道,老年患者肺部感染发生和死亡的风险伴随年龄增长而增大。老年人肺炎的特点主要有:临床症状不典型,因老年人肺结构、生理功能呈退行性变,对于病变反应较为迟钝,部分患者的临床症状不典型,可不出现发热、咳嗽等典型表现。通常表现出恶心、呕吐等消化系统症状及神经系统症状。老年患者呼吸系统的防御功能减弱,呼吸道异物排出能力减弱,再加上基础疾病的影响和长期卧床,在重力影响下分泌物聚集于肺尖,所以病变部位主要在两肺下叶。

老年人肺部感染主要与误吸、高龄、营养不良、心脑血管基础疾病、长期卧床5大因素相关。在误吸方面,完成一次正常的吞咽需要食管、咽部以及口腔同时参与,多个肌肉、神经相互协调才可顺利完成。老年人咽部感觉敏感性下降,协调功能减弱,吞咽反射下降,保护性咳嗽反射减弱,易引起食物误吸,较严重时会导致吸入性肺炎。随着年龄的增长,老年人生理功能不断减弱,呼吸系统表现出退化型改变,呼吸道肌张力下降,肺活量降低,对氧的利用能力降低,肺组织的修复能力下降;老年人支气管上皮及呼吸道黏膜随着年龄的增长出现衰老,引起结构萎缩,呼吸道纤毛活动能力下降,呼吸道自净能力减弱,降低了呼吸道对异物和细菌的抵抗清除能力。同时,老年患者神经系统敏感性及反应速度均下降,咳嗽和吞咽能力降低,无法有效地排出分泌物,从而使分泌物向肺门流动导致肺部感染。老年患者机体代谢能力降低以及各种疾病影响,导致老年人营养状况不佳,加快了机体的衰弱,机体抵抗力降低,更容易出现感染,这些都是老年人易发肺部感染的原因。对于有特定疾病的老年患者,肺部感染风险会进一步升高,比如脑血管疾病患者或多或少存在后遗症,患者长期卧床及吞咽能力下降致痰液坠积并发肺部感染;心血管疾病患者存在肺部淤血、心功能不全等也是肺部感染的重要因素;由疾病所致自理缺陷的老年患者需要长期卧床,导致肺底痰液淤积,下呼吸道产生阻塞,进而出现肺部感染。老年人肺部感染临床表现不典型,缺乏特异性,容易被患者及家属所忽视,且预后较差,致死致残率较高,严重威胁老年人的身体健康和生命安全。

八、自伤

自伤是指个体在无自杀意念的情况下采取一系列反复、故意、直接伤害自己身体等不被社会所允许的行为。常见的自伤有切割、灼伤、刺伤、击打、过度摩擦等。老年人自伤常见于患有心理疾患及精神疾患、认知功能障碍的老年人,或由于寡居、退休、疾病、机体功能退化等心理因素导致存在抑郁状态的老年人。因精神疾病产生妄想、幻觉导致的自伤以及认知功能降低导致机体自我保护意识下降亦会导致老年人的自伤。有科学研究证明,自伤与自杀有着密切的联系。因此,应该高度关注老年人的心理状态及异常行为举动,及时发现老年人自伤行为的征象,预防老年人自伤行为的发生。

九、自杀

自杀是指个体在复杂心理活动作用下,蓄意或自愿采取各种手段结束自己生命的危险行为。老年人作为一个弱势群体,与其他群体相比,往往患有更多的身心疾病,并且伴随着躯体功能和认知功能的下降以及精神疾患等。老年人自杀主要与缺少陪伴导致的孤独心理、身体功能下降产生的自弃心理、患病相关的恐慌心理、重大变故导致的逃避心理、家庭矛盾引发的绝望心理有关,以上心理情况均可导致抑郁的发生,从而诱发自杀念想。研究表明,95%的老年人都有不同程度的心理障碍,其中40%~75%有明显的精神抑郁。患有抑郁的老年人只有25%的人得到社区老年精神卫生服务,大多数老年人在自杀前没有得到过专业的帮助,也不知道如何去寻求帮助。很多医生将老年抑郁误诊为认知损害。实际上,老年人非常易于抑郁,如听力受损、躯体疾患、退休、鳏(寡)居、居丧和社会隔离等都可以导致老年抑郁的发生。反过来,抑郁也影响到老年人生理和社会功能的正常运转,从而加重抑郁。特别不幸的是,因为老年抑郁还常常与躯体疾病同时存在,如心脏病、脑卒中、糖尿病、癌症、帕金森病等,致使照护人员常将老年人的抑郁误判为一种正常的情感反应,最终导致老年抑郁的低识别率和低治疗率,疾病得不到及时有效的治疗,妨碍躯体疾病康复,容易出现自杀企图或自杀行为。因此预防、识别、降低老年抑郁的发生对减少老年人自杀行为极为重要。

十、走失

伴随着人口老龄化的加速发展,中国老年人走失事件频发,走失数量日渐增多。据中民社会救助研究院《中国老年人走失状况白皮书》(2016 年)发布的数据显示,我国每年走失老年人约有 50 万人,平均每天约走失 1 370 人。从年龄上看,65 岁以上老年人容易走失,比例达到 80% 以上。关注老年人走失问题,不仅是因为老年人走失数量多,还因为老年人走失后果严重。老年人走失后会面临低温、脱水、溺水、高处坠落等危及生命的危险,走失后致死概率较大。有研究显示,走失后的老年人死亡率高达 27%。

老年人走失有两种状态:一种是主观有意自愿走失,一种是主观不愿意无意识走失。前者是指老年人自愿有意识地离家出走,常见于情感变故后离家出走,旅游外出与家庭失去联络,经济贫困自愿外出流浪乞讨等,发生概率较小,后果一般不太严重。后者是指患有身体疾病或精神疾病及失智症的老年人非自愿走失,这类老年人走失主要是由老年人身体疾病和失智症、迷路、记忆不清所致。对于老年照护者而言,对老年人情绪、去向以及日常异常行为的判断极大程度决定了老年人走失发生概率。

十一、衰老性肌肉萎缩

人类衰老过程中以骨骼肌质量和力量下降为特征的衰老性肌肉萎缩，称为衰老性肌萎缩，其发生率随着年龄的增长而不断上升。衰老性肌萎缩症的一个典型特征是"丢失"，即伴随着骨量的丢失，肌肉质量和强度的降低，骨的脆性和骨折的风险也相应增加。因此衰老性肌萎缩症的发生会导致老年人身体活动能力降低、生活质量下降、心肺功能受损、跌倒、残疾和死亡发生率增加。

衰老性肌萎缩症的发生与营养、活动、激素、代谢、免疫等多种因素有关，其中营养和身体活动是两项重要因素。老年人由于味觉和嗅觉的丧失、对食物饱足感敏感度上升、咀嚼困难以及胃肠道功能的受损等可导致"衰老性厌食症"，从而导致能量摄入降低，包括进一步体质量和肌肉质量的减少。老年人肌肉力量和身体能力下降又可能增加营养不良的概率从而形成"营养相关性衰老性肌萎缩综合征"的恶性循环。营养在衰老性肌萎缩的预防中起着至关重要的作用，因此有必要为衰老性肌萎缩症补充额外的营养素，以减轻因肌肉减少导致的肌肉质量和功能相关性损失。有研究表明，肌肉力量与爆发力的下降与老年人运动减少呈现双向影响的关系，衰老引起的肌肉功能的改变既是老年人运动减少的原因又是结果。抗阻训练可以有效提高机体肌肉力量、爆发力、横截面积以及膝关节力矩，对于肌肉能力的恢复具有良好的效果。

十二、关节僵硬

关节僵硬是指全范围关节活动度的缺失，伴随变形、失用、疼痛等，关节囊或关节周围软组织纤维化和短缩，延展性受限或者刚度增加，是神经系统疾病与骨关节创伤后的常见并发症。据统计，老年患者脑卒中后半年内关节僵硬发生率达 60%以上。关节僵硬分为神经源性关节僵硬与非神经源性关节僵硬。神经源性关节僵硬是上运动神经元损伤常见的后遗症，目前研究显示制动 2 周以上,关节发生不可逆性的挛缩僵硬。非神经源性挛缩僵硬主要是指创伤性关节僵硬及特发疾病引起的关节僵硬,如类风湿性关节炎。老年患者常见引起创伤性关节僵硬的主要原因为跌倒导致的四肢骨折(如尺桡骨骨折、肱骨骨折、胫腓骨骨折、股骨干骨折、股骨颈骨折等)。

　　关节僵硬重在预防。例如脑卒中偏瘫患者早期良肢位摆放、主动及被动功能训练;创伤术后患者早期的功能位摆放、主动及被动功能训练均为预防关节僵硬有效、重要的方法。良肢位是为保持肢体良好功能而将其摆放在一种体位或姿势,是从治疗的角度出发而设计的一种临时性体位,不正确的卧位姿势可诱发加重痉挛,进而引发关节挛缩、僵硬。常见良肢位可分为仰卧位、健侧卧位、患侧卧位、床上坐位、轮椅坐位 5 种不同体位下的良肢位。常见的被动训练方法有上肢及下肢全关节范围被动活动,如肩关节被动屈曲及内收、外展、内旋、外旋活动;主动训练方法有床上翻身、桥式运动、坐位训练、站位训练、步行训练。创伤术后患者早期功能位摆放可最大程度维持身体各关节的生理功能,如肘关节 90°、膝关节屈曲 5°、踝关节 90°的功能位摆放;创伤术后常见被动训练包括患肢手指、肘关节、肩关节的被动屈伸,踝关节、膝关节、髋关节的被动屈伸活动等;创伤术后常见主动训练包括上、下肢全关节范围运动、肌肉等长及等张训练、肌力训练等。有预见、有计划的早期良肢体(功能位)摆放、循序渐进的被动及主动康复训练,是预防关节僵硬最经济、有效的方法。

十三、非计划性拔管

　　非计划性拔管是指在护理工作中,拔管时机尚未成熟而发生患者自行拔管或因医务人员操作有误引发导管意外滑脱的情况。据统计,我国发生非计划性拔管率为 4.5%～22.1%,其中 91.7% 为患者自行拔管,8.3% 为意外脱管。非计划性拔管主要涉及的管道包括鼻胃管、静脉置管、各种引流管、气管插管、尿管等,其发生率分别占 22.1%、20.5%、13.6%、12.2%、4.5%。

目前随着社会的发展和老龄化程度的加深，我国老年人在住院患者中所占比重逐年升高，而老年患者受年龄和疾病的影响置管种类和数量往往较多，部分老年患者由于存在认知功能障碍（认知功能障碍的老年患者对自我行为自控能力差，对肢体活动造成的后果不能正确感知）、依从性差等因素导致老年患者发生非计划拔管率较高。老年患者住院期间常见留置管道主要包括：鼻胃管、导尿管、气管插管、各种深静脉置管及各种引流管等。老年患者非计划性拔管发生率为 7.5%～13.3%，以胃管、浅静脉留置针等脱管较为常见，重置率较高的管道以气管插管、胃管为主，平均重置率约为 56.31%，再次插管后并发症发生率较高，约为 25%。

老年患者发生非计划性拔管的因素可分为患者因素与医务人员因素。常见发生非计划性拔管的患者因素主要为生理因素、意识障碍、情绪与舒适度的改变、导管固定不妥、未向照护者或老年人交代带管活动的注意事项等。尤其是高龄患者呼吸循环功能较差，易出现头痛、烦躁和幻觉等精神障碍，对异物刺激敏感性高，从而产生一过性认知混乱，导致无意识拔管行为的发生。

十四、药物相关安全问题

老年人药物相关问题比较突出的就是多重用药和药物不良反应。多重用药在老年人中相对普遍。通常是指病人接受药物治疗时使用了一种潜在的不适当药物或者同时服用了 5 种及以上的药物。然而，多重用药非常复杂，不仅仅是指病人服用药物数量多，还涉及药物与药物之间的相互作用及其产生的不良反应等。因此，临床需对用药无明显指征、有指征但剂量使用不当或目前尚无证据证明有效的药物加强管控。

老年人多重用药发生率较高，国外有研究报道，75 岁以上老年人多重用药比高达 36%。国内多重用药的现状更是不容乐观，50% 以上的老年人同时使用 3 种以上药物，25% 以上老年人同时使用 4～6 种药物，老年人多重用药率高，因药物治疗而发生的不良反应是一般成年人的 2.5 倍。老年人消耗的处方药品占 23%～40%，非处方药品占 40%～50%。用药数量的增加与年龄、种族、性别、共病情况以及某些特殊疾病的存在有密切关系，如心血管疾病、内分泌疾病和胃肠道疾病。用药种类越多，越容易产生药物间的相互作用，导致药物不良反应的发生。而不恰当的用药和潜在的药物不良反应是导致不良医疗结局的重要因素，包括医疗费用增加，老年人日常生活能力下降、认知功能损害、跌倒、骨折、服药依从性下降以及营养不良、药物之间相互作用增加及药物不良反应增加等。

十五、精神心理相关安全问题

1. **抑郁**　是以持久的情绪低落、沮丧为主要临床表现的心理疾病，多发生于老年期（ ≥ 60 岁），包括抑郁症、抑郁障碍、抑郁发作等类型。在老年人中发病率高、伤残率高、死亡率高，可以导致老年人生活质量严重下降，医疗费用支出增加。脑动脉硬化、脑卒中、甲状腺功能减退、心血管疾病或疼痛，以及使用一些药物都可诱发老年抑郁症，老年抑郁症患者易引起自杀等安全问题，在老年照护中，应尤其重视早期评估和干预。

2. **睡眠障碍**　是指因各种原因导致老年人睡眠时间和 / 或睡眠质量不足，并影响白天社会功能的一种主观体验。患有神经变性疾病（帕金森综合征、阿尔茨海默病）、不宁腿综合征、心血管疾病和呼吸系统疾病、各种疼痛是引起老年睡眠障碍的原因之一，在照护中要重视对睡眠障碍的早期评估和干预措施。

3. **虐待和忽视**　是指在居家或机构养老中，负有责任关系人的作为或不作为，导致老年人在身体、精神、经济或性等方面遭受虐待，包括他人照顾疏忽和自我照顾疏忽等。多数研究显示，老年人遭受的各种虐待中，精神虐待发生率居于首位，其他如身体虐待、性虐待、经济剥削、潜在忽视等都有发生。除了严重案件外，大部分虐待老年人的行为都没有向司法部门报告或没有得到处理。这些情况往往是由于老年人害怕或"家丑不外扬"等心理，主动地隐匿事实，而且老年人被虐待的症状又往往容易被归为年纪大或身体不好。老年人被虐待和忽视所造成的后果的轻重程度取决于受虐的意图、类型、严重程度、频率及延续时间等。被虐待和忽视易给老年人的身心健康造成长期的影响，如身体虐待导致老年人终身残疾，药物依赖和酒精依赖，免疫系统、反应能力降低，慢性进食紊乱、营养不良，自伤或自我忽视，焦虑、恐惧心理，抑郁症，甚至有自杀倾向或直接导致死亡等。

十六、其他生理相关安全问题

1. **谵妄**　谵妄是一种急性脑功能下降状态，以出现意识障碍和认知功能改变为特点，在极短时间内发生（通常几小时或几天），一般在日间波动，通常只持续几天，也可延续几周甚至几个月。老年谵妄是指老年急性意识模糊状态，表现为注意力、感受、思维、记忆、精神运动和睡眠周期障碍的短暂性器质性脑综合征，常发生在住院患者中，伴发临床躯体疾病、传染病、中毒性疾病、大脑器质性病变。老年人中原有脑部变性疾病或血管病变、营养不良或肿瘤患者晚期如出现谵妄，常为预后不良的标志。

2. **尿失禁**　尿失禁是由于膀胱括约肌损伤或神经功能障碍导致丧失排尿自控能力，使尿液不自主流出。尿失禁可以发生在各个年龄组，但以老年人，尤其是老年女性的发生较多。尿失禁虽然不是致命性疾病，但是会严重影响患者的身心健康，在我国普遍存在认识、评估及干预不足的情况。尿失禁的发病原因有膀胱括约肌功能老化、严重脑动脉硬化导致大脑皮质管制排尿功能下降、膀胱颈括约肌损伤、前列腺增生等。尿失禁并不是衰老的正常表现，许多原因可以控制或避免，如果能在老年照护中积极评估并加上有效的康复训练，尿失禁可以缓解或好转，如果不及时干预，会造成老年患者失禁性皮炎、影响心理健康等问题。

3. **疼痛**　根据国际疼痛学会的定义，疼痛是一种不愉快的感觉和情绪上的感受，伴随现有的或潜在的组织损伤。急性疼痛是疾病的一种症状,慢性疼痛本身是一种疾病,指疼痛持续1个月或超过一半急性病进展,或超过受伤愈合的合理时间。慢性疼痛常与老年骨关节病、骨质疏松、软组织痛、冠心病、高血压、恶性肿瘤等疾病并发,会严重影响老年人的生活质量,是致病、致残、致死的主要原因。随年龄增长,老年人的机体老化、生理功能衰退,对疼痛的反应性和敏感性下降,出现一些疾患容易被忽视。例如,急性心肌梗死、急腹症在青年人可能分别表现为急性腹痛,而老年人可能没有显著疼痛。老年人患糖尿病可能因双足皮肤痛温觉感知程度下降,对洗脚时过高的水温或鞋子不合适造成的双足损伤不能及时感知,而更容易出现糖尿病足。

4. **老年晕厥**　晕厥是大脑一时缺血、缺氧引起的突然、短暂的意识丧失,可自行恢复,不留后遗症。老年人中发生晕厥比例较高,发病原因主要与服用降压药物、直立性低血压、吞咽性晕厥、咳嗽性晕厥、排尿性晕厥、低血糖性晕厥有关,在老年照护中要注意防范。

第二节　特定老年人群的常见安全问题

老年人随着年龄增长,机体器官衰退,导致老年人自我防护能力日趋下降,生理功能、代谢功能障碍、思维紊乱、记忆减退、行动迟缓、感觉迟钝、视力下降等生理功能的退行性变化,增加了老年人生活安全的危险因素。同时老年人由于年龄大,多病共存,病情复杂,恢复缓慢,并发症多,如帕金森病、退行性关节炎、髋关节骨折、糖尿病、高血压、脑卒中、心血管疾病、肺炎、失智症、阿尔茨海默病、营养失调等原因,更容易发生安全问题。

一、失能老年人

失能老年人主要是指生活起居等不能自理,必须依赖他人照料的老年人,也可以称为生活不能自理老年人。简言之,失能老年人是指需要长期照料护理的老年人。我国已进入老龄化社会，与老年人有关的各种矛盾全面爆发，失能老年人的迅速增长就是其中最难解决的问题之一。2020年，我国60岁及以上的老年人口总量为2.64亿人，占总人口的18.7%。随着老年人口基数增大，老年人失能发生率也在不断提高。有研究显示，我国失能老年人总数超过4 000万，失能发生率达18.3%，积极应对老年人失能的现实迫切性凸显。

按照国际通行标准，判断老年人失能程度有6项指标，分别是吃饭、穿衣、上下床、上厕所、室内走动、洗澡。根据老年人这6项指标的完成情况进行失能程度判断。1～2项指标不能完成称为轻度失能老年人，3～4项不能完成称为中度失能老年人，5～6项不能完成称为重度失能老年人。失能老年人会出现不同程度的生理与心理问题，导致不同程度的安全问题。此类老年人常会出现走失、跌倒、误吸、焦虑、抑郁、多疑和敏感，且经常会对自己评价过低，中重度失能老年人还会出现压力性损伤、深静脉血栓、肺部感染等安全问题，降低老年人生活质量。

二、失独老年人

失独老年人是最近几年才出现的一个群体，失独老年人即指失去独生子女的老年人，这一类的老年人可以是一对夫妇，也可以是独身老年人。失去的形式多为独生子女死亡。近年来"失独家庭"作为一个社会群体开始出现并引起越来越多人的注意。中国失独家庭已达百万，每年新增失独家庭7.6万个，2050年预计将超千万。老龄化对家庭和赡养依赖性增强，随着老年人口高龄化，高龄老年人丧偶率上升，生活不能自理人数增加，家庭养老的经济负担和生活照料负担日益加重。在失独家庭中，没有子女的照顾和帮助，这些失独老年人常常伴有绝望、愤怒、担忧等负性情绪。

失独老年人在养老过程中困难重重，首先面临的就是经济困难，目前中国的养老模式主要以居家养老为主，家庭供给是老年人的主要来源。失独老年人与其他老年人相比，无法从成年子女那里得到相应的家庭赡养支持。大多数老年人由于身体方面的原因都需子女提供生活方面的照顾，但由于子女不幸离世，失独老年人也就失去了这种传统意义上的家庭支持。失独老年人老年丧子，情感依赖的程度更加明显，一旦崩溃就会更加封闭，面临精神慰藉缺乏、老无可依的局面，长期持续会造成失独老年人出现恐惧、抑郁的情绪，从而可能导致自杀等安全问题。

三、阿尔茨海默病患者

阿尔茨海默病是一种起病隐匿、病因不明的大脑退行性病变，在老年人群中发病率较高，其临床表现为持续性、进行性、不可逆性的多个智能功能域障碍的临床综合征，包括记忆、语言、视觉空间能力、应用、辨认、执行功能及计算力等认知功能损害。据国际阿尔茨海默病协会（Alzheimer's disease international，ADI）报告，2018年全球约有5 000万人患有痴呆，而我国痴呆人数预计到2025年将超过1 000万。

阿尔茨海默病起病于老年或老年前期，起病隐匿，记忆障碍为首发症状，尤以近期记忆障碍最明显，甚至以虚构来填补，严重时错构、虚构、被窃观念、嫉妒妄想、失语、失认等。情绪改变表现为躁狂或抑郁，性格改变表现为缺乏羞耻及道德感。在躯体方面会表现出苍老，严重时不能自理个人卫生。病情呈进行性发展，最终继发躯体疾病或衰竭而死亡，平均8～10年。阿尔茨海默病分为三期，早期（遗忘期）：主要表现为近期记忆轻微受损，空间定向障碍，词汇减少，情感淡漠，活动减少，生活尚能自理，此期1～3年，主要的安全问题为走失、跌倒等；中期（混乱期）：表现为近、远期记忆均受损，空间定向障碍加重，出现失语、失计算等，部分日常生活需人照料，该期多在发病后2～10年，主要的安全问题为激越行为的发生、昼夜颠倒，所以常常会出现自伤、伤人、到处游走、跌倒等问题；晚期（极度痴呆期）：表现为完全缄默，运动障碍明显，卧床或坐轮椅，大小便失禁，生活需人照料，常因压力性损伤、骨折、肺炎、营养不良等继发躯体疾病或衰竭而死亡，该期多在发病后的8～12年。

四、认知障碍患者

认知障碍是指与学习、记忆、思维、判断有关的大脑高级智能加工过程出现异常，从而引起学习、记忆障碍，同时伴有失语、失用、失认、失行等改变的过程，包括感知觉、记忆、注意、理解、推理和判断、语言和思维能力的障碍。精神疾病、阿尔茨海默病、血管性痴呆、麻痹性痴呆、脑炎、颅脑外伤、颅内肿瘤患者、代谢障碍、甲状腺激素分泌异常、不良生活习惯（酗酒、吸毒、不良饮食习惯）、睡眠障碍等易导致认知障碍。认知障碍常见于 65 岁以上老年人，是痴呆的高危人群。老年轻度认知功能障碍（mild cognitive impairment，MCI）是指有记忆障碍和 / 或轻度其他认知功能障碍，但并没有影响个体的社会职业或日常生活功能，是介于正常老化与轻度痴呆间的一种临床状况。按照认知功能状况分为正常、增龄相关记忆障碍、轻度认知功能障碍及痴呆四个阶段。老年认知功能障碍发病率逐年攀升，国外报道 MCI 患病率为 5%～39.1%，国内的发病率为5%～30.2%。老年轻度认知功能障碍与老年失智之间密不可分，早期诊断和干预 MCI 可有效延缓老年失智的发展。

认知障碍患者常出现感觉障碍、知觉障碍、幻觉、思维障碍、记忆障碍等，表现为不恰当的语言、声音和运动性的攻击行为，分为语言攻击行为、躯体攻击行为、语言非攻击行为（刻板语言）、躯体非攻击行为（徘徊游荡）。认知障碍加上行为和精神症状，给治疗和护理带来很大的挑战，同时也带来很多安全问题。随着认知功能障碍患者病情逐年加重，部分老年认知功能障碍患者由于定向力减弱、记忆力衰退在住院治疗过程中可出现走失、跌倒、误吸、伤人等安全风险问题，增加不良事件的发生，造成老年人不良结局，也会引起医患矛盾。

五、失智症患者

失智症是一种退行性、原发性神经系统疾病，随病情进展，患者生活自理能力进行性下降，主要特征为记忆障碍、认知障碍和人格改变,需长期照顾。统计显示,我国失智症患病人数已超过 1 000 万,是世界失智症患者数量最多的国家,预计到2050 年患病人数将超过 4 000 万,失智症的治疗、照护等问题将给我国老龄化社会带来严峻挑战。失智症是老年人脑功能失调引起的一种病症,其特点为智力衰退及日常行为和人格发生变化,导致社会交往、工作学习、思维判断、生活能力下降,严重者不能正常生活。它是由于慢性或进行性大脑结构的器质性损害而引起的高级大脑功能障碍的一组症候群。失智症成为继心血管病、脑血管病和癌症之后危害老年人生命健康的"第四大杀手"。失智症发病率会随着年龄的增长逐渐上升,65 岁至70 岁的占 5%,70 岁至 80 岁的占 10%,80 岁以上的占 20% 甚至更高。

失智症是出生后获得的,是持续性的,至少持续数周或数月,失智的发生是在患者意识清楚的情况下持续存在的。失智症主要表现为记忆障碍、视空间技能障碍、语言障碍、书写困难、失用和失认、计算障碍、判断力差,注意力分散、功能性精神障碍(感情障碍、淡漠、狂躁、抑郁等)、运动障碍(早期正常,中期表现过度活动和不安)。失智症患者由于心理、生理方面的原因,易发生跌倒、烫伤、窒息等不良事件。应对失智症老年人进行全面评估,包含功能状态综合评估、认知功能评估、基本日常生活自理能力评估、跌倒评估、压力性损伤评估、营养评估、心理评估等,明确老年人的风险点,找出存在的安全隐患,尽早干预,保证失智老年人的安全,延缓疾病的发展,改善病人的生活质量,具有非常重要的意义。

六、脑卒中患者

脑卒中是指由于脑局部血液循环障碍所导致的神经功能缺损综合征,持续时间至少 24h,包括脑梗死、脑出血、蛛网膜下腔出血等。2014 年"世界卒中日"的统计数据表明,我国每年新发脑卒中的人数超过 200 万,每年死于脑卒中的人数超过 150 万,发病率位居世界第一。老年人是脑卒中的高发人群,脑卒中也是老年人致残的主要原因，幸存者中75%丧失劳动能力，其中40%重度致残。老年人脑卒中以脑梗死和脑出血为主。

据原卫生部卫生经济研究所报告，脑卒中给我国每年带来的社会经济负担达400亿元。脑卒中更是老年人常见病多发病，死亡率和致残率高，严重影响着老年人的身心健康。脑卒中后最常见的表现为躯体功能障碍和心理抑郁情绪。躯体功能障碍主要为偏瘫肢体的运动障碍和感觉障碍、吞咽障碍、语言障碍、生活自理能力低下等，精神心理障碍主要有抑郁情绪、认知障碍及社会活动参与能力障碍。基于这些不同的障碍，老年脑卒中患者会出现跌倒、走失、烫伤、抑郁、肺部感染、压力性损伤、深静脉血栓、营养不良等一系列安全问题，甚至会出现因治疗疾病而导致的经济困难等重要问题。老年脑卒中患者康复治疗的实施和评价是一个漫长的过程，规范脑卒中康复的治疗行为，需要帮助医疗机构按照循证医学支持的治疗方案规范进行，提高康复疗效，使患者获得最大限度的功能改善和最大限度的自理能力，并且改善患者及其家属的生活质量。

第三节 老年长期照护安全问题的来源

2000年世界卫生组织在《建立老年人长期照护的国际共识》中定义了长期照护是通过家庭、朋友或者邻居等非正规照料者和卫生及社会服务等专业人员开展的照料活动体系，以确保相关不具备自我照料能力的人可保持获取自身需求的及较高的生活质量，获取尽可能大的独立程度、人格尊严及个人满足。

长期照护服务既不同于养老服务，也不同于医学上的护理服务，前者强调对老年人的日常生活照料，后者强调对疾病患者治疗后的护理和康复。长期照护（long term care）是介于两者之间的，包括日常生活照料和医疗护理（康复护理和安宁疗护），目的是减少、恢复和替代认知及运动功能的损害，提升病人日常活动质量和延长寿命，需要家庭成员的积极参与、支持和决策。与疾病治疗相比，长期照护则是更利于老年人群衰弱的延缓和功能的维持。

世界卫生组织将健康老龄化定义为发展和维护老年健康生活所需的功能发挥和过程。长期照护的过程就是为了实现老年人健康老龄化，而这个过程受各种因素影响，如老年人自身因素、照护者因素、社工、环境、医护及其他保健人员等，都会产生不同的安全问题。

一、自身

人类疾病的慢病化倾向是现代化社会的产物，与个人自身的生活方式，如抽烟、过量喝酒、脂肪／盐摄入过多、运动少等都有很大关系。随着年龄增长，老年人会出现老年综合征。老年综合征是指老年人由多种疾病或多种原因所致的同一临床表现或问题的症候群。常见的综合征有：调节内环境稳定能力下降、衰弱、跌倒、认知症、尿失禁、谵妄、晕厥、抑郁、疼痛、睡眠障碍、多重用药、老年帕金森综合征和衰弱等。常见的老年问题有：长期卧床、压力性损伤、便秘、深静脉血栓、肺栓塞、吸入性肺炎、营养不良、肢体残疾等。年龄越大，身体所患老年疾病与老年综合征增加，与老年问题互相影响，增加了照护的难度和复杂性。

1. 老年人的生理特征

（1）感觉系统：老年人在衰老过程中身体行动能力下降、身体功能下降、皮肤出现皱纹等给老年人生活带来了影响，如皮肤保护层变薄，无法更好地保护老年人的轻微受伤，同时也限制了老年人适应冷热天的能力；骨骼因钙的流失而变得更加的脆弱，导致在承受压力的时候易断裂；老年人光敏感细胞功能下降，导致视力模糊，严重到无法进行户外活动；听力下降会使老年人对于声音很难做出判断，无法辨别声音从而造成生活上的诸多不便，可能带来交通隐患；在嗅觉和味觉上辨别能力下降导致老年人不能非常清楚地辨别过期食物，对一些危险环境的分别能力下降，如有毒的气体等。

（2）呼吸系统：老年人鼻黏膜变薄，腺体萎缩，分泌能力减退,鼻黏膜加温、加湿和防御功能下降,易患鼻窦炎及呼吸道感染,加上血管脆性增加,容易导致血管破裂而发生鼻出血。气管和支气管黏膜上皮退行性变,容易患支气管炎。肺泡壁变薄,弹性降低,老年人咳嗽和反射功能减弱,使滞留在肺内的分泌物和异物增多,易发生肺部感染。

（3）循环系统:老年人心脏增大,心瓣膜退行性变和钙化,房室结、房室束和束支都有不同程度的纤维化,导致心脏传导障碍。动脉内壁增厚,中层胶原纤维增加,动脉粥样硬化,易发生血压上升及直立性低血压。

（4）消化系统:老年人牙龈萎缩,牙齿松动,咀嚼无力,易导致营养不良。胃黏膜及腺细胞萎缩,胃液分泌减少,可引起胃黏膜糜烂、溃疡、出血、便秘。肝细胞数目减少、变性,结缔组织增加,易造成肝纤维化和硬化。胆囊及胆管变厚、弹性减低,易发生胆囊炎、胆石症。

（5）泌尿系统:老年人肾重量减轻,间质纤维化增加,肾单位减少,出现少尿。膀胱肌肉萎缩,纤维组织增生,膀胱缩小,支配膀胱的自主神经系统功能障碍,致排尿反射减弱,常出现尿频或尿意延迟,甚至尿失禁。

（6）神经系统:老年人脑室扩大,脑膜增厚,脂褐素沉积增多,阻碍细胞的代谢,脑动脉硬化,血循环阻力增大,脑供血减少,耗氧量降低,致脑软化,多种神经递质的能力下降,导致老年人健忘、智力减退、注意力不集中、睡眠不佳、精神性格改变、动作迟缓、运动震颤、痴呆等,对外界事物反应迟钝,动作协调能力下降。

（7）内分泌系统:老年人甲状旁腺细胞减少,结缔组织和脂肪细胞增厚,血管狭窄,老年妇女由于缺乏能抑制甲状旁腺的雌激素,可引起骨代谢障碍。老年人随年龄增加,胰岛素分泌减少,细胞膜上胰岛素受体减少和对胰岛素的敏感性降低,糖尿病发生率增高。

（8）运动系统:老年人骨骼中有机物质含量逐渐减少,骨小梁数目减少,骨皮质变薄,肌力减退,弹性变差,易发生骨质疏松及骨折,还易出现肌疲劳和腰酸腿痛等症状。

2. **老年人心理特征**　进入老年后,身体的衰退导致以前许多力所能及的事情到如今力不从心,这种落差感会油然而生。老年人退休之后与旁人的沟通交流的机会变少,与外界沟通减少导致老年人产生失落感,身体上的力不从心也让老年人产生不良的情绪,心理上对健康的渴望与身体机体的下降使老年人有焦虑和压迫感、无力感。

二、照护者

按照服务递送方式的不同,长期照护服务可以分为两类:一是机构照护服务供给,即养老院、照护中心、护理院等机构提供的服务;二是居家社区照护,即在社区以及家中进行的照护服务。无论是哪种形式的长期照护,都离不开照护者,因此,老年长期照护过程中部分安全问题来自照护者。

1. **机构照护者专业化照护水平低**　目前,从事长期照护工作的人员年龄偏大、学历较低、整体素质不高,同时人员培训难度大,培训效果欠佳,且流动性大。当前为老年人提供照护服务的从业人员,大多数仅仅能为老年人提供日常生活照护服务,安全知识水平和安全行为能力严重缺乏。大多数照护者能认识到安全问题对于老年人很重要,但安全行为能力不足。以老年照护者最大的群体护理员为例,目前老年照护护理员多为临时聘用,无明确的权利和义务的约束,对其所从事的工作缺乏责任感,安全护理意识及主动性不足。护理员的安全护理行为更多依赖于生活经验或护士的告知,以模仿为主,缺乏系统的理论知识作为基础。护理员不正确的护理行为会导致患者皮肤损伤、误吸、跌倒、冻伤等不良后果。目前尚无明确的护理员准入制度,岗前培训内容缺乏针对性,涉及面较窄;护士未对本病室护理员的能力进行评估,缺乏针对性专业指导;护理员又不愿意暴露自己的不足,不敢或不愿主动向护士询问等,由此产生不当的护理行为;护理员工作职责不明确,易出现违医行为。护理员的工作范围主要是日常生活护理,包括协助患者用餐、排泄、沐浴、床单位清洁等，协助护士为患者翻身按摩；督促并协助卧床患者主动或被动活动；在护士指导下完成鼻饲、口腔清洁等工作。因此，护理员只能承担一些非技术性、较单纯的生活护理，以患者照看为主，与护士工作有明确的分工。而部分护理员工作时间较长，对于护士承担的部分工作较为熟悉，容易形成模仿，超越自己的工作范围独立完成护理工作，对患者的安全造成威胁。如为患者做口腔护理，自行给予暖水袋或电热毯等，当患者胃管移位或部分脱出时自行回插。一部分护理员当患者发生安全问题时视问题的轻重再决定是否告诉护士，而护理员对患者的病情不熟悉且其专业知识水平较低，很难做出准确判断。另外，护士工作繁重，对护理员的管理不到位，甚至放任护理员的行为，也是导致护理员违医行为的重要因素。

2. **家庭照护者支持与监管缺乏**　第四次全国城乡老年人生活状况调查的数据显示，需要照护的老年人中有95%左右能够获得照护，但是提供照护的主体并不是机构照护，也不是社会化的或市场化的社区及居家照护，而是家庭内部成员提供的照护。数据显示，在照护服务提供中，配偶提供的比重最高，超过40%，其次是儿子和儿媳，两者也占到了40%，女儿提供的比重也在10%左右。再加上孙子、孙女以及其他家属，家庭内部成员提供的照护服务已经占到95%以上。其他所有的家庭外部的服务提供，包括养老照护机构、社区、家政服务等，全部加起来占了不到5%，但是目前我国长期照护服务供给的政策并不涉及家庭内部的提供，大量财政补贴进入机构照护服务以及社区日间照料中心上，政策支持和保障也主要在机构照护上，所以照护者的照护技能及安全问题的风险管理能力是欠缺的，并没有经过系统的培训和考核，也没有相应的监督机制。家庭照护除了专业上的不足，同时可能还隐藏一些诸如虐待等伦理道德问题。如照顾者拒绝或未能履行赡养义务，对老年人疏于照料。未能给老年人提供良好的保健和个人卫生条件；不给老年人提供必要的辅助用品，如老花镜、助听器、义齿、助行器或拐杖，未能对防止老年人受到身体上的伤害进行必要的监护。照护者可能由于缺乏信息、意识、技能、兴趣或资源，无意中造成老年人基本用品的缺乏，也有可能是因为某种原因有意怠慢或疏忽老年人。而目前对于家庭的监管不足，导致这些问题难以被第一时间发现。

三、医生/其他保健人员/临床支持人员

老年人多病共存，存在老年综合征，诊治和管理难度大，需要医生、护士、护理员、康复师、营养师等多学科团队进行照护。

在老年疾病多学科整合照护团队中，老年医学专科医师具有十分重要的地位。老年医学专科医师在老年人疾病治疗、心理护理、功能康复等方面发挥着举足轻重的作用，在医养结合养老机构中处于核心地位，在多学科团队工作中发挥领导作用。正因为其重要的作用和地位，老年科医生也是老年长期照护的安全问题的来源之一。原因包括：①部分老年专科医师缺乏老年人共病管理意识，对于疾病的处理偏向于专科诊治，按照专科疾病的临床治疗指南对症治疗，并没有将共病等问题综合考虑。共病患者的情况错综复杂，按照单一临床指南治疗达不到预期效果，甚至有些临床指南推荐的药物对共病老年人群并没有效果，导致临床诊疗措施的偏差。②循证医学证据的缺乏。在制订疾病研究方案时，临床试验往往将共病患者作为排除标准，因此，关于共病的治疗缺乏有效的证据支撑，临床医生在决定治疗方案时无法对有效性及安全性准确评估。③多重用药的情况在老年患者中普遍存在。药物使用不仅与慢性病的数量相关，而且还受疾病的种类及不同组合影响，使药物管理及运用更复杂。多重用药还会增加药物不良反应、药物相互作用、再入院率增高等风险。④与患者的意愿相矛盾。老年患者通常除疾病外，还面临各种因年龄增加导致的功能减退等问题，所以老年人群在就医时，可能会更加希望解决影响其功能和生活质量的相关问题而非疾病本身。而部分医生一般以疾病为中心，经常只是仅仅处理患者面临的健康问题，忽视了患者

真正的需求，从而导致与患者意愿相悖。

在老年长期照护中对医生的要求较高。不仅要求临床医生要具有丰富的临床经验，还要求医生具备沟通交流、综合评估、精准诊疗、双向转诊以及安宁疗护等的综合能力，尤其是以人为本的照护理念和以功能为导向的管理策略，能够处理老年人真正想要解决的健康问题。

四、社会工作者

老年患者的衰弱、多病性、复杂性增加，失智、失能老年人的增加也加剧了疾病治疗的难度。建立康复和护理机构的需求加大，医院护理强度加大引入护工，社会问题引入社会工作者，医院开展延伸护理，制订出院计划，开展安宁疗护服务。在一些发达国家长期照护与急性医疗、急性后期医疗有机整合在一起，通过个案管理和社会工作者把医疗机构与家庭个人联系在一起。在失能老年人的照护中无论是慢性病管理、亚急性医疗康复、安宁疗护服务还是长期照护支持服务都是以居家照护为主、机构照护为辅，而整合的润滑剂是个案管理者和老年社会工作者。

老年社会工作者是指专业社会工作者运用社会工作的专业理念、方法和技巧，为老年人及其家庭提供社会保障与社会服务，以协助老年人解决生理、精神、情感和经济等方面的问题，使老年人能够继续参与社会生活，幸福安度晚年。

在助人活动中，老年社会工作者是提供服务的一方，是促成改变的媒介系统。在老年社会工作中，老年社会工作者扮演着服务者、支持者、促进者、管理者、政策影响者等多种角色。这些角色期待以及老年群体的特殊性都对老年社会工作者提出了较高的素质要求。

近年来老年社会工作服务和人才队伍建设都得到快速发展，但与现实社会对高质量老年服务的需求相比，其核心能力建设的理论、制度、规范、水准以及进度仍面临着巨大的挑战。首先，我国老年社会工作者能力建设的理论支撑有待加强。我国老年社会工作者能力建设最大的问题在于学科地位的边缘化。虽然老年人口数量越来越大，但老年社会工作的学科地位较为尴尬，通常是作为社会工作学科的一个实务或研究方向而存在，缺乏专门的老年社会学和老年社会工作学科方向。其次，我国老年社会工作者能力建设缺乏系统规范的指标体系。目前老年服务的相关标准已经逐渐加强并得以完善，但老年社会工作能力素质的岗位要求、操作规范、素质指标还有待细化。再次，我国老年社会工作者能力建设的模式有待凝练。社会工作职业化十多年来，老年社会工作服务已经具备充分的经验积累，各地在老年社会工作者能力提升方面也各有所长，但这些能力建设还缺乏经验的总结、归纳，以及模式的提炼与推广。最后，我国老年社会工作者能力建设缺乏持续性、整合性的制度保障。虽然我国出台了《关于加强社会工作专业人才队伍建设的意见》，但其中并未专门提及加强老年社会工作人才培养制度的建立和完善。全国老龄委等部门也没有专门出台老年社会工作者建设方面的政策，导致老年社会工作者的能力建设缺乏相关的项目支撑、资金扶持和督导培训。

老年社会工作的对象主要是老年人及其家人，由于老年人的生理、心理状况以及社会处境的特殊性，使得老年社会工作者会遇到许多困扰。一是社会价值观可能影响老年社会工作者的态度和行为。由于社会中对老年人常会有贬损的看法，老年社会工作者又常常接触老年人中境遇最差或伤残最严重的群体，这些人大多体弱多病，生活在重压之下。因此，老年社会工作者可能形成对老年人消极的看法。整体而言，社会上许多人对正常的衰老有恐惧和误解，对老年人群体抱有偏见。老年社会工作者可能会不自觉地产生对老年人的刻板看法，并将其纳入自己的价值系统中。他们可能会认为老年社会工作没有成就感，因而在工作中对老年人表现出厌恶、歧视、不耐烦。对老年人的歧视还会影响老年服务计划的制订，并造成应有服务的缺失。二是反移情成为老年社会工作者的重要课题。做老年社会工作时，老年社会工作者既可能受刻板印象的影响，对老年人缺乏耐心和关怀,也可能会出现"反移情",即对老年人过度保护。国外有学者提出"弥赛亚情结",意指当面对一个丧失生理、心理和社会多重功能的老年人时,老年社会工作者感到有压力,因而一再要求自己"做点好事""让事情好一些"。当未缓解老年人多重功能丧失的状况时,同情就变成了怜悯,助人工作便会失去成效。当挽回老年人的努力失败后,老年社会工作者又容易把挫折感转化为对老年人的愤怒。注意反移情问题,时常反思自己对老年人的反应,对从事老年社会工作来说很重要。三是老年社会工作者要加强自我意识与自我督导。同老年人打交道会常常让老年社会工作者感到命运无常,造化弄人。当事人经历的丧失和死亡,必然会让老年社会工作者联想到自己将来也要经历这一切,因而感到痛苦。有时甚至害怕个案辅导还没有做完,老年人就可能与世长辞。这样的情形会给老年社会工作者带来很大的心理压力,使之感到自责或力不从心。所以在做老年人辅导工作时,老年社会工作者应该审视自己对老年人、对疾痛和死亡的感受。如果这些感受来自过去的生活经验和遭遇,老年社会工作者首先要把自己的问题处理好。

五、环境

在长期照护体系中,无论是居家照护、社区照护还是长期照护机构照护,环境的设计布局对长期照护中安全问题的产生有着至关重要的作用。老年长期照护伴随的一个重要问题就是照护环境的安全性、便利性和服务可及性等,这些问题不仅影响老年人生活自我管理水平,也对养老风险和照护安全起到至关重要的作用。

在大环境方面,我国目前存在的问题有:①老年人居住环境的区域发展存在较大差异,城乡发展差异较大。②老年居住环境建设与市场需求不协调,养老机构的建设尚未纳入城市整体规划中,使得一些环境优美、物质丰富的老年公寓远离城市与社会群体,在老年宜居环境的实用性上存在较大的局限性。

③老年宜居环境在公共环境建设中尚未形成。公共环境适老化是老龄社会群体从事社会活动、参与社会交往，提高生活质量的有力保障。就当前状况来看，适老化尚存在多个方面的问题。公共交通步行通道、天桥、地下通道设计不够完善，公共交通服务水平有待提升，造成老年人出行不便；公共环境的无障碍设计，如无障碍公厕、无障碍通道、无障碍入口没有得到普及，为老年人带来诸多不便。

影响老年人长期照护安全问题的小环境来源于居家或机构内的设施、设备等。要保障老年人照护环境的安全，就要创建适老化环境，同时实现适老辅助用具产品的系列化（比如不同类别、不同环境使用、不同人群使用）、服务功能体系化（将失能老年人潜能、生活空间、适残辅具、护理者相统一的配置服务）、安装无工程化（安装简单方便，易于移动且不破坏安居环境）、家具化（尽量做到与家居环境协调，达到失能老年人居室标配，并可增加生活提示、健康护理、视频沟通、夜间照明等功能）。如果适老环境设计不合理或者缺乏，就会产生相应的照护安全问题。

六、其他

随着医疗信息化的迅速发展，在提供便利的同时，也给老年人带来了困扰。老年人认知能力较年轻时有很大的变化，尤其是注意力和记忆力的衰退表现得尤为明显；另外，由于活动范围的变化，也会出现心理安全感下降、适应能力减弱，记忆力衰退和思维能力退化，对新事物的接受能力比较低，学习和理解新事物需要更长的时间。他们在面对各个网站、手机 APP、微信公众号等新的社交平台或网络媒体时显得手足无措。在推进医疗信息化建设的过程中，如何统筹兼顾老年人群体的具体情况，确保其不会因为上网或手机操作困难而影响医疗救治等，是需要思考的问题。

辅助用具的使用对降低老年长期照护中的安全风险至关重要。正确使用各项辅助用具可以让老年患者获益，比如体位管理垫可以预防压力性损伤,保持偏瘫肢体的功能位,助行器的使用可以预防跌倒,足托的使用可以预防足下垂等,在长期照护机构或居家养老过程中,往往因缺乏辅助用具或辅具使用不当,而产生各种各样的问题。

第四节　老年长期照护安全问题发生的场所

世界卫生组织将长期照护服务模式分为三类:以家庭为平台的居家照护服务、以社区为平台的社区照护服务以及以专门机构为平台的机构照护服务,随着人口老龄化的深入发展,世界各国都在调整和完善本国的养老服务模式。我们国家的老年人大多数都在居家和社区养老,形成"9073"的格局,即90%左右的老年人在居家养老,7%左右的老年人依托社区支持养老,3%的老年人入住机构养老。

一、居家

居家照护主要指由家庭成员或亲属等在家庭中提供的照护服务。居家照护是综合家庭照护和机构照护而产生的一种新型照护模式,包括两个层次:一是传统意义上由成年子女提供的家庭照护,在中国,"养儿防老"的观念根深蒂固,照护父母自然是每个子女必须履行的职责,在过去的较长时间内家庭照护模式一直都是老年人长期照护模式的主要形式。二是老年人接受家庭以外的人员上门提供社会专业照护服务,服务的提供者主要来自社区、养老及医疗机构等。居家照护能够很好地将家庭照护和机构照护两者的优势结合起来,从而达到效益最大化,老年人足不出户就能接受到专业的护理服务,这些服务统称为居家照护服务。这种方式具有很大的弥补性优势,能够满足长期需要照护的老年人的多种需要,也是老年人比较喜欢的照护方式。家庭养老的优势包括:自由、隐蔽性好、住所宽敞、成本较低、生活圈子熟悉等。与机构养老相比,社区居家养老是最基本、最重要的养老模式,同时也是我国养老服务业发展的最大短板。

　　家庭照护的一个重要缺陷是照护者缺乏系统的、专业的照护知识与技能，也缺乏必要的指导、监督与支持。以老年人的常见疾病脑卒中为例。目前，在我国住院时间日趋缩短的情形下，家庭是脑卒中病人出院后的主要康复场所，家庭主要照顾者必然成为承担照护任务的主体。脑卒中恢复期指发病后半个月到6个月，也是病人康复锻炼和治疗的最佳时间，早期康复对脑卒中病人神经功能甚至整体功能的恢复至关重要。因此，如果照顾者缺乏脑卒中家庭护理知识，忽视病人的康复训练，就有可能影响病人的康复进程而使病人进入后遗症期。其次，家庭照顾者由于缺乏相应的知识，不能根据病人的具体情况对症施护，当病人病情发生变化时缺乏正确的应对方式，出现了一些错误的家庭护理决策和行为，从而导致各种并发症的发生。

　　在家庭照护中，老年人安全用药、身体不适的照护、所患疾病的照护要点、饮食营养、康复训练、居家环境、睡眠与休息等，都隐藏着安全问题。同时，家庭照护需要一个人辞去有酬劳的工作专职在家进行照顾，长期的照料生活会让整个家庭负担加重，减少了经济来源，加上照护者照护技术缺乏，也会让照护者产生焦虑或其他负面情绪等安全问题。

二、社区

　　社区照护是指依托社区，受照护者可以在社区内获得的社会性的专业照护服务，主要包括日常生活照料和日间托养等。从日常生活自理能力量表统计结果来看，我国目前92.8%的老年人日常生活自理能力良好，大部分老年人更倾向于留在自己已经熟悉的环境中养老。而社区照护也正是结合了这一点，既融合了家庭照护，又能够把社会服务引入其中，实现了家庭和社会照护的有效结合。按照"就地养老"的理念，在照护服务体系构建中建立起完整的社区照护服务体系，使老年人晚年生活的延续性得到基本保证。

社区照护的优势为有一定的自由空间，个人隐私得到保护，享受天伦之乐，并照顾子女及第三代人，生活成本较低，生活圈子熟悉，服务项目齐全。但也有不足之处，难以满足专业照护需求，设施简陋；照护形式比较松散，难以管理；照护人员队伍不稳定，服务质量难以保证。以社区养老的重要组成部分日间照料中心为例来说，2016年民政部发布的《社区老年人日间照料中心服务基本要求》中提出日间照料中心是为生活在社区内的自理、部分自理老年人提供个人照顾、膳食服务、中医保健、康复服务、心理慰藉以及交通接送等日间托养服务的设施。虽然我国日间照料中心已发展起来，但目前仍然存在缺乏有效的机构评价标准、缺少专业的老年护理人员、照料中心建设不规范等问题。很多有痴呆老年人的家庭会选择到社区日间照料中心托管，白天老年人入托接受基本生活照料，夜晚回家由家庭成员照护。而日间照料中心缺乏专业的痴呆照护人员，很难切实有效地为痴呆老年人提供专业的照护，甚至有可能因照护不当而出现老年人受伤、意外走失等不安全事件。

三、医养护机构（老年护理院／养老院／老年公寓／康复疗养机构等）

医养护机构照护的类型很多，主要有老年护理院、养老院、老年公寓、康复疗养机构等。促使老年人选择机构照护的拉力有：专业人员照护服务、照护设施完善、同龄人群集聚。但机构照护也有很多不尽如人意之处，主要涉及经济负担和老年人的传统观念，包含的推力因素有生活成本较高、服务质量参差不齐、生活设施简陋、子女探望不便、有孤独感、缺乏人文关怀、自由度低、须服从管理、个人隐私得不到保护、与传统理念不符等。

近年来，随着老龄化的加剧，医养护机构快速发展，但也存在许多安全问题。其中包括医养护机构的管理者对于院内感染的问题重视不足。居住在机构中的老年人常伴有多种慢性疾病、身体残疾或认知功能障碍以及老年人自身抵抗力下降、免疫力减退等生理特点，在养老院发生院内感染的概率更大，而感染一旦发生,会对老年人造成极大的危害,甚至威胁生命。以多重耐药菌感染为例,护理员缺乏环境卫生清洁、手卫生、交叉感染等相关知识均可能导致多重耐药菌医院感染的暴发与流行。

四、其他场所

随着老龄化的加剧,长期照护的模式和内容也更多样化。除了关注老年人的生命健康和生活质量,死亡也是老年人绕不过去的一个话题。安宁疗护是以临终病人和家属为中心,以多学科团队协作模式进行的实践,主要内容包括疼痛及其他生理症状的控制、心理、社会和精神支持等全方位的照护。在我国,临终关怀、姑息医学、舒缓治疗统称为安宁疗护。而目前安宁疗护存在着各种问题和困境。一是社会认知不够。目前,由于中国整个医疗卫生保健系统还未形成相对统一的、积极的伦理大环境,多数人没有从伦理道德的层次上认识安宁疗护,或仅仅是知道而不是支持。很多人认为临终护理等于放弃治疗,受传统观念影响,家属担心受到道德指责,对于失去医学救治意义的病人,也要求医院积极救治。医护人员担心承担责任,通常迫于家属压力给予过度的抢救。二是服务供给不足。虽然国家在一定程度上对安宁疗护的发展提供政策和资金支持,但其程度较低,仍不能满足其发展的需要。此外,安宁疗护专业服务机构人员培训不够,专业队伍尚未建立。安宁疗护机构的收入比一般医院收入相对较少,而且安宁疗护机构对病房设施等投入相对较高,安宁疗护机构人员培训,也需要大量的资金支持。因此,如果没有国家财政和社会资金的支持,就可能导致一般安宁疗护机构入不敷出。

第五节　老年长期照护中护理安全问题
产生的危害

为老年人群提供的医疗照护服务正在发生根本性转变,长期照护（long-term care，LTC）中心越来越多地承担起传统上由医院提供的医疗照护服务。与此同时，长期照护的趋势是将照护机构从养老院和住宅照护改为家庭护理，并支持老年人尽可能长时间独自生活或与家人一起生活。

医院照护中存在的重大安全风险在长期照护中被放大。在传统观念中，长期照护机构的护理范围比医院更广，对老年人的照护需要仔细考虑他们在自己家中的权利和责任，而不是像医院那样更严格的医疗监管模式。这在防范风险和安全方面带来了独特的挑战，特别是当照护趋势和成本压力迫使专业机构和专业人士转向家庭环境和非正式照护时。老年人们长时间在这样环境中，增加了他们暴露安全事故中的概率。在许多情况下，他们接受的照护人员不如医院的工作人员那样技术熟练，也无法提供一些更具医疗性质的保健干预措施。可预防的安全事故在长期照护环境中普遍存在，如跌倒、压力性损伤、药物的不合理使用和多重用药，滥用约束和感染等。最后，照护环境必须在这些复杂的医疗需求与人性化需求之间取得平衡，要明白对于生活在长期照护机构的老年人来说，这就是他们的家。

无论是居家、社区还是长期照护机构中的老年人在接受照护中都容易遭受安全问题。而老年长期照护机构中这些老年人通常为高龄，患有多种慢性病或急性病住院治疗结束后又住到长期照护机构，对环境也不熟悉等原因，极易发生意外或安全问题。预防长期照护中的不良事件是常见措施。根据美国劳工部监察办公室的一项报道，技术型护理机构中 22% 的医保受益人在入住期间发生过 1 次不良事件，其中一半以上的不良事件是可以预防的，这些安全问题方面的不良事件带来的危害主要是跌倒、误食误吸、窒息、皮肤受损、坠床、烫伤、院内感染、用药错误、药物不良反应等。

一、个人层面

老年人发生安全事件的风险特别高。多项研究评估年龄对住院患者安全事件发生率的影响，得出一致结论，即老年患者比年轻患者更容易经历不良事件。随着年龄的增长,他们患慢性病的可能性增加,从而需要更高的医疗保健系统利用率,包括住院时间。多种慢病共存进一步增加了这种风险,同时增加了发生与多重用药相关并发症的可能性。此外,正常衰老的自然进程(包括骨密度、肌肉力量下降和皮肤脆弱性增加)使老年患者对治疗、护理及康复可能存在的风险或并发症易感性增强,比如,术后早期活动带来的良好预后与其可能引起的跌倒风险的矛盾在老年人群中尤为明显。因此,老年人由于自身机体的老化及疾病相关因素的复杂导致其治疗及照护方案难以统一化、标准化,对精准的治疗及护理的需求提高了医护人员的工作难度及风险,很难在保证良好的治疗、护理及康复效果的情况下杜绝安全事件的发生。

卧床休息、住院及患者接受的检查和治疗伴随许多风险,可能会引起老年患者发生不良事件。对于体弱老年人来说,药物过度治疗是一个非常重要的安全风险。某些药物可能会使患者更易出现谵妄或认知功能减退,增加跌倒、营养不良的风险,并限制其参与治疗。这些患者如果未按规定服药,发生不良事件的可能性也会增加。患者可能会为达到某些生理指标,接受药物管理,而这些生理指标可能与患者的功能状态并不适应。例如,试图通过药物治疗来严格维持低糖化血红蛋白浓度,这可能会使虚弱患者面临发生低血糖事件的风险。

老年人患医院获得性疾病(hospital acquired condition,HAC)或发生安全事件的风险增加。例如,长时间卧床休息会引起肌肉萎缩,发生跌倒的可能性增加。身体虚弱的人更容易受到生理和心理压力源的影响,遭受不良后果和安全事件(包括意外残疾、住院和死亡)的风险增加。在长时间卧床休息的情况下,对于虚弱的个体来说,额外的肌肉消耗可能会产生更不利的影响,再加上有限的活动能力和与虚弱相关的低骨密度,不仅增加跌倒的风险,还会伴随一系列级联事件,如骨折、住院时间延长和进一步的身体功能衰退。

老年人在照护过程中发生不良事件的风险增大,这迫使对患者的治疗和持续管理采取谨慎的方法。照护人员在制订照护方案时应兼顾治疗方式的风险和患者的长期照护目标，随着人口持续老龄化和预期寿命延长，这种平衡将变得越来越重要。

二、家庭层面

我国是一个提倡孝文化的国家，传统上对老年人的照料依赖于家庭，家庭养老是我国多数老年人目前和今后较长时间内主要的养老模式。但在家庭长期照护工作中亦存在着许多安全问题，对照护者及其家庭造成不可避免的危害。对老年人的照护主要依靠家庭成员完成，照护人主要是子女和配偶，往往缺乏对失能老年人的照护知识和技能，失能老年人的照护有较高的专业化、规范化要求，普通家庭成员没有受过专业的培训，且没有配备专业设施，而老年人需求的照护内容广，时间投入多，且周期长，具有一定的持续性。加之以前的计划生育政策带来的子女数减少、城市化发展带来的劳动力流动、劳动参与率尤其是女性就业率的提高、家庭结构小型化，核心家庭、空巢家庭增多，居家照护人力资源越来越匮乏，家庭照护功能不断弱化。

1. 家庭照护者遭受身体健康危机

（1）体力消耗过度：随着年龄的增长，病情的进展，自理能力的逐步丧失，被照护者越来越多地需要别人的帮助，照顾者承担着大量的体力劳动，包括协助病人进食、穿衣、沐浴、如厕等，其中沐浴是每个照顾者都要面对的大难题。另外，一些被照护者，如认知障碍的病人的照护可能会因为对照护的抵抗、激动和/或认知障碍老年人对自身需求缺乏洞察力而变得复杂。病人不明白照顾者对他所做一切事情的用意，缺乏合作，加大了家庭照顾者的照顾难度，照顾者往往会感到力不从心。病人的意外伤害和走失是困扰照顾者的又一大难题，照顾者不得不时刻关注着病人的行踪，寸步不离，造成体力消耗过度。

（2）身体健康受到影响：接受长期照护的老年人大多有异常的行为问题，如睡眠障碍、精神障碍等，照顾者要随时面对、及时处理病人的异常行为，经常会忽略自己的健康需要。随着病人认知功能和自理能力的降低,照顾者需要付出的时间和精力增加,身体负担逐渐加重,达到一定程度后机体免疫力降低,躯体疾病随之增多。有研究表明,老年人家庭照顾者多为配偶,其本身年龄偏大,身体状况欠佳,且多有慢性疾病,如高血压和心血管疾病等,尤其是年长的家庭照顾者,即照顾者经历着更多的身体健康问题。

2. 家庭照护者遭受负性心理体验

(1)焦虑和抑郁:随着病情的持续性进展,老年人逐渐改变了他们原有的性格,照顾者往往很难接受自己熟悉的亲人变得判若两人。有研究表明,痴呆病人家庭照顾者中因照顾负担造成的心理障碍比例高达70%,照顾者对未来的担忧,尤其是对疾病进展的担忧,会使其生活质量受到一定的影响,进而引起照顾者焦虑。另有研究表明,由于老年失智病人认知和行为的变化,家庭照顾者经常会经历焦虑和抑郁等,痴呆病人的家庭照顾者比非照顾者更容易产生焦虑、压力和抑郁,有1/3的痴呆病人照顾者患有抑郁症。

(2)恐惧不安:由于无法预料到病情的发展会给病人带来怎样的影响,而不能及时采取预防措施,照顾者往往处于一种被动不安的状态。尤其是在病人出现神经精神行为、发生摔伤和走失安全问题以及与照顾者发生冲突等,照顾者不能及时预料和防止此类事件的发生,而发生后又会产生严重后果,从而使照顾者处于一种恐惧不安的状态。

(3)自责、自卑:有研究表明长期的照顾工作易导致家庭照顾者的精神压力增大,如果不能获得合理释放,就很容易采取粗暴、虐待等极端方式转嫁至照顾对象。许多老年认知障碍病人由于认知功能异常,可能会发生突发事件,为了防止病人出现意外,缺乏专业照顾技巧的照顾者容易对病人违心地采取不恰当的手段,如约束病人的行动、限制病人的活动范围甚至采取强硬约束手段,导致照顾者内心充满自责。老年认知障碍病人表现出的认知功能异常是多样的,甚至出现没有尊严的行为而给照顾者带来自卑感,照顾者不愿向同事朋友透露病人的病情,不愿让社会知道自己的亲人已经是一个完全陌生的老年人。

（4）无助、无奈:照顾者整天面对病人,得不到情感的交流甚至得不到病人的合作和支持,内心是非常痛苦的。由于照顾者大多数没有接受过专业的护理培训,对疾病的专业护理知识缺乏足够的认识,对相关护理技能不能熟练掌握,照护工作的复杂性往往使得照顾者感到无助与无奈。

3. 家庭照护者面临社会健康危机

（1）家庭经济负担加重:长期的医药费用和照顾费用使家庭经济负担加重,一方面,老年人丧失了劳动力,经济来源中断,同时又占用照顾者在工作方面所需的劳动时间,甚至需要一名家庭照顾者辞去工作专门负责照护,使其家庭收入相对减少。另一方面,医疗护理费用高昂,高昂的花销会让整个家庭背负沉重的经济压力。另外,可能还存在随时应对突发事件的花费等,进而造成照顾者的家庭经济负担加重。

（2）社会交往范围受限:照顾者在看护病人的过程中还要随时面对突发事件,甚至对病人寸步不离,照顾者的正常工作及生活时间严重受限,有时他们不得不改变自己的个人计划,缺乏自己生活的空间和时间。照顾者无法正常参加一些社会活动,与邻里、亲人、朋友的沟通减少,造成交往范围受限,甚至丧失了与家庭其他成员及好友相处的时间,阻碍了个人社交活动和事业发展。

（3）专业照护的应对能力欠缺:家庭照顾者缺乏相应的疾病知识,对老年人产生的临床症状不能及时识别,不能用恰当的手段应对病人出现的问题,错误的应对方式对病人来说是一种伤害。随着疾病的进展,有些老年人认知能力的异常,尤其是语言功能丧失,病人无法正确或适时表达自己的意愿,有时不能理解照顾者所表达的意思,使得照顾者与病人之间无法正常沟通或合作,给照顾者带来一定的照顾困难。由于疾病的原因,部分老年人会有暴力倾向,甚至可能与照顾者发生争吵、不合作。如果照顾者缺乏专业照护技能,就会导致照顾者无法正确应对。

对于整个家庭来说,发生了安全不良事件后,可能会增加家庭的负担,也会让整个家庭陷入焦虑、担心的状态。有可能因为安全问题的产生让整个家庭的各项工作处于混乱状态,从经济、人力等方面都会有不同程度的压力。

4. 医护人员上门服务存在安全隐患　一方面,某些医疗、护理操作在照护者家中开展存在安全隐患;另一方面,医务人员人身安全在执行中也是需要重点考虑的因素。目前国家正大力推广的"互联网 + 护理服务",希望通过此模式将医疗资源带入有需要的家庭;但由于上门护士技能参差不齐、上门服务药物与设备的缺乏、护士性别因素等使"互联网 + 护理服务"存在医疗执业风险、意外发生的应急处置风险、医护人员的安全风险等难题。

三、机构层面

对于各机构来说,安全问题的发生,会降低被照护者和家属对照护机构的信心,从而降低照护机构的入住率,影响照护机构的效益。安全问题带来的后果,如护理差错或事故,不仅损坏照护机构在被照护者和公众心目中的形象,给机构的信誉造成负面影响,而且增加照护费用的支出及物资消耗,使照护成本上升,增加被照护者经济负担和机构额外开支。护理安全管理措施不落实,护理不安全因素得不到有效控制,就会给被照护者造成不应有的痛苦,所以护理安全是衡量长期照护机构管理水平的重要标志。

1. 对老年人安全造成威胁　由于老年人身体的各项功能均处于减退的趋势,同时很多老年患者还伴有精神异常、意识障碍、感觉功能障碍以及不同类型的慢性疾病,导致他们在接受护理的过程中非常容易出现安全问题。而老年长期照护机构中的长期卧床、失能、失智、重症患者数量居多;一旦发生不安全事件,将使得病人陷入更加糟糕的境地。

2. 增加照护者的工作压力　老年长期照护工作者由于工作的特殊性,常常被负面环境所困扰,甚至被极端行为所伤害,造成严重的身心创伤。同时在工作岗位中会长期经历各种不良事件,这些来自医患纠纷的情境都会影响照护人员的情绪与行为。在不良结局事件发生后,自我的愧疚、同事的怀疑、医院的惩罚、患者的追责、舆论的批判甚至法律的制裁等,均会使其遭受伤害。过度的压力会影响机构护理员、护工等的身心健康,导致护理人员职业倦怠感、离职率增加。

3. 对机构造成不良影响　医养护机构作为直接面对面提供服务的机构,存在很多护理不当引起的风险。这些风险主要分为以下三类:

(1)一类风险:属于较严重的大型事故,例如大型火灾、设备爆炸、建筑倒塌等。

(2)二类风险:护理工作不当导致老年人受伤、致残或死亡的风险。最常见的例子就是老年人坠床、噎食。

(3)三类风险:轻微的护理不当。例如护理人员技能不到位,导致协助老年人洗漱不干净,引起老年人不满。尤其是对卧床、易摔伤、意识模糊老年人的护理,在照护过程中最容易出现差错,导致风险的发生,引发事故。不但会影响老年人的满意度,还会影响到老年人的安全,更会给整个服务机构带来风险。2017 年民政部等六部门开展养老院服务质量建设专项行动,曾取缔、关停、撤并两千多家养老院。

4. 造成医疗资源浪费　无论是从机构还是从老年人角度考虑,护理安全事件均在一定程度上导致了医疗资源的浪费,增加了社会、患者的经济负担。医务人员实施医疗行为、提供医疗服务的整个过程,包括检查、诊断、治疗、康复等,凡是涉及患者安全的问题,都是医疗安全问题。护理安全事件发生后很可能对病人造成直接的、无法挽回的后果。如留置导尿操作不规范引起尿路感染,不仅造成医疗资源浪费,增加患者经济负担,还会导致耐药菌株的出现,增加感染性疾病治疗的困难,老年患者住院周期延长。

四、行业层面

"病人安全"是世界卫生组织和欧美国家近年来极为重视的

话题,对全球而言,具有改善卫生保健安全的重要意义。美国、英国、澳大利亚、日本等纷纷采取措施应对病人安全不良事件。在国际趋势的影响下,我国卫生行政学术机构在维护患者安全方面进行了不懈的努力。但是,目前我国针对病人安全问题主要采取消极被动的"应付、应急"措施,医疗安全不良事件的处理模式仍聚焦医疗纠纷、医疗事故的处理,即单纯被动地处理不安全事件,而大量作为医疗纠纷潜在根源的可预防的医疗安全不良事件却没有被关注。医疗行业风险性、认识局限性、专业性、多环节的特点决定了医疗过失难以避免。医疗不良事件或医疗疏失是由一连串的失误所造成。大部分的医疗不良事件并非因为个人的疏忽或缺乏训练,75%的医疗问题来自系统的失误。英国曾经做过分析,不安全的医疗行为中,只有10%的事故应该问责或惩罚医务人员,主要是医务人员蓄意破坏、滥用药物,以及因鲁莽而违反规则,另外,90%的失误是不应责备医务人员个人,而是医院的管理系统出现了问题,引发一线人员犯错误。患者安全问题是集患者、医护、仪器设备和管理政策等多因素于一体的动态的系统问题,这点已得到越来越多人的认同,所以当错误发生时,不应试图去怪罪某人,因为这种无意义的怪罪不能改变这些造成错误的因素,而且同样的事件也可能再次发生。我们需要的是转变医疗安全管理模式,建立一种能够修正导致错误情况的制度机制来防范错误并保证病患的安全。长期照护中存在的安全问题,提醒我们,在行业层面需要反思相关的流程制度及指引是否准确,可操作性强,是否能真正执行到位,是否在系统上存在问题需要进行修订,各养老机构应对照行业标准进行系统层面的改进。

五、社会层面

在所有的医疗照护体系中,患者安全是一个最基本的需求。在整个卫生保健系统中,不安全的医疗照护不但会给社会带来巨大的经济负担,而且还会影响到医疗机构的声誉及医务人员的职业道德感,也会降低公众对医疗机构的信任。每年有许多患者因为不安全或低质量的照护受到伤害甚至死亡，然而，大多数的伤害其实是可以避免的。患者伤害已成为引起全球疾病负担的第 14 大原因，其影响程度与肺结核、疟疾所带来的危害相似。不安全的医疗照护会引发安全问题，造成社会资源浪费，引起社会民众对安全照护问题的关注，对照护机构信任度降低，从而引发各种矛盾，不利于长期照护机构的完善和发展。

　　人口老龄化是中国在新时代所面临的最突出的发展现实之一。积极推进健康老龄化是全社会的一项长期战略任务。健康老龄化并不只是躯体健康、生理健康，健康老龄化要求老年人参与社会、发挥潜能，成为一种资源。

第七章

老年长期照护中安全问题的相关因素

【导读】

引发老年长期照护安全问题的相关因素有很多，了解老年长期照护中的安全问题并进行相关因素的深入分析，有助于制订相应的安全管理策略，并减少不良结局的发生率，提高老年长期照护的安全管理水平。

本章节将介绍老年长期照护中安全问题产生的相关因素，包含社会人口学的相关因素分析、制度相关因素分析，环境-科技相关因素分析和生理-心理-社会相关因素分析等。

第一节　社会人口学的相关因素分析

社会人口学主要研究人口学因素对社会结构和社会发展的影响，常见的社会人口学特征包括年龄、性别、婚姻状态、受教育程度和工作情况等。当个体面临一个新的问题情景时，他所做出的反应不仅与个体自身认知、思维、处事经验有关，也受其年龄、性别、教育及工作经历的影响。对于老年人的长期照护管理，不同年龄、学历、职业的老年人可能触发的安全问题是不一样的；与之对应的，由于性别、年龄、学历以及与被照护者关系等社会人口学因素的差异，照护者在预防和处理照护过程中安全问题的方式也是具有一定差别的。为了提高长期照护服务的整体水平，有必要对社会人口学因素与长期照护中的安全问题之间的关系进行探讨。

研究表明，在相同的照护情景下，不同性别的照护者心理弹性存在差异。相比于男性照护者，女性照护者的心理弹性更低，在长期照护过程中承担的压力更大，这种差异与女性的心思细腻、身体素质有关。长此以往，女性照护者自身的生活质量和身心健康将受到严重影响，如出现注意力下降、疲劳感增强，甚至焦虑、抑郁等负性情绪，影响她们承担照护工作的能力，并加大照护过程中不良事件的发生风险。

目前研究关于照护者年龄对长期照护安全事件的影响还存在争议。一些研究认为随着照护者年龄的增大，其生理功能状态日渐不佳，而照护工作强度较大，对照护者体力消耗有一定要求，因此，相较于年轻的照护者，年龄较大者在照护过程更容易出现精力不济、力不从心的情况，容易忽视长期照护中的安全风险，形成安全隐患，需要加强对较大年龄照护者的社会支持和培训。与之相反的是，另一些研究发现，在非正式照护者群体中，照护者为子女的照护负担重于为配偶的照护者，这可能因为较年轻的照护者在社会中承担更多的社会角色和责任，在进行长期照护时容易产生社会角色与照护工作的冲突。而对于照护者为配偶的群体，她们需要承担的社会角色更为简单，在履行照护职责时更加专注。

国内外研究报道，照护者与老年人的血缘关系越亲近，照顾负担就越重。其中，照护者为老年人配偶的照护负担最大，其次为子女，与老年人是雇佣关系的照护者负担相对更低。当被照护者是自身家人时，照护者与老年人关系越亲近，他们对老年人的责任感及担心就越多。在长期照护老年人尤其是自理能力较低或病情复杂的失能老年人的过程中，他们对老年人生活质量的低下有了更清晰的认知且对自身无法彻底改善老年人身体情况感到痛苦，导致自我无用感的产生，加重了焦虑、痛苦等负性情绪，并导致照顾负担的增大，影响长期照护过程中的安全管理。

当前我国从事长期照护工作的正式照护者学历普遍较低，且大部分来自偏远地区或下岗工人，其专业素质不足。此外，大多数养老机构的护理员未参加过统一规范的护理安全技术培训，安全知识和风险防范意识不足，在提供长期照护的过程中难以及时发现并应对各类安全风险，易造成老年人跌倒、压力性损伤等不良事件的发生。因此，养老机构管理者应加强并重视对长期照护过程常见安全问题的教育，提升护理员对不良事件的认识和应对能力。

第二节　制度相关因素分析

我国的长期照护服务体系建设起步较晚，不管是政策落实还是标准设置上都不完善，所以还需不断探索我国老年人服务问题的解决方案，从而提高我国的老年人服务水平。现阶段，我国长期照护护理体系建设依旧处在初期发展阶段，在长期照护中依旧存在家庭长期照护负担太大、社区照护服务供给有限、正式照护资源整合不足等一系列问题，难以满足老年患者的养老服务需求。我国老年长期照护中存在制度缺失、资源短缺、服务质量低等问题。需要政府的统一规划，根据各个地区的资源差异状况、构成并推动不同特色社会支持体系的建设，为老年人的长期照护提供相应的有力措施。

一、组织层面

组织的概念可以从静态和动态两方面理解。从静态方面看，组织（organization）即组织机构，是由任务、工作和责任关系以及联系组织各部门的沟通渠道所构成的系统，如长期照护机构、病房、护理小组等。从动态方面看，组织（organizing）即组织职能，是指为有效实现组织目标，建立组织结构，配备人员，使组织协调运行的一系列活动。下面从长期照护机构组织机构设置层面进行老年长期照护中的安全因素分析：

一个长期照护机构得以正常运行的保证是精心规划设计的内部组织机构设置。长期照护机构的决策层面根据机构设置的原则以及长期照护机构的规模和所处地界等对长期照护机构的内部行政、业务以及后勤部门的设置和相关部门人员的配置进行一个合理的规划，以此来保证长期照护机构能在正常轨道上运行，达到高效和高质量的效果，并能在经营过程中规避经营风险，降低长期照护机构不必要的损失，更好地为老年人提供服务。

　　长期照护机构得以科学运营的前提是科学的组织机构设置，在设置组织机构时必须遵循相应的原则。首先在法律法规允许的范围是设置组织机构的大前提，遵守长期照护机构的行业规范也是前提之一。长期照护机构设置必须遵循原则的第二条是满足实际工作需要。所谓实际工作需要是指长期照护机构在运行过程中的各种需要，我们在对长期照护机构进行组织设计时，不能凭空想象，也不能完全照搬其他长期照护机构的设置，必须以实际工作需要为前提。第三需要遵循的原则是长期照护机构在建立时必须对即将设立的各个部门以及各个岗位的职责进行明确，形成一个有效的管理和监督。长期照护机构的内部组织机构设置一定要精简，不能过细，过细容易导致组织机构的臃肿，在岗位上的人们任务不饱满，工作缺乏挑战性和创新性，而且还增加了机构的管理成本。当然组织机构的设置也不能过粗，因为过粗容易导致管理上的不到位，有可能会出现一个人接受多方面的工作，不利于员工的劳逸结合和自身的发展，也有可能导致某些岗位无工作人员，应该负责的工作分摊给其他人做，达不到预期的效果，效率不高的情况时有发生。在长期照护机构内部组织机构的设置问题上一定要注意"度"的把握，过粗过细都不利于长期照护机构的管理工作和机构本身的发展。

　　德国社会学家马克斯·韦伯提出的"科层制"理论对组织机构的内部管理给予了指导，因此，长期照护机构和其他组织一样，在内部实行分级管理。分级的多少和长期照护机构的规模有很大的关系。在我国较大的长期照护机构中实行的是"三层五级"管理，这种管理模式应该是目前最为常见的管理模式。所谓"三层五级"指的是以院长为代表的决策层，以科级干部和区主任级为代表的管理层,以及以班组和员工为代表的操作层。中小型的长期照护机构可以不完全参照"三层五级"的管理模式,其内部组织机构和人员的配置可以根据实际工作的需要精简,不冗繁、不推诿即可。这就需要中小型长期照护机构在管理人才的选择和培养上朝着"一专多能"的方向发展,多设置综合性的部门,管理人员和具体操作人员之间没有明显的界线,以内部管理的有序为原则。

长期照护机构的组织架构设置不合理,责权利定位不清晰,人力配置短缺不足等,都可能成为老年长期照护安全管理中的风险因素。组织机构设置及其职能分工中应切实体现出"谁主管、谁负责"原则,将安全责任更多地交给各级组织管理者和工作者。

二、工作层面

在老年长期照护工作中,工作层面常常会面临或产生许多安全问题,包括被照护者、照护者两个方面。

1. 被照护者方面的工作层面安全问题

(1)环境安全问题:包括床单位的安全,用水、用气、用电安全,消防安全,老年人的活动安全,公共设施安全,不可控突发事件如地震等。环境安全问题需要管理者用标准化程序应对,也需要临床护士在其工作中积极解决。

(2)用药安全问题:合理规范用药、正确实施给药、关注药物配伍禁忌、药品质量及效期管理、用药观察等各个环节都与患者安全密切相关。

(3)设备器具的安全问题:作为直接为病人进行检查和治疗的医疗设备,如果其使用安全发生了任何问题,轻者导致财产损失,重者可能会威胁病人生命,将会导致严重的医疗纠纷。常见的设备器具安全问题有质量问题、违法违规重复使用、缺乏有效监管、人为恣意扩大使用的适应证、医疗设备缺乏维护和定期保养等。

(4)医院感染控制问题:医院感染是老年人在机构照护期

间遭受病原体侵袭引起的感染或是出院后出现的症状,是病人安全的严重威胁。

（5）违背法律和护理规程问题:医疗护理的相关法律法规、护理技术规范和操作流程以及医院内的各项规章制度是开展照护服务的标准和指南,必须不折不扣严格执行。人为地更改、超越或违背技术规范和流程都可能造成不安全事件的发生。如对老年失能患者的评估不准确、病情观察不及时,从而延误了患者的病情,出现护理并发症和不良事件。

2. 照护者方面的工作层面安全问题　照护者安全属于职业健康与安全范畴,主要涉及工作场所中的各类安全问题。近十年来,由于社会发展过程中逐步积累起来的各种矛盾和医疗环境中的各种困难,导致医患关系过度紧张,医疗纠纷事件屡有发生。加之照护者每天需做大量的护理和治疗操作、时常暴露在各种传播疾病的风险中,且大量高密度高强度的护理工作对其身心健康也造成一定损害。

（1）生物危险因素:如接触各种耐药菌、病毒。

（2）化学危险因素:如抗癌药物的配制过程中液体渗漏。

（3）物理危险因素:如针刺伤和各种锐器刺伤。

（4）环境与设备危险因素:如医院暴力、设备对人体的放射性损伤。

（5）身心危险因素:如工作量大导致压力过大、作息紊乱等。

照护者安全和被照护者安全两者密切相关,相互影响。例如,护理员编制不足,导致护理员身心疲惫,造成护理员不安全,很容易引起护理失误,进而威胁患者安全;反之,如果发生了护理不安全事件使者安全受损,极易导致病人对护理员不信任,对护患关系的存疑,从而威胁护士安全。

三、管理层面

老年长期照护场所作为高危人群的聚集地,对照顾和护理的需求大,易发生各种风险事件,制度发展的不完善可能导致安全事故的风险因素识别及管理不到位。如设施硬件比较落后,适老化程度比较低;整个养老行业发展不规范,养老护理风险方面的法律界限不清楚,社会保障体系不健全;养老护理人员的职业环境较差,薪酬福利低,工作压力大,社会认同感低,职业规划迷茫;相关培训认证不规范,机构规章制度不完善;护理人员的素质及实际操作能力较低;管理人员的能力及资质不足等。

在老年长期安全照护管理层面最需要重视的就是风险管理。所有的照护过程和照护环境都可能存在风险,机构致力于提供高质量的照护,必须重视风险管理,通过风险评估对存在的风险进行识别、确认和分析。然而目前老年长期照护中风险管理的现状不容乐观:①风险管理意识薄弱:许多养老机构、长期照护机构的管理者多是从临床一线提拔的,有一定的长期照护经验和专业能力,但缺乏系统、科学的管理思路和能力;对于风险管理的意识淡薄,或者具有一定的风险危机和管理意识,但不知道如何进行有效地规避和预防。②未建立规范的风险管理体系:风险管理体系包括风险管理的组织架构、组织人员、体系设计流程与方法、评估流程和处置方法及措施、管理制度及职责等,是一个系统工程,然而许多机构都难以达到其要求。③缺乏有效的风险识别、评估体系:识别、评估照护中的潜在的各项风险,是推行风险管理的关键。④风险的控制处理能力不足:例如,由于缺乏事前制订的预案和定期的演练导致出现危机与事故后的忙乱应对,甚至错误地应对等。⑤风险管理的持续改进乏力:尽管不良事件频发,但针对事件进行流程改进、标准固化、完善各项规章制度等管理工作仍然不够乐观。

四、报告层面

保障照护者安全,预防伤害的第一个具体步骤就是不良事件的上报。长期照护体系仍在构建过程中,各方面经验仍在实践和探索中,且长期照护体系互相联动相对复杂,对于长期照护中出现的安全问题如何报告及持续改进仍不成熟。近年来,一些医院和长期照护机构已经重视患者安全管理,提出了"以病人为中心"的新的医疗安全管理理念,并且进行了很多有益的尝试。但这些尝试多是局限于某家机构、某个地区,还没有形成影响较大的网络。目前我国尚没有全国性的、完善的医疗质量监控网络,无论是政府部门还是学术研究都无法得到全国医疗风险管理的相关数据,难以全面、动态地掌握各级、各类机构医疗风险的变化趋势。其次,由于缺乏完善的医疗风险监测体系,行业管理部门以及卫生行政部门难以及时准确地对各地区、各医疗机构的医疗风险进行评估,更无法通过相应的预警机制及时发出预警信号,避免重大医疗事故的发生,给卫生行业以及卫生行政部门的管理造成被动局面。同时,现有报告制度一定程度上促进了医疗安全,并取得了一定成效,但实际运行效果却不尽如人意,不报和瞒报事件时有发生,同时还存在诸如信息来源缺陷、重责任轻学习、缺乏外部学习文化以及分析反馈乏力等缺点。

第三节　环境 - 科技相关因素分析

一、环境因素

老年人的健康与其生存的环境存在联系,如果环境变化超过了老年人人体的调节范围和适应能力,就会产生不安全的因素。老年长期照护中的环境安全因素包括社会环境和物理环境。

1. **社会环境**　社会环境包括经济、文化、教育、法律、制度、生活方式、社会关系、社会支持等诸多方面,这些因素与人的健康有密切关系。社会环境因素中,对老年人的健康以及安全影响最大的是经济。这是由于老年人因退休、固定收入减少、给予经济支持的配偶去世所带来的经济困难,可导致失去家庭、社会地位或生活的独立性。社会关系与社会支持也是老年长期安全照护的环境因素之一,老年人是否有支持性的社会关系网络,如家庭关系是否稳定、家庭成员是否相互尊重,与邻里、老同事之间相处是否和谐,家庭成员向老年人提供帮助的能力以及对老年人的态度,可联系的专业人员以及可获得的支持性服务等。

2. **物理环境**　物理环境是指一切存在于机体外环境的物理因素的总和。环境的设计布局对长期照护中安全问题的产生有着至关重要的作用。护理设施数量不足、质量不好,都会影响照护技术的正常发挥,影响护理效果,形成护理不安全的因素。环境因素主要包括:

(1)设施及布局:照护机构的基础设施,物品配备和布局不当也有潜在的不安全因素。如地面过滑导致跌伤;床旁无护栏造成坠床;热水瓶放置不当导致烫伤等。

(2)环境污染:环境污染所致的不安全因素,常见于消毒隔离不彻底导致的机构内交叉感染等。

(3)危险品管理:医用危险品管理及使用不当,如氧气、煤气、蒸汽锅炉等潜在不安全因素。

(4)机构内治安:如防火、防盗、防止犯罪活动等。

要避免环境中的不安全因素,就要创建适老化的安全环境,比如安装简单方便,易于移动且不破坏安居环境,实现适老辅助用具多样化,社区环境时刻关注老年人的使用特点等。目前的居家、社区及机构里面都相对缺乏这方面的设计,特别是居家照护的老年人,在环境对长期照护安全问题的关注方面短板较大,老年人居家安全评估要素详见表7-1。

表 7-1　老年人居家安全评估要素

房间	部位	评估要素
一般居室	光线	光线是否充足
	温湿度	是否适宜
	地面	是否平整、干燥、无障碍物
	地毯	是否平整、不滑动
	家具	放置是否稳固、固定有序,有无阻碍通道

续表

房间	部位	评估要素
	床	高度是否在老年人膝盖下、与其小腿长度基本相等
	电线	安置如何,是否远离火源、热源
	取暖设备	设置是否妥善
	电话	紧急电话号码是否在易见、易取的地方
厨房	地板	有无防滑措施
	燃气	"开""关"的按钮标志是否醒目
浴室	浴室门	门锁是否内外均可打开
	地板	有无防滑措施
	便器	高低是否合适,是否设扶手
	浴盆	高低是否合适? 盆底是否垫防滑胶粘
楼梯	光线	光线是否充足
	台阶	是否平整无破损,高度是否合适,台阶之间色彩差异是否明显
	扶手	有无扶手

二、科技因素

1. **科技发展对于老年长期安全照护的积极意义** 近年来,很多发达国家都致力于开发患者安全技术,在患者安全科技领域已取得了众多重要成就。信息技术的不断进步,为长期照护的发展创造了有利契机,依托互联网技术发展社区老年照护,有利于提高服务质量和效率。目前很多养老机构及产业都提出了智慧养老的概念,也应用了很多智慧养老的科技产品,进行各类不良事件发生的预防及警报,例如在呼叫服务中,老年人可以用手环、胸牌、床头报警器实现一键报警,同时,为了防止走失和跌倒，设计了智能床垫，它除了能监测老年人的心率、呼吸、体动，当老年人夜间一离开床位，床垫就会报警，提醒医护人进行干预，科技为减少护理安全事件的发生提供了很多可能性，但目前这些在养老机构的应用都还不够成熟，普及力度不够，很多的养老机构还缺乏这些科技养老的工具与设备。

2. 科技发展对老年人安全照护带来的挑战　科学技术的发展，在总体上稳步推动着人类的前进步伐。但伴随当代医学科学技术在各领域向广度和深度的渗透，给社会带来了深远影响，负面效应日益暴露出来，在医疗、经济、思维等各方面受到诸多质疑，使医疗活动和医患关系日趋复杂多变。例如，大量医学科学技术和药品使用，医源性疾病增多；微创技术的发展，开胸、剖腹探查手术明显减少，但微创手术也存在暴露欠清、易误伤周围脏器的危险；老年人经常出现的压力性损伤危险因素的来源之一就有医疗器械的使用，如护颈圈、吸氧导管、经鼻导管、桡动脉导管、气管插管及固定支架、血氧饱和度夹、无创呼吸机面罩、辅助或矫形器、支架、导尿管等医疗设备与皮肤接触且受力部位的部位常出现压力性损伤。

此外，由于老年群体的特殊性，对于新事物的接受度下降，自身学习能力下降，受教育程度普遍偏低，致使老年人容易罹患"科技恐惧症"。研究显示，我国老年人普遍患有"科技恐惧症"，如互联网不会上、智能手机不会用、预约就医和智能养老设施不会使用等。面对日新月异的科学技术进步，老年人处于弱势地位，难以享受科技发展带来的成功，甚至有可能因为使用不当，导致不安全事件的发生，如操作智能轮椅不当导致摔伤等。

第四节　生理 - 心理 - 社会相关因素分析

一、生理疾病

长期照护的老年患者常常临床症状不典型，没有特异性表现；病理表现多样性，多病因特征；病情隐匿性发作，易漏诊。长期慢性病导致老年综合征，包括智能障碍、肢体活动障碍、抑郁症、营养不良、慢性疼痛；病情复杂化，药物的过度使用；同时失能老年人常合并多种慢性病，如糖尿病、高血压、脑卒中、白内障、认知障碍、帕金森病等，这些都对长期照护工作提出了挑战，容易引发安全事件的发生。

1. 病因学与诊断学特点

（1）病因复杂：多种病因同时存在。

（2）早期诊断困难：老年人记忆力差，反应慢，对疼痛反应不敏感，病理改变与自觉症状不太明显，常延误诊断。

（3）病史采集困难：老年人听力减弱，记忆和感觉功能减退，语言表达不清，理解能力和思维能力迟缓，采集反映真实情况的病史有困难，而通过家人或邻居等提供现病史不确切或不够全面，影响老年人疾病的早期诊断。

（4）病情重、症状轻，容易误诊、漏诊：老年人患病或原有疾病加重，轻者常常表现为精神萎靡，重者嗜睡甚至昏迷，而且同样的症状在不同年龄的诊断可能不同，如胃热或心前区疼痛，在青年中以消化性溃疡多见，而老年人则有食管炎、心绞痛、心肌梗死的可能。

2. 发病及治疗特点

（1）起病隐匿，发展缓慢：疾病发生时，有的老年病人并无任何不适或突出的反应，可以像往常一样生活或工作。

（2）症状、体征不典型：老年人由于神经系统和全身反应较迟钝，对痛觉敏感性降低，应激能力下降，对疾病的反应降低，因而临床症状往往不典型，甚至不表现出临床症状。

（3）多种疾病同时存在：老年人患有多种疾病。国外一项研究显示，65岁以上老年人平均患7种疾病。

（4）易出现意识障碍：有些老年人常以意识障碍为首发症状，如脑卒中等，还见于使用中枢神经系统抑制性药物时，或直立性低血压时，有的老年人可表现为意识突然丧失。

（5）易出现并发症和后遗症：老年病人易出现并发症，如水、电解质和酸碱平衡紊乱，运动障碍，压力性损伤等。老年人器官老化、功能低下、患有多种慢性病，易出现多器官功能衰竭。

（6）病程较长：老年人患病常因病情复杂、合并症多，机体恢复较慢，长期带病状态易导致并发症的发生，所以病程较长。老年人肝肾功能减退导致对药物代谢和排泄降低，对药物的敏感性改变以及联合用药所致的药物相互作用等因素，更容易发生药物不良反应，且服药依从性差，常导致用药安全事故的发生，病程延长。

（7）预后缓慢：老年人预后不良主要表现为治愈率低和死亡率高。

二、心理个性

1. **被照护者的心理个性与安全的相关性**　老年人有着丰富的社会阅历，不同的文化背景等，使其形成固有的价值观和世界观。老年人通常比较固执，不愿接受他人建议或表现得比较自信、自我认知不足，加上相关疾病知识的缺乏，自我保护意识薄弱等都会引起相关安全事件的发生。老年患者的行为能力、各种生理功能以及认知能力等往往随着年龄的增长而下降。在多种疾病发生时，老年患者的代偿能力及其适应性机制的欠缺阻碍了其对自身新状态的适应性，从而影响着老年患者的治疗和康复过程。一方面，对疾病的不良接受程度必将导致强烈的精神不适感且阻碍其适应性；另一方面，更大程度地接受疾病与减轻疾病相关的负面反应和情绪的严重程度密切相关，影响其综合治疗、康复治疗等疗效，同时影响照护质量和安全。

2. **照护者的心理个性与安全的相关性**　影响人安全行为的心理个性因素主要包括个体的个性心理特征和个性倾向性两个方面。个性心理性特征指一个人身上经常地、稳定地表现出来的心理特点，主要包括能力、性格、气质和情绪。个性倾向性表现在对认识和活动对象的趋向的选择上，它主要包括需要、动机、兴趣、理想和信念。如心理学家认为,外倾性格的人,反应迅速,精力充沛,适应性强,但好逞强,爱发脾气,受到外界影响时,情绪波动大,做事不够仔细。调查研究分析结果发现,外倾性格者,大部分容易省略动作,愿意走捷径,企图以最少的能量取得最大的效果,往往宁可冒险。由于外倾性格的人在对待事物的态度和与之相应的惯常的行为方式不同,导致了照护者性格与发生安全事故有一定的关系。

三、药物使用

许多老年人患有多种慢性疾病,高达 64.3% 的老年人正接受药物治疗,但受用药种类多、用药安全认识度不高等因素影响,老年人未经医师或药师指导,自行盲目用药和使用保健品现象广泛存在。比较突出的药物使用方面的安全问题有多重用药和用药错误。

1. **多重用药**　多重用药(polypharmacy)在老年人中相对普遍。通常是指病人接受药物治疗时使用了一种潜在的不适当药物或者同时服用了 5 种及以上的药物。然而,多重用药非常复杂,不仅仅是指病人服用的药物数量,还涉及药物与药物之间的相互作用及其产生的不良反应等。因此,还包括使用比临床需要更多的药物,强调不需要 / 不必要的用药,如用药无明显的指征、有指征但剂量使用不适当或目前尚无证据证明为有效的药物。多重用药主要见于老年人,国外有研究报道,75 岁以上老年人多重用药比高达 36%。国内多重用药的现状更是不容乐观,50% 以上的老年人同时使用 3 种以上药物,25% 以上老年人同时使用 4~6 种药物,老年人多重用药的概率特别高,因为药物治疗而发生不良反应的危险性是一般成年人的2.5 倍。老年人消耗的处方药品占 23%~40%,消耗的非处方药品占 40%~50%。用药数量的增加与年龄、种族、性别、共病情况以及某些特殊疾病的存在有密切关系,如心血管疾病、内分泌疾病和胃肠道疾病。用药种类越多,越容易产生药物间的相互作用,导致药物不良反应的发生。而不恰当的用药和潜在的药物不良反应是导致不良医疗结局的重要因素。

2. **用药错误**　用药错误是指由各种原因导致的服用了错误名称或者剂型的药物、服用过期药物，或者各种药物交替使用，出现了药物不良反应。由于老年人机体的特殊性，药物误服不仅会影响药物治疗效果，严重者还会导致一系列的并发症。老年人随着年龄的增加，生理功能的逐渐减退，容易多病共存，因此，患者服用多种药物的概率特别高，老年人用药安全的问题也比较突出。由于我国大部分老年人文化水平偏低、用药认知缺乏，容易轻信电视、广告上的信息等，易导致误服药物。药物的误服不仅给老年人自身带来严重的损害，间接增加了其和家人的经济负担，甚至会影响病情的判断，延误病情等。有的老年人认为药品使用越多、剂量越大效果越好，错误的用药态度导致用药风险增加。有的老年人认为大部分中药很安全，不会伤害身体，因而认为中药没有毒副作用，吃中药调理身体比较随意。还有的老年人认为剩下的药物可以在以后出现同样的感觉和症状时继续使用。很多老年人认为身体轻度不适，不一定去看医生，可服用亲朋好友推荐的药物。50%的老年人不了解处方药和非处方药标识的区别。老年人中自我药疗普遍，自我药疗指个体在没有医师处方的情况下，选择并使用药品来处理自我认识到的症状和疾病，包括首次经医师诊断后的慢性病和常见病的控制与治疗。

3. **服药依从性下降**　依从性是指老年人对医嘱的执行程度。依从性降低表现为少服、漏服、多服和重服，少服和漏服可导致药物治疗无效，多服和重服可引起不良反应。无论药物选择和剂量方案的制订有多么正确，如果病人不依从也难以产生预期的治疗效果。药物治疗方案复杂和多重用药可以直接导致老年人服药依从性下降。国内研究发现，老年人多重用药情况下其用药依从性较差，依从率仅为25.8%。而服药依从性差与潜在的疾病预后、治疗失败、住院和药物不良事件（adverse drug event, ADE）均有相关性。

四、辅助工具

辅助工具是指经过设计或改造的工具或产品，可用来维持或改善使用者的功能，使使用者在日常生活、工作或学习方面可以更加独立、方便、安全，同时也能协助照顾人员更轻松地照顾失能者。失能老年人的自身活动能力有限，对辅助器具依赖性较大，但失能老年人群体往往不能够正确使用辅助工具，导致跌倒或失能问题加重，增加安全风险。最常用辅助工具有移动辅具，如轮椅、助行器等。而在使用这些移动辅助工具的时候要注意上下坡、有高度落差的地面、凹凸不平的路面等；特别要注意老年人的转位，也就是从床上移至车上或由车上移至床上，如果照护者使用不当，很可能发生跌倒、坠床等安全事件。

为了预防卧床老年人发生压力性损伤，长期照护机构或家庭等常使用预防压力性损伤的辅助工具。过去很长一段时间都使用气圈或圈状枕垫放于受压局部以预防压力性损伤，而气圈的使用虽使骨隆突部位悬空，但圈状支撑面面积过小，受压集中，承托部位形成新的高受压区，阻碍局部血液循环，目前已不推荐使用。卧床老年人常常需要在床上大小便，护工为其使用便盆，时常出现便盆摩擦导致的皮肤破损。这些辅助工具的使用不当，使得老年出现皮肤破损、压力性损伤等安全问题。

在对意识障碍、谵妄躁动或有自杀、自伤倾向等的老年人照护中常常不得已会使用到约束性辅助工具。保护性约束工具的使用可以防止老年人发生意外，如非计划拔管的发生，老年人走失、自伤等，使治疗、护理工作得以正常开展。但如果约束方法使用不当，没有做到定时巡视和观察等，将会出现约束相关的安全事故。曾有报道，养老院护工约束工具使用不当造成老年人死亡的事件。

五、情绪控制

情绪是人对客观事物的一种特殊反映形式。不良情绪发展到一定程度，能够控制人的身体及活动情况，使人的意识范围变得狭窄，判断力降低，失去理智和自制力，这种情绪极易导致不安全行为的发生。

1. **情绪控制与安全照护实施的相关性** 情绪对人行为的影响是在无意识的情况下发生的。由于人与人之间的各种差异性，如生活条件、心理状态、感受力、经验、性格等，在同一刺激作用下，都可能导致不同的情绪反应。从安全行为的角度，处于兴奋状态时，人的思维与动作较敏捷，处于抑制状态时，思维与动作显得迟缓，处于强化阶段时，往往有反常的举动，同时有可能出现思维与行动不协调、动作之间不连贯现象，这是安全行为的禁忌。对情绪一时难以平定的照护者，可临时改换工作岗位或停止其工作，不能让情绪可能导致的不安全行为带到工作过程中去。

2. **情绪控制与被照护者安全的相关性** 老年人躯体各器官功能减退，易患许多慢性疾病，由于对身体健康问题的担忧，唯恐自己得了不治之症，给家人带来烦恼，给自己带来痛苦而焦虑，紧张不安，甚至夜不能寐，食欲缺乏，机体抵抗力下降，更容易患躯体疾病，造成恶性循环。部分老年人退休后，社会角色的转变，一时难以适应，认为自己对社会、对家庭没有贡献，成了社会、家庭的负担，而导致抑郁，有些老年人丧偶后，一个人独自生活，子女都忙于自己的事务，对老年人缺乏关心、照顾，老年人长期生活在孤独与寂寞、单调等待之中，便觉得生活毫无意义而导致抑郁。也有的老年人长期生活在躯体疾病的折磨之中，情绪失去控制，感到生活没有希望而采取自杀行为。

六、生活事件

生活事件是一种重要的影响老年人心理健康的应激源，老年人不但要面对因衰老退化而产生的客观心理转变,还有可能要应对负性生活事件以及因此带来的晚年多元身份转变,这些都有可能对老年群体的心理带来巨大挑战。一些生活事件在人生的老年阶段更可能遇到,如突发重病、丧偶等。

生活事件影响老年人的心理健康。生活事件是老年抑郁症患者发病的重要危险因素。包括婚姻状况改变(如丧偶)、家庭状况改变(如子女离家)、经济状况(如经济困难、子女就业困难)、社会等地位改变(如离退休)、躯体状况改变(如躯体疾病增多)、亲友冲突等生活事件都对老年人的影响较大。而老年抑郁症患者的发病率与负性生活事件数密切相关,其发病率随着负性生活事件发生的次数增加而增高;生活事件发生的越多,老年人抑郁情绪越重。负性生活事件也是造成老年人抑郁与自杀的危险因素,老年自杀死亡者大多死前经历过多个负性生活事件。

生活事件特别是负性生活事件不但对老年人的心理情绪有影响,对老年人的躯体疾病也有不同程度的影响。重大生活事件可能使老年人血压升高,对冠心病发病起诱导的作用,可能导致老年人认知功能损害,同时负性生活事件也是阿尔茨海默病的危险因素。有研究指出负性生活事件是肺癌、胃癌、结直肠癌和乳腺癌等目前老年人常见恶性肿瘤的影响因素。

此外,生活事件也是老年人出现睡眠障碍的重要影响因素。经历负性生活事件及负性心理感受等均可导致老年人的生命质量下降。故生活事件不仅影响了老年人的身心健康,也降低了老年人的生活质量。

七、群体影响

在群体中,他人的言论、行为对自身的行为产生很大的影响。群体影响属于社会心理学的内容与范畴。它包括三个方面:社会助长和社会抑制、社会惰化、群体压力和从众行为。

1. **社会助长和社会抑制**　社会助长,他人在场,起到积极促进的作用,高效率完成任务。如上级主管监督检查时护理员高质量完成照护工作等。社会抑制,他人在场,也可起到消极阻碍作用,不利于任务的完成。如操作考核时,在监考员的注视下,护理员过于紧张,以致考核结果不理想。

2. **社会惰化**　许多人在一起工作,有些人的个人活动积极性会有所降低。如俗话所说,一个和尚挑水喝,两个和尚抬水喝,三个和尚没水喝。

3. **群体压力和从众行为**　群体压力和从众行为对安全管理的作用具有双重性质。

(1)积极作用:合理利用群体压力和从众行为,可产生积极作用,一是有助于群体成员产生一致的安全行为,有助于实现安全目标;二是能促进群体内部安全价值观、安全态度和安全行为准则的形成,增强事故预防能力;三是有利于改变个体安全与己无关的观点和不安全行为;四是有益于群体成员的互相学习和帮助,增强成员的安全成就感。

(2)消极作用:如果对群体压力和从众行为放任不管,则可能产生消极作用,主要表现在容易引发不良风气,不易于工作人员形成勇于提出安全整改意见的习惯;另外,还容易压制正确意见。

在现实生活中,几乎每一个人都有不同程度的从众心理倾向。例如,各式各样健身偏方的流行、某些迷信思想潮的传播等。长期照护机构中老年人群居在一起,集体活动或平时的交流中,某一些老年人的行为、情绪或者其他老年人家里的关怀都会互相影响,包括负面情绪和心情、不安全的意识和行为及需要得到关怀和重视。

八、其他

社会阶层与老年人的健康与安全也密切相关。不同阶层的健康差距问题是全球各国面临的重要社会问题。我国近年来,居民的健康状况,随着社会经济的发展,从整体上有了明显的提高。然而,从不同群体层面来看,随着经济发展,不同阶层的健康差距越来越明显。研究表明,高阶层老年人收入水平和受教育程度均较高,同时拥有更好的职业地位和社会地位,职业地位和社会地位越高,把控的资源就越多,得到的优质照护资源也就越多。反之,低阶层老年人由于经济基础的限制,获得相应的照护资源相对有限,其更容易产生身体、心理健康问题的困扰,在安全照护方面产生的问题也相对更多。

第四篇

对策指导篇

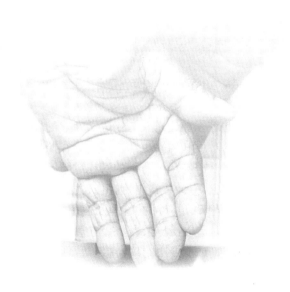

第八章

老年长期照护的日常安全管理策略

【导读】

前面章节对老年长期照护中的安全问题进行了背景梳理,且分别从哲学、管理学、心理学的角度进行了理论探讨,并介绍了老年长期照护安全管理的调查方法、当前现状、相关因素等。从本章开始将介绍安全管理的对策及评价。通过安全管理对策的学习与实施,以期建立起老年长期照护的安全体系,保障老年人的健康与权益。

本章将围绕如何制订照护者的安全培训计划、完善照护者的安全考核体系,从而提高照护者的风险意识和安全意识。建立安全风险防范机制、制订安全问题应急办法、排查长期照护安全隐患、抓好长期照护的细节管理,加强不同类别、不同来源、不同场所安全问题的应对处理,强化安全问题的应对管理。

第一节 增强风险意识和服务意识

随着老龄化的进程加速以及老年医学专业的发展,使得老年长期照护工作的难度和风险也随之增高。在照护工作中,风险和危机无处不在。①与环境有关的潜在风险问题:如地面湿滑没有设置提醒标志,导致病人滑倒摔伤;意识障碍、躁动病人未配置床栏,导致坠床;危险品的管理及使用不当,如氧气、电源插座等检修不及时造成操作不当。②与急救药品和设备有关的潜在风险问题:如对不常用的仪器疏于管理,出现故障延缓抢救、治疗，以及护士操作不熟练而引起纠纷。③与护理操作有关的潜在风险问题：如昏迷、瘫痪、神经或血管受损的病人使用热水袋或热敷时，未交代注意事项而造成的烫伤；协助生活不能自理的病人翻身时，不慎损伤皮肤或由于各种原因引起长时间局部受压导致压力性损伤等。④与合法权益告知有关的潜在风险问题：如术前、术后注意事项的告知，化验标本留取注意事项的告知，如不能耐心细致地解释使患者充分理解明白，则极易引发纠纷。⑤"慎独"精神欠缺引发的风险：照护活动中的各项规章制度以及照护者自身素质是为老年人提供优质服务的保证。有章不循或缺乏"慎独"精神，则会造成责任风险。而实际工作中人们对照护过程中所存在的风险往往容易忽视。加强照护风险管理，提高工作人员风险预测意识，增强风险的鉴别能力，减少服务过程中各类危险因素，最大限度地降低风险事件的发生，是长期照护工作有序开展的基础。

老年患者由于照护周期长，疾病治疗和功能恢复过程缓慢，对照护服务的需求更加迫切。老年人时常感到处处力不从心而产生"老而无用"的心理变化，更加渴望得到理解、关怀、尊重和帮助。提高照顾者的服务意识，对于老年长期照护工作具有积极意义。①服务意识促进老年诊疗与照护技术的提升：老年长期照护工作者只有充分了解老年患者疾病的特点、健康需求的多维性，理解其对"延续生命"的高度渴望和对医疗服务的高度期盼，才能树立正确的服务意识和价值观，才能具有强烈的责任感，才不会把老年患者的一些小小要求理解为"添麻烦"，不断地主动学习和更新专业知识，提升专业技能和诊疗技术，更好地为老年患者服务。②服务意识改善照护行为，减少纠纷发生：虽然现代医学有了飞速发展，医疗技术取得了长足进步，但患者或家属对医学技术的局限性缺乏足够了解，却又寄予过于理想化的希望。现代医学要求照护从业人员既拥有良好的专业技术，又具有较强的服务意识，能够从老年人角度出发，观察和分析其身心等多方面动态变化，耐心热情地解释疑惑，最大可能地满足老年人的需求，建立起互相尊重、互相关心、互相信任的和谐关系。③服务意识可以增加老年人人文服务内涵：人文关怀是社会发展的需求，是对生命意义和生存质量的关注。人文关怀需要从业者有更多的爱心、耐心、细心，尽己所能去满足老年患者的需求，帮助老年患者实现其最后的愿望。只有具备良好的服务意识，才能真正践行人文关怀理念，把人文关怀的内涵真正落到实处。

增强风险意识和服务意识的关键要素是照护者的意识和能力建设。制订科学、有效的照护者安全培训计划，完善照护者安全考核体系，从而促进其意识和能力的提升。

一、制订照护者安全培训计划

长期照护服务是指在照护需求者家中或专门机构中为其提供包括日常起居、医疗护理等在内的护理服务。优质的护理机构和高素质的照护者可以更好地为被照护者提供高质量的服务。按照不能自理老年人与专业护理人员 1∶3 的配置标准推算，我国至少需要 20 万专业护理人员。而目前各类养老服务设施和人员不足 50 万，持证人员不足 2 万，全国养老服务人才需求缺口巨大，养老服务人员的相关知识及护理安全培训也处于欠缺状态。

我国的老年护理起步晚，护理人员对于急速加剧的老龄化社会，显得手足无措，老年护理的团队专业技术起点低，虽然政府和医院对老年护理进行了多方面的培训，政府也进行了加快养老、医疗和长期照料三个社会安全网的建设，但是众多护理人员对于老年护理的很多概念是模糊不清的，对于老年照护的方法经验不足，特别是社区的护理人员，缺乏对老年患者系统性评估和照护方法的培训，而随着目前老年护理的各项技术和知识更新步伐加快，传统的评估模式和照护方法已经无法满足失能老年患者治疗和照护的需要。

在养老机构从事长期照护失能老年人的照护者存在着整体综合素质不高的现状。目前我国照护人员的普遍低素质已经严重影响了失能老年人的照护质量，阻碍了长期照护体系与社会福利的发展。有研究认为居家养老服务工作的成功与否，很大程度上取决于是否拥有一支专业、敬业的服务队伍，应该重视对护理员的多元化培训，在工作过程中进行培训和定期考核，按照国家养老员培训大纲，制订完善的养老护理员安全培训计划和具体实施方案，理论和技能相结合，以实用为主。护理人员往往具有很强的流动性，如何稳定护理人员队伍成为提高长期护理服务质量的关键问题。应将护理人员进行有序分类并加强相应的上岗前培训教育。同时，相应地提高护工行业的工资待遇。

2019年，卫健委、财政部等联合发布了《关于加强医疗护理员培训和规范管理工作的通知》，通知中提出要规范开展医疗护理员培训，明确了医疗护理员定义、培训对象及条件、培训管理，也强调要加强医疗护理员的规范管理，包括规范聘用、明确职责和加强管理等。同时，《医疗护理员培训大纲》(试行)公布，对培训方式及时间、培训目标及内容等进行了规范。

二、完善照护者安全考核体系

不良事件和安全事故的发生，与从业人员安全意识淡薄，安全教育培训不到位，缺乏完整有效的安全教育考核评估体系有关。老年长期照护行业由于职业培训评估体系缺失，导致安全教育及其他技能培训的效果评估形式趋于单一化、考核目标模糊、评估信息处理不足、与实际工作情况脱节、培训和考核流于形式、实际安全教育培训效果无从验证等问题，影响照护行业安全教育培训的主动性和从业人员安全知识技能的提升。完整的安全培训体系建立应当包括照护者安全考核体系，对照护者进行系统培训后，应当进行理论和技能的考核，合格后持证上岗，这样才能保证在长期照护过程中老年人的安全和生活质量。

安全培训考核体系是一个复杂的系统工程，包括安全培训的影响因素、保障机制、计划分析、培训实施、质量监督与评估五个方面。影响因素有内因和外因之分；保障机制包括法治建设、组织与机构建设、师资与教材建设、信息化建设、档案管理和资金保障；计划分析包含目标和原则、对象和需求、内容和方式方法；培训实施分为教学实践和考试考核；质量监督与评估则涉及质量监督、质量评估和意见反馈。下面就安全培训的影响因素、安全培训的保障机制、安全培训的质量监督与评估进行详细阐述：

1. 安全培训的影响因素　安全培训的效果如何，既受外部因素的影响，也受内部因素的制约。外部因素一般包括：法律法规、经济发展水平和科学技术发展水平三个方面。法律法规对安全培训有重大影响，如持证上岗、最低培训时间等。经济发展水平和科学技术发展水平越高，对人力资源的要求也就越高，安全培训往往也就更多，进而推动经济发展和科学技术发展，形成一种良性循环；反之亦然。虽然目前我国关于长期照护相关的安全培训较少，但由于长期照护行业的迅速发展，相信会越来越受到关注与重视。内部因素一般包括：管理人员的水平、员工的素质水平等。管理人员的水平是影响培训质量的最主要因素。一般来说，管理人员的水平与重视安全培训的程度成正比。管理人员的水平决定了安全培训的方式、方法和内容等。员工的素质水平越高，安全意识就越强，就越渴望得到安全培训。

2. 安全培训的保障机制

（1）法规制度建设：国家制定颁布的法律法规、行业标准等形成了老年长期照护的安全法规体系，如《中华人民共和国老年人权益保障法》《养老服务标准体系建设指南》《养老机构服务安全基本规范》等。各个医养机构在国家和行业标准的指引下，在具体细化其制度和规范等。这些对提高安全管理水平，降低职业风险起到了积极的作用，是安全培训体系实施和运行的制度保障。

（2）组织与机构建设：培训组织与机构是安全培训考核体系的实体组成部分。如全国职业技能考试鉴定中心负责对从业人员进行培训和考核，通过考核者颁发职业技能登记证书。在医疗机构、养老院等场所设置专门的培训机构负责承担安全培训任务,保证培训质量。

(3)师资与教材建设:在培训工作中,师资和教材是必不可少的要素。按照培训任务的要求,招募具有老年照护理论知识、照护实践经验以及安全培训知识和经历的师资,保证培训质量。培训教材既包括讲义、教材、课件、指导书等教学材料,也包括各类培训课程计划、教学大纲等。同时,需要重视信息化建设在培训工作中的作用。信息技术不仅能提升培训效率且能提升培训质量与效果。

(4)资金保障:培训考核体系如果缺乏资金的支持将陷入乏力。建议机构应该设立专项的安全培训资金。年初按照培训计划制订资金的预算表,用于常规的培训支出和奖励等。

3. 安全培训的质量监督与评估

(1)安全培训的质量监督:是指上级安全监督管理部门,如各级卫生健康委员会等对医疗机构、养老机构等开展安全培训的情况进行的监督检查;对照护行业各类人员培训考核与持证上岗情况进行监督检查。

(2)安全培训的评估:是对培训效果的综合评估,包括间接评估、直接评估、现场效果评估,评估内容包括员工在培训时的参与性、理解性、学习效果和培训结束后是否有工作行为上的改变,同时受训者对培训教师进行双向评估。

(3)安全生产培训的意见反馈:通过安全培训的意见反馈机制,可以准确地掌握安全培训的实际效果,及时发现并改正安全培训中的错误和偏差,修改和完善安全培训计划和保障机制。通过质量监督、质量评估与意见反馈,不但可以提高安全培训的实效性,还可以提高安全培训机构的工作主动性。

4. 柯氏 4 级经典评估模型介绍　1959 年,美国 Donald L. Kirkpatrick 所提出的柯氏 4 级经典培训效果模型是安全领域运用频率较高的一种培训评估模型。该模型根据评估的烦琐程度和深度,将培训效果归为 4 种类型,分别是反应层、学习层、行为层、效果层(表 8-1)。

(1)反应层评估:是参加培训人员对培训活动提出的观点

与建议等，主要包括对培训方案的满意程度、授课老师水平、学习内容、培训模式等方面的见解与态度。

（2）学习层评估：是评估参加培训人员对基础知识、安全技术等安全教育培训内容的判别与领悟情况。

（3）行为层评估：是对参加培训员工重新上岗作业进行追踪调查，以统计员工操作习惯的转变情况，以此判断员工在培训中掌握的基本常识和操作技术对实操作业的影响，从某种意义上，行为层评估是考查安全教育培训效果最直接、最重要的方式，其数值也直接代表培训效果和效益值。

（4）效果层评估：是在组织层面上，评估安全培训对安全工作做出的贡献，如通过对照培训前后的事故率以及变化幅度，判断安全培训为行业贡献的效益。

表 8-1　柯氏 4 级评估模型

评估层次	内容阐述
反应层	参训人员对培训的满意度、意见及建议的反馈
学习层	学员通过参加培训得到的常识和才能
行为层	参训人员能否通过培训获得知识并运用在实操中，并矫正作业中的不安全行为
效果层	培训等措施为组织机构带来的效益和回报

第二节　强化安全问题的应对管理

老年长期照护中的安全问题具有其特点。一是老年患者的安全问题具有隐匿性。老年人由于衰老以及常常伴有一些疾病，身体各项功能减退，对热、冷、疼痛等刺激的敏感性和反应能力下降，安全隐患不能及时被发现。而且老年人常有不愿麻烦他人的心理，认为一些小问题能够自行解决，对自我能力过度评估，这种"不服老"的态度使得老年患者在发生安全问题初始阶段不愿告知家人或医护人员，导致安全问题进一步发展，造成更加严重的不良后果。这就要求护理人员有敏锐的观察能力及丰富的照护经验，能够及时发现老年人存在的安全隐患并尽早处理。二是老年人的安全问题具有复杂性。老年人由于机体各项功能退化，且本身常伴有多种躯体疾病，累及全身多个系统和器官，治疗过程复杂，存在的安全隐患涉及面广。同时，老年人还可能伴有不易察觉的精神、心理疾病，往往引发走失甚至自杀等严重的安全问题。因而全面评估老年人存在的安全问题显得尤为重要。三是多种安全问题并存。老年人的安全隐患导致的问题常常引发一系列严重后果，如压力性损伤、跌倒、烫伤等，一般需要住院甚至手术治疗，而治疗期间往往伴随长时间卧床，增加并发其他疾病的风险，不仅加重老年人的痛苦，而且也增加家庭及社会的经济负担。因此，老年人安全隐患重在预防，护理人员应采取有效的防患措施，减少安全事故发生，降低由此导致的不良后果。

老年人的安全问题需要社会各界共同参与。根据老年人安全管理的需要，医务工作者、家庭成员、主要照顾者、社会支持系统应该积极参与，广泛合作。为了降低照护过程中安全问题的发生，需要建立安全风险防范机制，制订安全问题应急方案，排查长期照护中的安全隐患，抓好长期照护的细节管理，加强不同类别、不同来源、不同场所安全问题的应对处理等。

一、建立安全风险防范机制

安全风险防范机制的建立要依赖更安全的患者安全管理系统建立，从而建立长期照护的安全管理长效机制。

1. 建立患者安全管理架构 患者安全管理组织架构的建立和完善是患者安全管理的组织基础和根本保障，涉及多部门、多系统、多环节，从平时的照护行为、工作流程到环境设施等方面存在的不安全因素都会导致安全问题的产生。

2. 建立不良事件报告制度、跟踪和反馈系统 这是确保患者安全的手段和方法。美国、澳大利亚等建立了较为完善的患者报告系统,不但使被报告事件的数量大大增加,也通过对这些事件的科学分析和反馈对促进患者安全起到了积极作用。长期照护机构要结合实际情况,界定和规范不良事件的报告项目和内容,包括给药错误、意外脱管、压力性损伤、跌倒、烫伤、走失、自杀等安全事件,并定期进行分析改进。

3. 进行前瞻性患者安全风险管理　运用科学的工作方法调整工作策略,预防不良事件的发生,解决患者安全问题。通过前瞻性地运用失效模式对患者安全隐患进行科学评估,建立患者安全隐患处理和预防的流程指引;运用根本原因分析法对高危环节进行风险评估,制订高危环节管理集束。

4. 对患者安全重点项目进行动态跟踪　成立重点项目小组,如跌倒、走失、自杀、压力性损伤、拔管等,制订相关指引和处理流程,制作宣传小册子,进行宣教和培训等。

二、制订安全问题应急方案

制订应急方案对于安全问题的事前预防、事发时应对、事后处置和善后恢复具有极其重要的作用。制订安全问题应急方案要遵循几个原则:①预防为主,预防与应急相结合,常态与非常态相结合,作好安全风险事件的思想准备、预案准备、组织准备以及物资准备等;②快速反应,建立健全快速反应机制,加强应急处置队伍建设,果断决策,迅速处置,最大限度地减少危害和影响;③以人为本,把保障生命安全作为首要任务。安全事件发生后,首先要开展抢救人员的紧急行动,最大限度地避免和减少对人员的伤亡和危害。

1. 制订应急预案　根据发生和可能发生的安全事件,事先研究制订的应对计划和方案。要建立健全和完善应急预案体系,包括综合应急预案、专项应急预案、现场处置方案等。如养老机构老年人意外走失应急预案,老年人自杀应急预案,养老院火灾等应急预案等。预案可根据已有的相关文件结合实际情况制订。需要注意的是,预案的层级越低,各项措施就要越明晰、越具体,避免出现"上下一般粗"现象,防止照搬照套。

2. **定期演练并完善应急预案** 定期开展各类应急预案的培训和演练,评估预案演练效果并及时完善预案。健全和完善应急运行机制,如风险预警机制、信息报告机制、应急决策和协调机制、分级负责和响应机制等。如制订突发地震、洪水、台风等自然灾害的应急预案,并组织全院进行应急演练,发现方案中的不足与漏洞进行完善。

3. **提高应急响应能力** 建立应急响应系统,明确人员构成和每位成员的职责。可建立专门的应急机动队,对应急处置提供支持。发生紧急情况后,应急处置人员要在规定时间内到达各自岗位,按照应急预案的要求进行处置。对于发生频率高的安全问题与不良事件,安全管理小组要制订相关的应急处理办法,如跌倒、走失、自杀等,并将这些处理流程进行培训宣传,要求照护人员掌握并在遇到不良事件时进行正确的处理。

三、排查长期照护安全隐患

随着医疗技术的发展,照护的工作内容也日趋复杂,各种影响安全的风险因素越来越多,提前排查安全隐患、消除不安全因素、减少问题的发生已成为管理者高度关注的内容。

1. **制订安全隐患排查表** 照护机构可通过对机构内既往发生的不良事件和安全隐患进行分类汇总,查找安全隐患问题。制订成专门的安全隐患排查表,能够准确全面地发现护理过程中的潜在风险、工作中的薄弱环节和危险因素,帮助照护者进行预见性评估。使得安全排查能抓住发生问题的关键点,对高危环节进行识别、监督、管理。建立安全高危风险评估制度,利用风险评估表,甄别安全高危风险并实施高危风险管理。在长期照护机构,患者安全高危风险包括跌倒、压力性损伤、走失、自杀、误吸、窒息、烫伤、认知障碍、脑卒中、抑郁、口服药物管理等;在整个照护过程中,需要甄别出高危患者、高危药物、高危操作和高危环境,设立专门的目标,完善制度、流程指引和应急预案。

2. **确定安全隐患排查方法** 管理者、护士长或质控安全员等,每周可针对一个安全隐患排查主题,从人员、设备、环境、技术、流程等方面参照每个主题下的具体排查内容进行目标性排查。在排查相同主题时先评价上次排查的安全隐患的整改情况。每半年回顾性评价,总结发现并上报的安全隐患条目、涉及安全管理流程规范的完善、安全隐患排查中发现问题的整改情况,对于反复出现的、性质较严重的问题,运用科学的方法分析日常的工作流程,明确问题,成立小组进行问题的原因分析,探讨可改进的步骤,再制订计划并实施,在新计划实施过程中再检查、评估,若发现新的问题则进入下一个 PDCA 循环 [P(计划——治疗方案)、D(执行——护士的执行)、C(检查——通过护士对患者的观察将问题反馈给医生)、A(行动——调整医疗方案)],进行质量持续改进。

3. **安全隐患排查实施效果评价** 安全隐患排查要从源头、从系统寻找原因,不放过工作流程中的每个细节。使安全检查更深入彻底,避免检查浮于表面,对低级问题的重复检查和讨论。定期召开讨论分析会,分析不安全因素及产生的原因,调动全体人员积极寻找有效的防范措施。促使系统不断做出适应性调整,包括应急预案的补充,制度的完善,人员和设备设施的补充,技术或管理工作流程优化等,推动系统的不断完善,使不安全因素在系统运行中被控制,提高系统的安全性、有效性。质量与安全管理委员每周深入科室,查看不良事件登记记录、安全隐患排查讨论记录以及护士长每日现场管理手册。询问医护人员,分别统计各科实际发生的不良护理事件数,并根据科室上报的不良事件记录数,计算漏报数,分析比较开展安全隐患排查前后不良事件发生率与漏报率。

四、抓好长期照护细节管理

长期照护工作点多面广、琐碎复杂,存在诸多不安全因素,直接影响着护理质量,也影响着机构的社会效益和经济效益。护理安全管理重在务实,必须从小处着手抓细节,才能确保环节质量,提高终末质量。强化护理安全过程控制,强化流程管理,强化安全程序,合理配备人力资源,注重人员培训,细节考核和巡查,加强重点环节的管理,预防安全隐患,加强风险管理,与信息化结合,进行风险提醒和交接,层层落实和把关。细节管理无处不在,我们以护理核心制度执行中的细节管理来列举说明。

1. 护理交接班制度中的细节管理

(1)基本管理:接班者须提前 15min 到岗。认真交接用物,做到口头和书面交接相结合,口头要交清、书面要记清。

(2)物品管理:对于当班使用的物品、药品补充不全的(有先抢救后取药者),当班护士要填写缺失物品、药品卡片,放在相应位置,便于向下一班值班人员进行交接。

(3)特殊情况管理:严格交接昏迷患者皮肤和管道通畅情况。要求口头交清、现场看清,尤其是院前皮肤破损要在第一时间做出评估和记录。

2. 危重患者抢救工作制度的细节管理

(1)基本管理:开通急诊急救生命绿色通道,制订患者抢救工作流程,组织学习、考试,人人掌握,使患者的抢救工作规范化。

(2)急救用物的检查:值班人员提前 15min 到岗,对抢救室内的物品、药品、仪器进行全面的检查。监护电极、吸氧管、吸痰管提前与仪器连接到位。要求必须在上班时间前交接检查完毕。

(3)抢救物品药品的管理:建立无菌物品、药品有效期卡片,注明有效日期。用后及时更新。遵循左进右出的原则。对于接近有效期的物品、药品注明"近期"标识,警示大家先用近期的,如未用,应到期及时更换。

(4)参加抢救的人员职责分工:在人员充足的情况下,责任护士负责建立静脉通路、执行各种用药,主班护士协助气管插管、抽取药物、用药记录,辅助护士负责心电监护、氧气吸入、吸痰、导尿等操作。

3. 护理安全制度的细节管理

(1)自我回顾:为了完善各班职责,及时纠正不足,每班都进行下班前的自查活动。对照职责和医嘱各自回顾已完成的工作，查找不足及时完善。

（2）护理缺陷上报：鼓励非惩罚性的护理缺陷上报制度。科内进行分析总结，吸取经验教训，及时采取防范措施，防止类似的事件再次发生，达到持续改进护理质量的目的。

（3）护士长监督作用：护理质量的高低不仅取决于护理人员的素质和技术质量，更直接依赖于护理管理人员的水平和方法。护士长在科内要起到领头的作用，培养自己严谨的洞察力和超前的预见能力。无论如何忙碌，对危重患者一定要到床边查房，及时给护士指出患者容易出现的问题及护理需要注意的事项。

古人云："天下大事必作于细，天下难事必作于易"，意思是做大事必须从小事开始，天下的难事必定从容易的做起。对细节管理的重视与否直接关系到照护质量能否提高，医疗安全能否保证，以及被照护者的满意度。因此护理人员应注重每一个细节，认真、用心、细心地做好每一项护理操作。对每一个环节都应做到科学化、标准化、规范化、精细化，确实把工作做细、做准、做精，从根本上减少差错事故的发生。

五、加强不同类别、不同来源、不同场所安全问题的应对处理

为了切实有效地避免安全风险的发生，强化安全问题的应对管理，降低老年人长期照护的不良结局，将不同类型、不同来源及不同场所的安全问题应对处理措施总结如下：

（一）不同类别安全问题的应对处理

1. 老年长期照护中常见安全问题的应对处理　老年长期照护中常见的护理安全问题有跌倒、坠床、误吸、噎食、压力性损伤、烫伤、肺部感染、自伤、自杀、走失、肌肉痉挛、关节僵硬、非计划性拔管、药物相关问题等。这些问题严重威胁老年人的生命和健康安全。下面以老年人误吸与噎食的安全应对处理为例进行详细阐述：

（1）误吸与噎食的预防：首先，应该选择合适的食物，避免进食有鱼刺、骨头等误吞后容易划伤食管的食物；容易引起呛咳的汤、水类食物；容易引起吞咽困难的干食、年糕等黏性较强的食物；过冷或过热的食物；过量饮酒。对于吞咽困难的病人，给予半流质饮食，必要时可使用胃管；对于偶有呛咳的病人，合理调整饮食的种类，以细、碎、软为原则，温度适宜。可参照国际吞咽障碍食物标准倡议组织确立的 8 个连续等级（0～7 级）的吞咽障碍人士食物框架。其次，需要掌握进食的技巧：①进食方法，首要的注意事项便是病人的进食方法，是经口进食还是非经口进食。如是非经口进食，是选择插鼻饲管还是选择经皮胃造瘘术，或是选择胃肠外营养。在条件允许的情况下，请联系病人的主管医生和营养科医生一同制订病人的进食方式，不管选择哪种进食方式，需要满足两个条件，即进食的安全性和营养的需求。如果基于以上评估仍不能确定，需进一步行仪器评估诊断。②进食或喂食时间和速度，如果病人能自行进食，则鼓励病人自己动手。在此过程中，要密切观察病人进食速度或照顾者的喂食速度，如出现进食喂食速度过快、一口未吞干净便开始下一口或边吞边咳嗽等，则提醒病人或照顾者减慢速度。也有出现病人的进食或者照顾者的喂食速度过慢的情况，这种情况不能给病人足够的刺激从而影响其顺利地完成进食，且间隔时间过长容易导致病人疲劳。如病人不能领会，则以合适的速度给病人喂食示范。对于留置鼻胃管或鼻空肠管、胃造瘘等的病人，喂食速度不可过快，喂食次数不可过于频繁和集中，应少食多餐；在喂食前，回抽出胃残余量并弃去。③进食或喂食用具及其他餐具，吞咽评估也与进食或喂食用具及其他餐具密切相关，不同病种病人可选择的用具及其他餐具也各有不同，应注意杯子、吸管和勺子的选择。如舌癌舌切除后病人饮水，不宜选择吸管，而应选择杯子，宜选择长柄勺喂固体，这样可将食物直接放在舌根处。勺子的大小也很关键，张口困难的病人不宜使用大尺寸的勺子，宜使用小尺寸短柄。非经口进食的肠内营养患者，要注意管道的护理和定期更换，每次喂食前常规检查管道是否在胃内。④食物质地和分量，用一茶匙(5ml)液体评估老年人吞咽功能是较普遍的做法。在视频透视吞咽检查程序中，甚至主张用更小的量(2～5ml)，如果是固体(各种不同稠度)通常也从一茶匙(5ml)开始，同时老年人进食或喂食的过程中要根据实际情况随时调整食物质地和分量。如病人已经经口饮水数月，目前只是吞咽固体困难，则应重点调整固体的稠度以及合适的分量。如给病人食用一块小蛋糕时，其张口幅度很小，一边吃一边从嘴角漏出，则可能是由于鼻咽癌病人张口困难，也可能是由于认知障碍病人的注意力问题所致。应一方面思考引起这些问题的原因，找出相应的对策，另一方面调整蛋糕的分量，还应仔细询问病人及照顾人员之前的进食或喂食分量，并据此准备进食或喂食评估的分量。⑤代偿性吞咽策略，根据之前的评估部分预判病人可能存在的生理异常，从而在进食评估中有选择地改变进食姿势，以便更明确其生理异常部位及原因。如针对可能存在梨状窦残留的病人，病人进食后头部向左转及向右转，这样可将该侧梨状窦的残留物挤出咽部。针对可能存在会厌谷残留的病人，可以指导病人做下巴上抬动作，并维持数秒，这样可使舌根向后挤压会厌谷的残留物。代偿性吞咽策略同时也是治疗策略，可参考相关书籍的治疗部分的内容。另外，也可将增加口腔感知觉的技巧运用到进食评估中，特别是对于吞咽失用症、吞咽启动延迟、口腔感觉能力下降的病人，可从味觉、触觉、温度觉等着手，如使用冰和酸的刺激，用金属勺喂食时给舌部施压，使用病人喜欢的甜食等。⑥保持正确的进食体位，协助患者尽量取坐位，上身前倾15°，长期卧床无力坐起者，必须床头抬高至30°以上再喂食，进食30min后再放低床头。

（2）误吸与噎食的急救：急救的首要任务是打开气道，及时解除呼吸道阻塞。在喂食或鼻饲时出现呛咳现象，应立即停止进食，对于清醒病人，鼓励并辅助病人咳嗽咳痰，可用拍背法和海姆立克急救法使病人将食物咳出。对于气道梗阻的病人，及时取出梗阻物，协助医生使用负压吸引尽早吸出口咽、鼻腔及气管内食物。若病人处于严重窒息的情况下可采取紧急使用环甲膜穿刺，必要时行气管插管及气管切开术。

（3）误吸与噎食的病情观察：脑血管疾病、阿尔茨海默病病人易发生呛咳，护理时注意观察病情，警惕是否有进食呛咳的情况，以免呛咳诱发其他并发症。如病人进食时出现剧烈咳嗽、呼吸困难、欲说无声、声音嘶哑、面色苍白等表现，要高度怀疑病人发生了噎呛，立即给予现场急救。特别是服用大量药物、药物反应明显、吞咽功能差的老年病人，应纳入重点观察的对象中。慢性支气管炎、肺部感染、鼻饲病人应采取半卧位、侧卧位，防止噎呛或误吸。进食 30min 再躺下，进食后 30min 内不进行吸痰等容易诱发恶心、呕吐、反胃等的操作。定时为病人翻身、拍背，指导病人有效咳嗽，保持呼吸道通畅，从而防止误吸导致坠积性肺炎。鼻饲前确认胃管在胃内，同时检查胃管的刻度，观察胃管有无脱出、移位。老年人胃平滑肌随年龄增长而变薄或萎缩，收缩力降低，加上长期卧床，活动减少，使胃动力减弱，胃排空延迟。建议每次鼻饲的量不超过 150ml；灌注速度要缓慢。采用少量多次的方法，防止胃潴留，鼻饲注入时床头抬高 30°以上，或给病人取半坐卧位或坐位，以借重力作用防止食物反流、误吸。鼻饲后 30min 内避免翻身、吸痰等处理。

2. 特定老年人群常见安全问题的应对处理　特定老年人群的安全问题各有不同，如失能老年人关注的安全照护的重点是维护及促进其功能恢复，防止发生压力性损伤、坠床、肌肉痉挛、关节僵硬等不良事件和并发症等；而失智老年人的安全照护则包括防走失、误服、烫伤、自伤和伤人等意外事件。下面以老年期痴呆病人的安全照护为例进行详细阐述。

（1）老年期痴呆病人的日常生活护理及照料：穿着方面，衣服按穿着的先后顺序叠放；避免太多纽扣，以拉链取代纽扣，以弹性裤腰取代皮带；选择不用系带的鞋子等。每餐定时进食，最好是与其他人一起进食；食物要简单、软滑，最好切成小块；进食时，将固体和液体食物分开，以免病人不加咀嚼就把食物吞下而导致窒息；义齿必须安装正确等。睡觉之前先让病人去洗手间，可避免半夜醒来；根据病人以前的兴趣爱好，白天尽量安排病人进行一些兴趣活动,不要让病人在白天睡得过多。

（2）老年期痴呆病人的服药安全照护:①全程陪伴:失智老年人常忘记吃药、吃错药或忘记已经服过药又服用,导致服药过量,所以老年人服药时必须有人在旁陪伴,帮助病人将药全部服下,以免忘服或错服。失智老年人常不承认自己有病,或者因幻觉、多疑而认为给的是毒药,所以他们常常拒绝服药。需要耐心说服,向病人解释,可以将药研碎拌在饭中吃下。对拒绝服药的病人,一定要看着病人把药吃下,让病人张开嘴,观察是否咽下,防止病人在无人看管时将药吐掉。②观察不良反应:失智老年人服药后常无法诉说不适,要细心观察病人有何不良反应,及时报告医生,调整给药方案。③药品管理:对伴有抑郁症、幻觉和自杀倾向的失智老年人,一定要把药品管理好,放到病人拿不到或找不到的地方。

（3）提供较为固定的生活环境:尽可能避免搬家,当病人要到一个新地方时,最好能有他人陪同,直至病人熟悉了新的环境和路途。外出时最好有人陪同或佩戴写有联系人姓名和电话的卡片或手机,以助于迷路时被人送回。

（4）预防意外发生:老年失智症病人常可发生跌倒、烫伤、烧伤、误服、自伤或伤人等意外。应将老年人的日常生活用品放在其看得见、找得着的地方,减少室内物品位置的变动,地面防滑以免跌伤骨折。病人洗澡、喝水时注意水温不能太高,热水瓶应放在不易碰撞之处,以防烫伤。不要让病人单独承担家务,以免发生煤气中毒或因缺乏应急能力而导致烧伤、火灾等意外。有毒、有害物品应放入加锁的柜中,以免误服中毒。尽量减少病人的单独行动,锐器、利器应放在隐蔽处,以防痴呆老年人因不愿给家人增加负担或在抑郁、幻觉或妄想的支配下发生自我伤害或伤人。

（5）正确处理病人的激越情绪:当病人不愿配合治疗护理时,不要强迫病人,可稍待片刻,等病人情绪稳定后再进行。当病人出现暴力行为时,不要以暴还暴,保持镇定,尝试转移病人的注意,同时注意所处环境的安全,避免暴力过程中的意外伤害,找出导致暴力表现的原因,针对原因采取措施,防止类似事件再发生。如果暴力表现变频繁,应与医生商量,给予药物控制。

老年期痴呆病人的长期照护的总体目标是让老年期痴呆病人能最大限度地保持记忆力和沟通能力,提高日常生活自理能力和生活质量,减少问题行为,能较好地发挥残存功能,减轻家庭应对照顾压力。

（二）不同来源安全问题的应对处理

1. 老年人自身　人在老年期发生的意外,除了主观上难以防范,较多的则是不服老;未能适应老年期的生活方式改变,安全观念差,缺乏自我保护意识,疏忽大意。老年人自身应增强安全意识,在日常生活中注意安全问题的应对防范。

（1）走路:老年人步行时须注意避开拥挤闹市和狭窄马路,尽量错开上下班高峰等,不在交通繁忙时外出;走路时留心路面情况,防止滑跌或被障碍物绊倒;尽量走熟路;去闹市、陌生地方和路途遥远时应有人陪伴;刮风、下雨、下雪、浓雾等恶劣天气不出门;高龄老年人最好备根手杖,作为支撑,过马路时一定要走人行横道并且按照交通指示灯通过马路,不在马路中央停留,需要注意来往车辆;近年有过跌倒史、脑部疾病或下肢功能障碍的患者,在家属陪同下使用轮椅外出。

（2）乘车:尽量避免乘车高峰时间乘车;上车时,若拥挤,不强挤上车;上车后,尽快坐下,如无座位,要抓住扶杆、立柱或抓圈,以防急刹车时的碰撞;下车时,要等车停稳再下车;高龄老年人乘车时要有人陪伴。

（3）摸黑:老年人多勤俭,晚上不做事,不看书,总要熄灯。特别是入睡以后,便溺、喝水情愿摸黑行动。有些摔跌事故就是由此发生。为了确保安全,应养成夜间开灯下床的习惯;如不愿开灯,下床时,先在床沿稍坐片刻,待头脑清醒后再下床;家人不要随意改变老年人居室的家具摆设位置,更不能在地上留下障碍物,以免老年人行动时磕碰;可备手电筒放置枕下,供夜间使用。

（4）洗澡:洗澡也是老年人发生意外伤害的一个重要因素,

如晕厥、滑倒等。每次入浴，时间不宜太长，如感头晕、气憋要立即结束；最好洗淋浴，淋浴时穿防滑拖鞋，衣物和洗浴用品放置易取位置；水温适宜，以免蒸气弥漫，导致晕眩；四肢乏力者须家属协助沐浴或选择擦浴；高龄老年人的沐浴时间宜选择在家中有人时进行，浴室门尽量不反锁，避免独自一个人在家时沐浴；避免服药后或饭后立马洗澡，应休息半小时至1小时后进行；寒冷季节洗澡注意调高室温，避免受寒着凉。

2. **长期照护工作者**　长期照护工作者包括家庭内部的照顾者、专业的医生、保健人员、护理员、临床支持人员、社会工作者等。针对长期照护工作者相关的安全问题最有效的措施就是培养专业化、高素质的长期照护者，同时，要重视对家庭和机构中正式或非正式照护者的支持。

（1）培养专业化的长期照护人才队伍：老年人的长期照护不仅仅是简单的生活照料，还需要专业的健康指导、心理护理、康复锻炼等，这就要求照护者具备足够的专业知识和技能。但目前，无论是家庭照护者、护理人员还是养老护理员，其数量和质量与繁杂的护理任务间存在显著矛盾，长期照护的专业性有待提高。调查显示，当前养老服务行业中的专业护理人员数量匮乏，资质良莠不齐，供需严重失衡。因此，培养充足的、专业的老年长期照护人才是当务之急。以脑卒中吞咽功能障碍主要照顾者照护技能培训为例。吞咽功能障碍是脑卒中疾病最常见的并发症，占脑卒中病人的28%～67%。病人常表现为进食困难、饮水呛咳、误吸等，如不得到及时缓解会导致营养不良、吸入性肺炎、窒息甚至危及生命，严重影响脑卒中疾病的康复，增加病死率。目前促进吞咽功能恢复的最佳方法是进行科学、专业的康复训练。住院期间病人经过治疗和康复训练，吞咽障碍能在一定程度上得到改善，但是出院后病人还需在家持续康复，这就需要主要照顾者协助进行。研究发现，主要照顾者是否接受过相关内容的培训对病人家庭康复质量与效果有着明显的影响。因此，脑卒中吞咽障碍病人的主要照顾者有必要学会如何正确照护病人以及协助病人进行科学的康复训练。

（2）建立照护者支持模式：研究发现，长期照护者经常经历负面的生理、心理、情感、社会支持及经济的困扰。这些负面困扰造成的结果主要包括与原有生活的隔离、责任感的急增、失业、抑郁、身体功能下降、经济紧张、沉重的负担与压力，如果任其发展，会降低照护者及被照护者的生活质量、满意度，增加家庭其他成员及社会的负担。因此，关注居家照护者身心健康，给予及时技术和社会支持尤为必要。然而，社会越来越重视给予长期照护者足够支持，但是具体实践时支持措施难以到位。下面以阿尔茨海默病（Alzheimer's disease，AD）患者居家照护支持模式举例说明：①安排定期的家庭访视。专业医护人员对痴呆患者的家庭照护进行随访协助已证实是行之有效的社会系统支持方式之一。包括给予照护者或家人应对痴呆病情变化的合理策略、提供居家环境安全管理建议等。②社区服务。目前国内外以社区为单位对AD患者的家庭进行协助也是应对居家照护负担的支持方式之一。成立社区居家护理小组，由主治医师和护士组成，对阿尔茨海默病患者的照护者提供相关知识培训课程，对每例入组的患者建立护理档案，每月电话回访1次，每季度入户随访1次。这样不但能延缓患者的病情发展，并且照护者经过培训，更好地掌握了阿尔茨海默病患者居家护理的知识和相关技能，减少了阿尔茨海默病患者的住院次数，减轻了家庭经济负担。社区护士深入患者家中进行照护支持对患者及家属的指导意义重大，不仅可保证患者康复训练的连贯执行，也可对照顾者和患者提供必要的情感支持和心理干预，培养照顾者的良好心境和照顾信心，进而确保AD患者长期居家照护的顺利实施。但是，当前国内的社区由于医疗器械、设备等硬件条件的不足和非专业人员知识与技术的局限，以及政府投入落实不到位、多渠道补偿机制尚未建立等问题，可能无法满足患者疾病急性发作时的救治需要和长期照护功能的实施。因此，建立健全社区照护体系，完善社区医疗软硬件设施，提升照护人员的专业水平，应是积极开展社区照护服务须考虑的重要问题。③情绪干预。家庭护理可使阿尔茨海默病患者无论心理还是疾病方面都能在良好的环境里得到最大的恢复。但长期居家照护的同时会增加照护者身体和精神负重，不仅影响照护者自身的生存质量，也会降低对患者的照护质量。有学者指出，音乐疗法能在一定程度上缓解照护者由于长期照护患者而引起的不良情绪和身体不适，使照护者能及时调整自己，以便更好地继续从事照护工作。因此，为阿尔茨海默病患者的照护者进行适度的心理和行为干预，提供与照护相关的支持和帮助，在缓解其精神压力和身体负担的同时，间接提升了对患者的照护质量。④经济压力应对。在我国，阿尔茨海默病患者医疗费用没有特殊的医疗支持来源。期待建立多层次社会保障体系，同时应注重发挥商业保险的补充作用，以提高老龄人口的生存质量。

3. **环境**　由不良环境引起的诸多问题已成为威胁老年人群健康的重要公共现象且影响愈发显著。有研究显示，不安全的环境对老年人造成的不良影响以跌倒最常见；除跌倒外，不良环境影响老年人的生活质量，如降低生活满意度、主观幸福感及睡眠质量等。

（1）构建老年友善大环境：WHO 通过对全球 33 个城市及其老年人的研究，于 2007 年提出"老年友善城市和社区"（age-friendly cities and communities）理念，指出老年友善社区对居住和生活在社区中老年人具有重要意义，是应对人口老龄化的有效途径。WHO 的老年友善城市和社区建设理论其内涵可表述为：基于尊重和社会包容，借助战略和持续行动，并通过最优化社区的物理环境、社会环境以及支持性的基础设施以促进积极老龄化的过程。根据"老年友善城市指南"（global age-friendly cities: a guide），老年友善社区建设涉及八大主题，即户外空间与建筑（outdoor spaces and buildings）、交通（transportation）、住房（housing）、社区支持与卫生保健服务（community support and health servicse）、交流和信息（communication and information）、社会参与（social participate）、尊重与社会包容（respect and social inclusion）、市民参与和就业（civic participation and employment）。这些主题分别指向社会生活的不同方面，涉及老年人生活息息相关的各个领域。简言之，老年友善社区建设理论，是以满足老年人需求为第一要义，从经济、政治、文化和社会等层面提出构建以社会保障为基础全面推进养老、敬老、爱老的社区建设，旨在营造适宜老年人生活的社会环境，提升生活品质与尊严，提高老年人的健康水平。

（2）推进适老化改造与建设：不仅是老年人自身，包括照护者也对环境安全的认识不足。分析其原因一方面与老年人自身对居家环境安全的重视度不高有关，另一方面与宣传教育较少、环境干预不到位等有关。需要将居家环境安全评估真正落实到日常家访工作之中，通过评估发现老年人居家环境中存在的不安全项目，告知这些不安全项目可能对其造成的危害；此外，可采取社区集体宣教、视频播放宣传、发放居家环境安全相关手册等形式或者针对重点老年人进行单独教育等方式加强居家环境安全的指导与宣传，通过此类有效方式来提高老年人对于居家环境安全的重视度，进而逐步过渡到适老化改造方面，提高老年人对居家环境适老化改造的认知水平。

（三）不同场所安全问题的应对处理

1. **居家**　对于居家照护应关注的重点是给予家庭照护者支持，提高老年照护质量，降低照护者负担。

（1）加强培训：通过开展照护知识和技能讲座、医护人员对照护者进行面对面指导、提供相关照护知识和技能视频资料、分享家庭照护经验等形式，给予照护者知识和照顾技能的支持，提高其照护知识和技能水平，缓解照顾负担。

（2）注重心理健康：居家照护的主体是家庭照顾者，照顾者心理状态和情绪反应会直接影响老年人家庭照护质量。照顾者作为家庭的一员，协调好个人成长发展与照顾失能老年人之间的关系至关重要，正确处理照顾者的角色冲突，重视自身的成长与发展。社区工作人员进行家庭访视应充分关注照顾者的心理状态及情绪反应，为其提供相应的帮助，指导照顾者寻求专业的心理健康服务。

（3）完善照护体系：成立以社区为基础的照顾机构，整合公益性社会服务团体，建立老年人的长期照护体系，根据老年人的具体情况，制订不同的照顾方式，降低家庭照顾者的照顾强度，缓解照顾负担。

（4）提供智能照护支持：通过在老年人家中安装网络居家照护设备、SOS呼叫跌倒与报警定位等，实现远程监控和管理。如老年人意外跌倒后，呼叫中心和老年人家属就会立即收到报警，相关救助可及时跟进。这种"互联网＋养老"新模式，不仅仅局限于正常老年人群的养老所用，更可为居家养老的家庭带来新的便利和有效管理。在当今"互联网＋"的信息迸发时代，深度利用网络工具优势，创新地将网络与长期照护工作结合起来，值得我们积极探索。

（5）构建符合我国国情的长期照护保险制度：提供多种形式的经济支持和帮助，缓解家庭照顾者因照顾失能老年人造成的经济负担和压力。

目前，我国老年长期照护的机构数量较少、收费较高，大力发展专业化服务养老机构为失能老年人提供照顾，减轻照顾者及整个家庭的负担，提高照护质量。

2. **社区** 社区老年照护安全问题的应对应从安全环境构建与安全服务储备两方面着手。

（1）社区安全环境构建：社区安全环境是指为实现社区居家养老而构建的区域性安全环境。老年人社区居家养老安全环境包括硬件环境和软件环境两方面。硬件环境是建立在物质基础上的实体环境，包括建筑、设备和配套设施等。软件环境是以人文关怀为基础的服务环境，包括社区服务和安全管理。对居家养老的老年人而言，包括医疗、护理、康复乃至安宁疗护等服务。社区居家养老的安全环境是养老的配套基础，是实现居家养老和社区服务的人文基础和物质平台。①通行安全环境构建：社区居家养老的安全环境，应充分考虑到老年人对于安全、适用、便利等要求。在社区布局规划方面，住宅楼出入口不直接连接马路，应保持一段过渡距离，避免老年人在出门时发生交通危险。在社区安全通行环境的构建中,道路系统尽可能采取人车分流模式,以营造小区内居民活动的安全环境。人车分流可减少机动车的噪声干扰,创造安静的居住环境。针对老年人对散步的偏好,应在设计中增强步行系统的设计,使其满足老年人健身、锻炼的需求。光线昏暗的过道或者楼梯间,应合理增加照明系统,避免老年人晚间出行发生危险。②安全防护设施:社区环境的安全设施为老年人的居家养老生活提供便利,应强调使用者的安全性和便利性。在社区公共活动区域,应采取多种建筑构造措施和设施设备实现无障碍生活,适应社区养老的老年人各阶段生理、心理功能需求。尽管老年人对设施使用频率存在个体差异,但安全设施应当配套建好,成为支持老年人生活的硬件基础设施。社区安全设施主要为老年人步行安全提供设施保障,包括辅助扶手和防护栏杆。辅助扶手可为老年人行走提供安全保障,在老年人需要搭把手时能够提供支持。在高差变化的地方和通道、走廊等长距离步行空间设置步行辅助扶手。坡道和楼梯应设置两侧连续扶手,方便老年人从坡段到休息平台持续使用。步行辅助扶手的手握面高度距地面850mm为宜,扶手面层应为冬夏皆宜的柔性非导热材质。当通道或坡道处于高差较为陡峭的地点时,应设实体防护栏杆并加扶手。栏杆高度应防止老年人意外跌落,高度为1 200mm较为适宜。③安全疏散设施:安全疏散设施解决应急条件下满足老年人行走特点的疏散设施,包括步行台阶设置和增强通行辨识性。步行台阶为老年人行走提供便利,应设置合理的安全高度和宽度。经过对老年人行走特点的调查,并结合老年人在室外对台阶的使用特点,确定合适的台阶高度为130mm,踏面宽度为300mm。这样老年人使用室外台阶时,行走较为适宜,台阶也可作为室外休憩之处。相对而言,老年人视力衰减较多,对物体细部的辨识能力较弱,需要在走道、转角等光线昏暗处设置长亮照明灯,以增强行走辨识性和安全性。现代建筑环境常采用光面硬质铺装,但不利于视看的均匀性,易带来安全隐患。为减少表面眩光,老年人常使用的公共区域地板面层应采用亚光面层。④安全救助设施：结合智能楼宇系统，综合设置可设对讲、报警呼叫等系统，便于老年人独处时安全防护与救助。报警呼叫装置应同社区物管中心相连，便于及时呼叫和提供快速救援。配备特殊的消防逃生设施，在疏散楼梯间内，结合消防设施配备简要的保险绳、简易防烟面具等，从而使老年人在紧急、危险的情况下能够得到及时救助和逃生。公共区域的电源开关、插座分高低两排设置，高排插孔高度在850mm左右，低排插孔高度与轮椅脚踏高度相当，在250mm左右，并设开关带保护盒，防止触电。电源开关、插座应采用宽体开关，并附带指示灯，便于老年人识别使用。老年人若以轮椅出行，在电梯轿厢空间允许的情况下，应设置水平向底排楼层按键，便于乘轮椅的老年人使用。⑤卫生安全环境：注重社区内的公共卫生环境，增设公共卫生间，使老年人在社区内活动时如厕盥洗方便。厕所应易于识别，标识醒目，引导明确，从而减少老年人内急时寻找卫生间的紧张情绪，有利于老年人户外活动。厕所内的阀门开关等器具应尽量采用可自动调温的恒温式水龙头，阀门开关控制方式应采用杠杆式或感应式，便于省力操作。卫生间内应设置一定数量的坐便器，以方便无法使用蹲厕的老年人。此外，卫生间应安装救助警报装置。

（2）社区安全服务储备：在安全的社区环境中养老，除了硬件方面的基础设施外，还应加强软件方面的救助服务构建，建立安全服务能力储备。社区居家养老的应急救助对象主要是老年人，也包括其他人群。提供安全救助服务的主要是物业服务人员，也包括社区居民，养老服务志愿者和非营利性机构人员。安全救助服务实际上是社会成员间的互助行为，也是社区安全软件环境的应用方式。应通过安全演练、应急疏散和救助服务增强社区安全救助力量的能力，在日常生活中储备服务能力。安全服务储备行为指为实现社区居家养老，对人身安全、疏散避险和应急救助等方面采取多种预防性措施的活动。①完善储备内容，建立基本储备：为应对地震、风雪和应急避险等安全威胁和解决停水、停电等临时性应急情况，社区应建立"基本储备"。这种储备主要是"基本储备"，即解决应急避险所需要的基础性保障物资，日常存放于物业管理部门。社区安全服务正是依托于基本储备，在应急服务时能够调用基本保障物资。基本储备主要包括照明物品、应急药品和抗灾物资。照明物资包括蜡烛、手电筒，应急药品包括消炎止血药品、灭蚊蝇药和口罩等，抗灾物资主要是铁锹、镐头、防水布、麻袋。社区的基本储备物资均为体积小、重量轻、便于存放和居民不常备的物资，储存时不占用太多空间，可放置于社区物业办公室。对于像瓶装水等必要的应急物资，可以依托社区的超市等商业设施实现动态储存，解决基本应急需求即可。若社区安全服务不能解决应急需求，则需要动员外力协助。②更新储备形式，实现能力储备：社区养老安全服务是在建筑设施基础上的人文关怀服务，是社区安全软件环境的重要组成部分。养老安全服务能力储备是一种没有实体的物质形态的技能储备，储备方式依托服务力量而存在。这种能力储备贯穿于社区服务之中，服务对象和服务提供者可能相互转换，其能力在多次实施过程中持续发展和保留。如消防救助能力储备，是在社区消防设施基础上的软能力。在硬件环境方面，社区居家养老不仅居住建筑应满足防火设计，还应完善社区公共区域的消防设施，包括火灾报警系统、灭火设施和消防器材等。在软件环境方面，消防管理工作也非常重要。消防能力储备包括日常性的防火巡查管理、对老年人和社区居民的消防常识教育、社区物业防灾预案的制订和完善，以及定期开展防火、灭火训练和消防演习等。有效的日常消防管理和定期的消防及避难演练能够有效减少火灾的风险。③丰富储备渠道，实现共同储备：社区安全服务对人身安全、疏散避险和应急救助等方面提供多种预防性措施，弥补个人居家养老的短板，从而实现社区居家养老。故而应创新安全服务的储备渠道，推动引导性的储备政策，实现个人与社区共参与、平时与应急相结合的"共同储备"。比如应急医疗救助时，需要及时发现救助对象，尽快提供应急药物，争取急救时间，某些应急药品可以在社区内药店统筹获得，也可由他人主动提供。对于这些药品信息应依托现代信息技术,在社区医疗服务设施中建立数据,通过社区安全服务确定救助对象需要信息,并调用药店储备或征借个人备药以提供支援。当救助服务完成后,应加倍补偿药品提供者,促进安全救助服务的持续发展。

3. **医养护机构** 老年人从医院出院后,通常需要进入长期照护机构。然而,目前对于长期照护机构中的安全问题重视还不够,因此,患者安全研究领域应该检测和解决长期照护机构中面临的安全问题。预防长期照护中的不良事件是常见措施。这些危害主要发生在老年患者中,包括用药错误、医疗相关感染、谵妄、跌倒和压力性损伤。关于长期照护人群的研究中发现,药物不良事件是不良事件的主要类型。原因除了患者复杂的病情外,需要注意的是电子医嘱及其他医疗安全策略在技术型护理机构中的执行远不及医院普遍。医疗相关感染,特别是导管相关性尿路感染也是长期照护中的常见问题。对于不良事件的管理除了提倡无惩罚的上报制度,同时应该重视不良事件的根本原因分析以及重大事件稽查。

建立一种健康的安全文化对减少患者伤害是至关重要的。然而,与医院的急诊、门诊相比,安全文化在长期照护机构是比较匮乏的。文化是一种无形的力量,影响着人的思维方法和行为方式。相对于提高设备设施安全标准和强制性安全制度规程来讲,安全文化建设是事故预防的一种"软"力量,是一种人性化管理手段。通过设立安全目标,建立标准的行为规范和程序,实施安全行为激励,安全信息传播和沟通,自主学习与改进,强调安全参与性,重视审核与评估等;构建机构内的安全文化。提高长期照护机构的安全管理水平,需要对患者面临的安全问题进行研究,教育和培训长期照护机构中的卫生保健人员,系统干预增进照护协作,以及激励长期照护机构优先考虑患者安全等。

老年长期照护的日常安全管理策略包含诸多方面,营造照护的安全氛围,健全照护的安全管理体系,进行风险评估预警,加强安全培训和教育,应用安全技术,进行安全事件的分析改进;其目的就是实现安全照护的目标。

第九章

老年长期照护中外部环境的安全管理对策

【导读】

老年长期照护的外部环境涵盖政府、行业组织、医疗及养老机构、社区及家庭等多个层面。需要从政策制度支持、资源信息互通、技术理念创新以及构建友好环境、开展人员培训、建立安全预警、实施有效沟通等多方面实施安全管理对策。

本章将介绍老年长期照护安全管理在政府及行业层面、机构及居家层面的安全管理对策。

当前,我国老年人口内部结构和外在环境呈现出新特点、新趋势。其一,老年人口数量和比重不断增加,社会抚养负担日益加重。其二,高龄老年人口比重快速上升,健康余寿长度不容乐观。统计及预测显示,到2050年,我国80岁及以上老年人占老年人口的比例将达到23.2%;同时,我国老年人在60岁以后的余寿中,有近4/5的时间是带病生存,老年人失能和半失能的风险增加,老年长期照护的负担和风险亦逐步增加。随着老龄化的加剧,国家对养老事业和老年长期照护产业也越来越重视。我国的老年长期照护服务在20世纪末有了一定的发展。上海、广州、北京和青岛等较发达城市建立了具有一定规模的老年护理院和养老院等服务机构,引领了我国老年长期照护服务事业的发展。科学梳理政府及行业层面、机构及居家层面等在老年长期照护中的安全管理对策尤为重要。

第一节　政府及行业层面的安全管理对策

老年人是社会的重要组成部分。保障老年人的合法权益，让老年人享受到安全、有尊严的照护服务，是全社会的责任。老龄化问题涉及政治、经济、文化和社会生活各个领域。政府在人口老龄化中的责任体现在多方面。一是规划职责。政府应将老年事业纳入国民经济、社会发展规划和年度计划，逐步加大对老年事业的投入，使老年事业与经济、社会协调发展。二是主导职责。各级政府应该积极主导老龄工作机构的建设，并明确老龄工作机构联系、协调、检查、监督的职责，以开展老龄工作。三是保障职责。政府各职能部门根据职责分工做好老年人权益保障工作，维护和实现老年人的合法权益。四是兴办职责。建设老年服务设施是社会主义市场经济和人口老龄化、家庭小型化发展的必然需求，满足老年人生活、安全、健康需要，政府应加快老年服务设施建设。

中国老年服务政策体系的构建和完善还需要相关行业组织与专门机构的推动。由专业的老龄组织与专门机构推动老年服务政策的制订和实施。中国早在 1982 年就成立了中国老龄问题全国委员会，又在 1986 年成立了中国老年学会，1989 年成立了中国老龄科学研究中心，1999 年成立了全国老龄工作委员会。这些组织与机构的设立，为制订老年服务事业的中长期发展规划，推动老年服务相关政策的陆续出台提供了必要的组织保障。如 1994 年全国老龄委联合财政部、民政部等部门出台了《中国老龄工作七年发展纲要（1994-2000 年）》，这标志着中国老龄事业步入了有计划的发展轨道。2000 年以后，有关老年服务政策的频频出台和政府财政支持力度的不断增大，既与我国人口老龄化的形势日趋严重，老年服务供需矛盾日趋紧张有关，也与这些专业组织和专门机构的大力推动有着密不可分的关系。

一、政策制度支持

进入老龄化社会以来，世界各国政府都出台了一系列有关老年长期照护的政策制度，这些政策制度对推动老年服务事业的发展，维护家庭稳定和代际和谐，实现社会稳定发展起到了重要作用。

1996年，国家颁布《中华人民共和国老年人权益保障法》（2018年再次修订），从法规层面保障老年人合法权益不受侵害。2000年，国家发布了《中共中央、国务院关于加强老龄工作的决定》，自此，各级政府对老年服务事业的重视程度明显提高，老年服务政策出台的频率明显加快，财政支持老年服务事业的力度明显增强，初步确立了以法律为纲领、国务院政策文件为基础、部门专项政策和标准为支撑的老年长期照护政策制度体系。2016年，中共中央、国务院印发了《"健康中国2030"规划纲要》，规划中提出，要为老年人提供治疗期住院、康复期护理、稳定期生活照料、安宁疗护一体化的健康和养老服务。2018年，党和国家机构改革中，组建了国家卫生健康委员会，全国老龄工作委员会的日常工作也交由国家卫生健康委承担，并设立了老龄健康司，建立和完善老年健康服务体系成为了国家卫生健康委员会的新增职责之一。为解决老年健康服务体系不健全，有效供给不足，发展不平衡、不充分的问题。2019年国家卫生健康委联合国家发展改革委等8部门印发了《关于建立完善老年健康服务体系的指导意见》，这是我国第一个关于老年健康服务体系的指导性文件，对加强我国老年健康服务体系建设，提高老年人健康水平，推动实现健康老龄化具有重要的里程碑意义。

在老年长期照护方面，政府和行业机构也逐步进行了政策制度的规范，主要体现在推动养老服务标准化建设方面。2017年，民政部制定出台了《养老机构服务质量基本规范》，这是养老机构服务质量管理首个国家标准，划出了全国养老机构服务质量的"基准线"；2019年，出台了《养老机构等级划分与评定》

（GB/T 37276-2018）确定了全国养老机构服务质量"等级线"，同年还颁布了《养老机构服务安全基本规范》（GB38600-2019），这是我国养老服务领域第一项强制性国家标准，明确了养老机构服务安全"红线"；2020年7月，民政部等6部门联合印发《关于规范养老机构服务行为做好服务纠纷处理工作的意见》；11月，《养老机构管理办法》修订实施，初步建立起养老服务综合监管制度。这些政策、制度、规范、标准等的颁布，为推进老年工作，聚焦老年患者服务需求，提高老年人健康水平和安全保障提供了指引。

二、资源信息互通

老年长期照护的资源可分为有形资源和无形资源。有形资源有人力资源、物力资源、财力资源等。无形资源包括政府资源、社会资源、管理者才能等。老年长期照护的信息包括老年人健康信息、服务资源信息、医疗康复信息和管理信息等。

目前老年长期照护行业内普遍存在基础设施资源、医疗资源、人力资源的建设配置不合理，信息协同不畅的现象；资源配置亟待优化，资源利用率有待提高，需要依托政府及行业层面主导，实现养老资源共享，推动养老信息协同。

（一）以政府为主导，加强顶层设计

1. 统筹规划，合理布局资源 个人、社团和组织对资源的享有在很大程度上依赖于国家的分配政策，区域间经济发展不平衡，资源享有会产生一定差异，保护弱势一方需要国家的特殊优惠政策。政府需在宏观方面做好规划设计，在资源配置过程中坚持公办公营机构负责福利保障性托底养老问题，社会办养老机构主要以市场服务满足多样性养老需求为总体原则，适当调整各地区间资源分配，结合保障型与普惠型资源的提供，不断推进发展。

2. 加大投入，拓宽财政资源 政府部门应根据承担福利程度匹配支持资源，加大对养老事业的投入和扶持力度，将老年长期照护纳入政府年度财政预算，加大对养老机构的拨款。同时,调动各方资源参与机构养老建设与管理,以形成资源共享新局面。从国际经验看,老年照护服务需要政府资源、社会资源和家庭资源的有机整合。从我国的情况看,重点是如何调动社会资源。因此,要充分利用市场机制,撬动能够让更多社会资源进入老年照护服务领域的杠杆。

3. **明确职责,落实政策资源** 明确政府相关部门落实优惠政策的职责,进一步完善各项支持养老事业的政策措施。全面落实养老服务和机构的建设补贴、运营补贴,用地、用水、用电优惠和其他各项优惠政策,并制订不落实政策的相关处理办法。扶持民办养老机构,给予一定的政策倾斜,并实行严格的行业管理标准,在保证了优质资源进入机构养老领域的同时,保证其提供安全可靠的服务,引导民办养老机构的发展。政府主导推动养老服务工作的健康发展,切实加强养老机构的专业化管理,积极发展养老服务业,建立和健全机构管理、资源管理相关政策,推进养老服务工作的健康发展。

4. **加强监管,发挥政府作用** 加强政府的监管,设立相对完善的养老资源准入制度,能使进入养老服务的养老资源合法合规,如一些消防器材、老年用品等资源等。另外,政府通过监督养老机构的基础设施建设,保障入住老年人最基本的需求与权益。政府制定对养老机构的扶持政策,从养老服务机构明确划分,从税收和收费方面严格把关,有利于养老服务机构的不断发展及完善,进一步促进机构养老资源的优化配置。政府要建立严格的资质评估机制,设立明确的行业准入标准,明确评审认证机构,对养老机构实行资质评估和资格年审。通过明确规范的资质评估和资格年审机制,来推动养老服务行业高水平、高质量地发展。

(二)加强人力资源队伍建设

人才资源是第一资源。入住养老机构的老年人,大部分生活自理方面需要他人协助,甚至是患各种疾病的,因此就要求护理人员服务的专业性,并应该考虑储备未来养老所需人力资源。

1. 提高工作人员整体素质　目前老年长期照护机构工作人员素质不高、结构不合理是人力资源最主要的问题。养老机构工作人员，尤其是护理人员专业素质的高低，直接影响到我国老年长期照护事业的发展。养老服务是一项专业性比较强的工作，必须加大对服务人员的专业化和职业化建设，这就需要对养老机构各类人员进行培训。医疗资源是当前老年长期照护需求较多的一种资源，老年人由于各种疾病缠身，因此对医护人员的需求较大，需要增加执业医生和护士人数，来满足治疗和护理需求。

2. 提升管理者才能　针对目前养老机构管理人员年龄大、学历低的情况，政府相关部门或者非营利性组织多提供一些学习交流的机会给养老机构的负责人，尤其是民办养老机构的负责人，提升机构负责人的管理能力。管理队伍可以引入竞争机制，吸引年轻的专业人才进入。同时，应该对养老机构的管理者资质进行审定，以提高管理者队伍的质量。

3. 完善人才激励措施　工资待遇低、劳动强度大是养老护理职业缺乏吸引力的主要原因。很多民办养老机构工资支付制度不规范，护理人员工资低、待遇差。福利待遇具有强大的导向和驱动作用，良好的福利待遇则能够吸引社会人才。养老机构尤其是民办养老机构应该结合自身发展情况给养老护理人员以合理的薪资待遇，尽可能为养老护理人员提供相应的保障，并注重吸收专业技能较高的年轻人，使养老服务者得到社会的认可和尊重。

（三）重视无形资源的积累

根据调查显示，养老和老年长期照护存在着获得的社会资源不足或不规范等情况。当今社会上有很多的爱心人士愿意奉献财物、时间、精力去促进社会福利化的发展。政府相关部门或者一些非营利组织可以对这些爱心人士进行统一的登记、培训，让奉献更加规范化。法律资源是老年长期照护行业非常匮乏的资源，政府应该建立健全相关法律法规体系，增强法律意识，相关部门定期为提供一定的法律援助服务，保障老年人权益。随着时代的发展,新时期的各种资源非常多,能优化利用的也不在少数。例如,有些照护机构的规模太小,提供个性化营养配餐成本太高,可以考虑引入当前外卖的形式,与优质的外卖公司合作,既解决了机构的餐饮资源不足问题,也能让外卖公司获益。互联网资源是当前社会发展非常重要的资源。日新月异的网络信息技术的发展使养老产业正步入智慧养老的新时代,信息技术的运用对提高老年长期照护服务质量和服务效率有重要意义。老年人既是老年长期照护的服务对象,也是老年长期照护服务的参加者、组织者,由老年人自己组织起来,开展各种活动,相互服务,使得老年人能够老有所为,既通过集体的活动得到精神上的满足,获得生活的乐趣,又可以解决生活服务和精神具体的困难。另外,精神资源的获得是老年人晚年生活的主要方面,让离开家的老年人享受多姿多彩的晚年生活要注重老年人精神资源的获得。故老年人和机构都应该多与入住老年人亲属交流,这也是为老年人提供更加个性化服务的基础。让入住老年人亲属多看望老年人,不仅能缓解养老机构精神资源紧缺,还能让老年人在情感上得到最大的满足。充分利用媒体资源,加大主流媒体的宣传,倡导全社会优待老年人,弘扬中华民族敬老、爱老、助老的美德。

（四）积极探索老年长期照护新模式

1. 医养结合模式　有规模的养老机构可以设立专门的医疗部门甚至小型医疗机构,配备专业的医疗设备和医护人员;有条件的养老机构通过与距离较近的医疗机构进行合作的方式,建立养老机构病人绿色通道,一旦养老机构中老年人突发疾病,能够快速便捷地送到医疗机构;同时,也可以在老年长期照护机构中配备一部分中医保健师和健康管理师,以满足老年人的健康需求。

2. 连锁经营模式　照护机构的连锁经营能更好地发挥规模效应,提高机构整体水平,积累社会公信力,充分利用机构资源,使机构资源得到共享。连锁经营模式可以使机构更好地融资,获得更多的社会资源,并且更容易形成品牌效应。一些经营不善或者小型化的机构可以通过加盟获得更丰富的养老服务资源,从而规范管理,给老年人提供更加优质的服务。连锁机构还可以辐射到社区,为部分老年人提供上门服务,使资源利用最大化。

3. 区域资源共享　鼓励和引导区域内老年长期照护机构成立协会或者联盟,例如京津冀养老服务协会,苏浙沪养老服务业联盟等,让各机构能进行交流,资源共享。机构之间,形成帮带形式,开办成功、经营优秀的机构帮助新起步或经营不太好的机构,给他们提供相关资源,如人力资源、培训资源、质量可靠的老年用品供应商等。有效地整合资源,让养老资源得到优化利用,取得"1+1 > 2"的效果。

三、技术理念创新

(一)老年长期照护技术创新

老年长期照护技术创新是解决老龄社会诸多问题的重要途径,依靠养老科技创新和新兴技术应对人口老龄化越来越成为世界各国普遍关注的议题。

我国老年长期照护依托技术创新,主要集中在三大领域。一是老年医学学科建设,支持老年健康相关预防、诊断、治疗技术创新等。二是老年健康相关科研工作。研发综合防治适宜技术、指南和规范等。三是智慧健康养老服务。利用现有健康、养老等信息平台,对接各级医疗卫生及养老服务资源,打造覆盖家庭、社区和机构的智慧健康养老服务网络。研发家庭照护、安防监控、情感陪护等智能服务机器人,大力发展健康管理、检测监测、健康服务、智能康复辅具等智慧健康养老产品和服务。2019 年美国发布的《Emerging Technologies to Support an Aging Population》报告中指出,养老科技的 6 大新兴技术领域,分别为独立生活能力、老年人认知、交流与社会连接、个人移动、交通运输、医疗保健条件等。

政府及行业层面应积极引导并规范科技创新。第一,在宏观经济政策上做好顶层设计,准确把握人口老龄化带来的市场需求新变化与产业结构升级新动力,重点扶持老年人普遍需求的养老服务业,鼓励竞争性市场来生产提供养老服务相关产品,推动产业结构高级化。第二,鼓励高校、研究机构、企业等开展养老科技创新研究,设立应对老龄社会问题的重大基础科学问题研究项目,确立重点科技创新领域并开展科技立项。第三,由于老年群体身体功能及需求特殊性,要研究制定面向老年需求的科技产品与服务的"规范""标准""质量"和"伦理规则"文件,保证养老科技产品与服务的安全性、便利性、有效性、合规性。

（二）老年长期照护理念创新

在老年长期照护中,认识、了解并掌握应用相关的新理念（理论、概念、模式）,有助于照护者评估老年人的健康状况,了解其需求,拟订适合老年人个体的照护计划,提供完善的护理措施,提高其生活质量。

1. **老化的生物学理论与老年长期照护**　老化的生物学理论主要研究和解释老化过程中生物体生理改变的特性和原因,尽管目前仍没有一种理论可以全面阐述人体老化的机制,但以下观念已形成共识:

（1）生物老化影响全部有生命的生物体;

（2）生物老化是随着年龄的增长而发生的、自然的、不可避免的、不可逆的以及渐进的变化;

（3）机体内不同器官和组织的老化速度各不相同;

（4）生物老化受非生物因素的影响;

（5）生物老化过程不同于病理过程;

（6）生物老化可增加个体对疾病的易感性。

老化的生物学理论可帮助正确认识人类的老化机制,在照护实践活动中更好地服务于老年人。如在对老年人进行健康评估时,正确判断体格检查和实验室检查结果,既要考虑到疾病引发的改变,也要想到生理老化所致的改变,比如正常老年人可出现碱性磷酸酶轻度升高,但中度升高则应考虑为病理状态。照护者可借助各种生物老化理论,结合不同个体的生理心理表现、生活经历及文化程度,指导老年人正确面对老化甚至死亡,让老年人了解到老化与死亡是不可避免的。同时,在疾病护理及健康宣教的过程中,也可以借助这些理论,解释老年人一些生理改变及疾病发生的原因。如应用分子交联理论解释动脉粥样硬化的原因,以及应用免疫理论解释老年人对某些疾病易感性的改变。

2. 老化的心理学理论与老年长期照护 根据老化的心理学理论,在为老年人提供服务时,不仅要关注老年人各脏器、系统的结构及其生理功能的退行性改变,还应关注老年人的心理健康问题。老化的心理学理论为照护者提供评估心理健康的方向,指导健康问题的分析与诊断,帮助制订科学合理的护理计划,指导护理效果的评价。

(1)人格发展理论:已被广泛应用于老年护理研究及实践之中。既可以应用弗洛伊德的人格发展理论来解释老年失智患者的某些"返老还童"的行为问题,也可以用艾里克森的发展理论理解普通老年人的思想及行为,协助老年人完成生命总结回顾,在出现发展危机的时候提供适当护理支援,使老年人成功自我整合及坦然面对老化甚至死亡。

(2)自我概念理论:指进入老年期,个体工作角色、家庭角色发生多重改变,自我概念也随之不同。照护者要协助老年人适应角色的改变,对自己的角色功能作出正确的认知与评价。在照护实践中,护理对象的主动参与是干预成败的关键。

(3)自我效能理论:提示在老年护理评估和计划时,必须审视所制订的策略和措施是否适合老年人的个体需求,如何增强老年人执行健康行为以及接受治疗或护理干预的信心。通过评估老年人的自我效能水平,分析影响自我效能的主要因素,有针对性地提出提高老年人自我效能水平的干预措施,以此来提高照护服务的质量,对实际工作具有积极的指导意义。

3. 老化的社会学理论与老年长期照护 老化的社会学理论帮助照护者从"生活在社会环境中的人"这个角度看待老年人，了解老年人生活的社会对他们的影响。在老化的社会学理论中，影响老化的因素有人格特征、家庭、教育程度、社区规范、角色适应、家庭设施、文化与政治经济状况等。在实践活动中，照护者可应用社会学理论协助老年人度过一个成功愉快的晚年生活。老化的社会学理论主要有隐退理论、活跃理论、持续理论、次文化理论等。

（1）隐退理论：是 Cumming 和 Henry 于 1961 年提出的，隐退理论强调，人到了一定年龄，必须从社会上退出，即成功老化的必由之路，该理论主张社会平衡状态的维持，决定于社会与老年人退出相互作用所形成的彼此有益的过程。根据隐退理论，照护者需注意评估那些正在经历参与社会活动减少的老年人，提供适度的支持和指导，以维持其平衡。

（2）活跃理论：是 1963 年由 Havighurst 等提出，强调社会活动是生活的基础，是老年人认识自我、获得社会角色、寻找生活意义的主要途径，鼓励老年人继续参与社会活动，提高自身生活的满意度。活跃理论则要求照护者辨别那些想要维持社会活动角色功能的老年人，并评估其身心能力是否足以从事某项活动，帮助老年人选择力所能及且感兴趣的活动。

（3）持续理论：该理论认为，老年人在社会文化约束晚年生活的行为时，身体、心理及人际关系等方面的调适随着年龄增长，个人面对老化会倾向维持与过去一致的生活形态，并积极寻找可以取代过去角色的相似生活形态与角色。简单说来，就是老年人若想老年期享有愉快的生活，最基本的原则是使老年人保持与社会接触，继续以往中年期的一切活动；即使退休了，仍须以退而不休的做法在活动中获得充实感，避免因退休而来的失落与寂寞。持续理论注重老年人的个体性差异，以对个性的研究为理论基础。持续理论建议照护者评估老年人的发展及其人格行为，并制订切实可行的计划，协助老年人适应这些变化。

（4）次文化理论：是1965年由美国学者Rose提出。强调老年人属于非主流群体（次文化团体），个人的社会地位是由过去的职业、教育程度、经济收入、健康状态或患病情形等认定的同一文化团体的群体间的相互支持和认同能促进适应成功老化。次文化理论可以使照护者认识到老年人拥有自己特有的生活信念、习俗、价值观及道德规范等文化特征，护理中应该充分利用次文化团体和组织的群体支持和认同，促进老年人的适应及成功老化。

在研究、认识和应用老化理论的同时，要注意时代的意义、文化的差异以及学术的发展和进步。护士不仅要了解老化的相关理论，还必须知道各种老化理论的适用范围和局限性。在以理论指导老年护理实践时，要根据具体情况灵活应用，不同的个体可能需要使用不同的理论。此外，护士也要不断收集资料验证各种理论的实用性，提供实践使理论不断充实、完善。

4. **学习并运用新的理论与模式** 在老年长期照护实践中，除了可以借鉴生物学、心理学和社会学的老化理论，还可以应用护理理论学家和研究者所创建的护理理论，了解老年人所面临的生理、心理和社会层面的变化，观察、评估和处理老年人的健康问题，如"需求驱动的痴呆相关行为模式"等。

需求驱动的痴呆相关行为模式由Kolanowski于1999年提出。该模式为理解老年失智患者行为提供了另一种重要思路，对指导老年失智护理有重要意义。其主要观念是，应该将痴呆患者常常表现的与社会标准不相符合的攻击行为、语言性激越行为以及躯体性非攻击徘徊等症状行为，视为潜在需求未能得到满足的表现，而在护理中如果能够找出其未满足的需求并给予正确回应，就能提高患者的生命质量。影响患者行为的因素很多，如患者的人格特征、过去经历、人口统计学特征、心理社会变量，与痴呆相关的机体功能状况以及患者所处的物理环境和社会环境，患者的心理状况和心理需求等。由于认知损伤，患者的反应可能不是一种常规有效的反应，比如激越行为或极端被动,但这些行为实际上却是患者对其状态和需求的反应。只要努力理解患者行为背后表达的需求,就能很好管理患者的行为。

第二节　机构及居家层面的安全管理对策

一、友好环境

围绕老年人养老需求,打造适老化长期照护环境,推进老年友好环境建设,缓解老年人因生理功能变化导致的不适,以适应老年人不同生命历程及身心状态变化,建设有利于老年人养老的空间设施环境和人文服务环境,让老年人养老更安全、舒适,是全社会共同的责任。2016 年 11 月,全国老龄办、发改委等 25 部门联合印发了《关于推进老年宜居环境建设的指导意见》,重点任务包括建设适老居住环境、适老出行环境、适老健康支持环境、适老生活服务环境、敬老社会文化环境等,提出到 2025 年,基本建立安全、便利、舒适的老年宜居环境体系。

（一）提升家庭适老化水平

推进家庭适老化改造,分类实施困境老年人居家环境适老化改造计划,通过政府补贴、产业引导和家庭自付的方式,鼓励更多的家庭开展居家环境适老化改造。逐步建立老年人居家环境适老化改造机制,鼓励各地构建统一的适老化改造工作平台,优化服务流程,为老年人提供一站式改造服务。加强适老化改造标准支撑,根据老年人家庭环境适老化的需求,提炼出不同场景的适老化改造标准,形成不同类型的产品服务包,供老年人自主选择。鼓励推广家庭养老照护床位建设。整合对接各类服务资源,建立家庭养老照护床位与家庭病床、家庭医生的联动机制,提升服务专业性和整合性,实现"医养、康养"相结合,将专业照护服务延伸至失能老年人家中,并对老年人家居环境和床位配置进行必要的适老化改造。

家庭适老化的重要指标包括老年人居家环境的安全性、便利性和服务可及性等，这些问题不仅影响老年人在家生活自我管理水平，也对居家养老风险和居住安全起到至关重要的作用。在我国，"家庭适老化改造服务"市场尚未得到充分、有效的开发，与老年人居家养老需求之间仍存在较大差距。推荐参考的家庭住宅适老化改造方法步骤有：①家庭住宅适老化改造服务咨询。现阶段对家庭住宅适老化改造服务进行咨询的方式可分为两种，一种是在新建的社区中进行适老化设计，为以后住在社区的老年人提供服务；另一种是对已有社区进行适老化改造。针对不同的情况，采取不同的适老化改造方案。②家庭住宅适老化改造服务评估。对家庭住宅适老化改造服务进行评估，这包括老年人身体基本情况评估、行为能力评估、性格习惯评估和居家环境评估，多方面的有效评估有利于接下来的家庭适老化改造服务方案的制订。③家庭住宅适老化改造服务方案制订。④家庭住宅适老化改造服务确认。⑤家庭住宅适老化改造服务回访（图9-1）。定时定向地对老年人进行回访，发现不足及时修正，使家庭住宅适老化改造服务顺利开展下去。

（二）打造社区适老生活环境

1. 构建社区长期照护模式 随着社会经济的发展和"空巢家庭"大量涌现，人口流动性增加，住房条件改善并趋向于小型化，加之长期护理专业性强（涉及医疗、康复、护理、心理以及管理等多个学科）等问题，家庭提供老年人长期护理的负担日益沉重，所以构建符合社会发展、满足老年人切实需求的社区长期照护势在必行。社区长期照护模式是以社区卫生服务中心为依托，或在社区中心开设老年长期照料病床，或是为居家的老年人提供长期照护服务，便于与区域卫生规划协调发展，并可节约医疗卫生资源。社区作为老年人日常活动的主要场所，社区卫生服务中心可以依据本社区老年人的年龄分布、生理特征、居住特征和照顾来源针对性地设计不同层次、不同生活维度、不同专业化程度的长期护理服务。社区长期护理服务内容

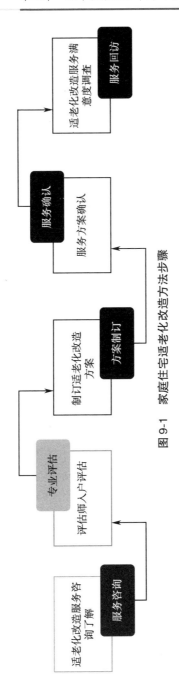

图 9-1 家庭住宅适老化改造方法步骤

既包括对失能老年人个体的日常生活照料、医疗护理服务和精神慰藉，同时也包括对社区失能老年人的统一管理，服务提供者可分为专业人员和非专业人员，分别负责解决老年人不同的服务需求。社区长期照护是"一站式"的连续照护，社区卫生服务机构和社区内的养老设施联合协作，将居家长期照护纳入其中，为社区老年人提供慢病防控、急危重症救治、康复护理、长期照护和安宁疗护等连续性的服务。社区卫生服务机构可以根据失能老年人的具体情况进行个案管理，科学地为其提供更加综合性和专业化的长期护理服务。因此，社区长期护理服务将能够成为家庭护理最有力的补充和后援支持，是老年长期护理服务的重要依托。

2. **建设新型适老社区** 2020 年，住建部、教育部、工信部等 13 个部门联合印发的《住房和城乡建设部等部门关于开展城市居住社区建设补短板行动的意见》指出，到 2025 年，基本补齐既有居住社区设施短板，新建居住社区同步配建各类设施，城市居住社区环境明显改善。按照最新发布的完整居住社区的建设标准，社区要建立老年服务站，合理配置社区养老服务设施，为老年人、残疾人提供居家日间生活辅助照料、助餐、保健、文化娱乐等服务。适老服务设施的配套与老年人养老服务需求形成合理对应是发挥好社区养老服务设施辐射作用的前提。按照人均用地不少于 0.1 平方米的标准，分区分级规划设置养老服务设施，逐步实现养老服务的全覆盖，同时重视设施的设计装修和运营管理。建设适老出行环境，推行居住区内无障碍通行，加强老年人住宅公共设施无障碍改造，重点对单元门、坡道、电梯、扶手等公共建筑节点进行改造，满足老年人基本的安全通行需求。加强政策引导，明确资金支持，探索多种方式，加大老楼增设电梯的力度，构建社区安全便捷步行路网，优化道路交通体系，规范停车、清除路面障碍物，方便老年人日常出行和活动。小规模、分阶段对老旧小区道路进行维修改造，整顿无序停车及停车占道问题。发展适老公共交通，加强道路、公共交通建筑、公共交通工具等无障碍建设与改造，对区域内交通路口人行通道过长、红绿灯时间短问题,增设人行道安全岛等设施。

（三）推行老年友善医疗及养老机构工作

通过开展老年友善医疗及养老机构建设工作,落实老年人医疗服务优待政策,完善医疗及养老机构各项制度措施,优化老年人就医流程,提供老年友善服务,解决老年人就医方面遇到的困难,推动建设老年友好社会。

构建关心、关爱老年人,保障老年人权益,维护老年人尊严等老年友善文化。建立老年友善医疗机构的运行机制,实施老年友善管理。提供老年人就医绿色通道等老年友善服务。在门急诊、住院病区均有适老性老年友善环境,如配备辅助移乘设备,有方便老年人上下车的临时停车区和安全标识,出入口、门、台阶、坡道、转弯处、轮椅坡道及信息标识系统等的设置均应当符合国家标准《无障碍设计规范》(GB 50763-2012),机构内标识醒目、简明、易懂,具有良好的导向性,机构内地面防滑、无反光,设置有无障碍卫生间,门宽应当适宜轮椅进出,适老性病房温馨整洁。病房中应当配有时钟和提示板,温、湿度适中,家具稳固等。

二、人员培训

老年社会工作人才培养和队伍建设是衡量一个国家或地区养老服务水平的重要标志。虽然我国目前有对养老护理人员的资格认证,但是面对未来庞大的市场需求,从业人员的数量和专业技能相对缺乏,存在培训模式单一、年龄偏大、文化程度低、专业技能差、持证率不高、流失率较高的特点。部分从事老年照护的人员对老年照护的认识还存在很多误区,认为老年照护仅仅是生活照顾。老年照护涉及的医学理论和技术十分宽泛,除了生活照顾,还需为老年人提供连续、专业、精细的医疗照护服务,培养专业、高素质的专业服务人才是支撑这一领域的核心要素之一。

（一）建立从中央到地方的长期照护人员资格培训体系

我国的老年照护教育还处在起步阶段，尚未形成合理的老年照护人才培养体系。可以借鉴国外已有的经验，中央政府出台具有纲领性的文件，确认老年长期照护人员培训标准的基本原则，明确规定长期照护人员的培训目的、途径以及时间。长期照护人员在学习理论的同时穿插适度的模拟操作，改变单一的讲授模式，培训内容可以增加长期照护人员的社会实践，鼓励到照护机构进行实践操作。同时，中央政府负责联络调整地方政府长期照护培训业务，统一整理和提供长期照护人员供给信息以确保长期照护队伍规模化、科学化发展。在中央统筹的基础上，各地可根据当地经济发展状况和人口老龄化特征，适当调整长期照护人员培训时间和课程内容，提供适合当地照护需求者的多样化、个性化服务，尽可能满足他们的照护需求。逐渐形成从中央到地方的长期照护人员资格培训，整体上提高我国长期照护人员的服务水平。

（二）划分资质等级，提高服务质量

目前，我国的医院照护等级划分较为明确，家庭和照护机构通常为兼职照护和全职照护两种形式，老年长期照护服务中只有持证与非持证人员之分，等级制度尚未确立。而在德国、日本以及英国长期照护人员资格培训制度具有明显的等级特征，一方面可以吸引高层次的人才，另一方面也可以激励普通员工的热情。由于我国没有相关法律的明文规定，没有经过培训的非正式照护人员也可以进入照护机构，不仅造成照护市场缺乏秩序，也增加了照护市场监管评估的难度。与此同时，我国的老年长期照护人员普遍存在年龄较大、学历不高的问题，对照护服务质量的提高和照护体系的构建极为不利。因此，明确国内长期照护人员资格培训等级，并且将来可以逐步纳入医疗体系的管理，吸引更多的人愿意进入照护行业，大幅度提高我国老年长期照护服务的质量。

（三）发挥市场机制，探索多元化培养方式

老年长期照护服务作为社会性服务，应该具有公益性、福利性的特征,主要反映在费用的低廉上,要想一定程度上降低照护服务的成本和保证照护服务的质量,可以借鉴发达经济体的经验,合理引进市场机制。但市场竞争机制只限于提供老年长期照护服务,并非全方位地向市场放开。在德国和英国,政府通过引入营利性组织,增加了家庭照护服务供应商和照护机构供应商数量,在竞争机制作用下,大幅度提升了照护服务的质量。日本设定准入门槛,各种社会力量可以进入照护服务供应行业,照护服务的供应商是完全市场化的,通过他们的相互竞争,保证了照护服务的质量。除此之外,我国政府还可以调动其他社会力量对老年长期照护人员进行培训,探索多元化的老年照护人才培养方式,不仅可以减轻政府负担,也可以提高市场竞争力,加快照护服务行业的转型发展。

(四)鼓励中外合作办学,优化长期照护专业建设

目前,我国的老年长期照护服务行业刚刚起步,虽然部分院校已经设立了养老护理专业,但师资缺乏、教材标准不统一等问题依然存在。建议出台相关政策鼓励国内卫生院校与发达国家老年照护院校进行合作办学,并积极引进和借鉴先进的教学模式、管理模式、评价模式等,加强老年照护学院的建设,推动老年照护专业在大专、本科以及研究生水平的多层次发展。国内院校也可以和照护机构加强合作,丰富在职老年照护培训项目的内容。此外,政府可以对国外老年照护职业院校培训水平的认证资格进行鉴定和承认,拓宽老年照护服务人才的培养渠道。

三、安全预警

在老年长期照护中科学运用安全预警可降低风险事件的发生率。包括为老年患者提前进行风险评估,加强对老年照护者的培训,提高工作人员预知危险、安全操作、应急处置能力等。老年长期照护中的常见的风险事件有跌倒、噎食、走失等。对于存在跌倒风险的患者,根据患者的跌倒评分值,及时在床头放置防跌倒标识,保洁员在清洁地板时放置醒目的警告标志。

对于存在噎食风险的患者，入院时对患者进行噎食的风险评估，对于中高风险患者，护理人员在老年人床头放置警示标识，同时在护士站白板上予以标注，进餐时医护人员密切关注。对于存在走失风险的患者，为存在认知障碍的老年人佩戴腕带，将患者姓名、联系方式标注在腕带上或缝制在衣服上等。这些都是目前运用广泛、行之有效的安全预警方式。

风险及意外事件的发生往往存在"预警信号"，即事件发生之前的数小时可以在临床上观察到某些病情恶化的表现，并且这些变化通常表现为某些生理参数指标的异常改变。改良早期预警评分系统（modified early warning score，MEWS）是近年来新兴的一种预警评分工具，医务人员可以运用客观的生理参数判断病情，为判断病情变化及危重程度提供依据。MEWS 由 Morgan 于 1997 年首次提出，为帮助临床医护人员高效识别急诊或入院前病人病情危险程度创立，有利于医护人员根据得分情况对病人实施早期、合理干预。该系统主要包括收缩压、脉率、体温、呼吸频率和意识 5 项评分指标。随着 MEWS 的广泛使用，许多医疗机构根据自身特点对其进行了相应改良，改良后 MEWS 除包括上述 5 项指标外，还根据实际情况加入了尿量、血氧饱和度、疼痛、面色等内容，且每项内容有相应赋值方法，根据 MEWS 总分，医疗护理启动相应干预预案。例如我国就有学者将改良的早期预警评分运用在消化外科老年住院病人病情风险管理中。帮助医务人员早期预警老年病人病情变化并及时给予相应的处理措施，避免病情进一步恶化。

随着信息技术的不断发展以及医工结合的不断加深，依托新一代互联网、物联网、大数据、云计算和智能传感、遥感、卫星定位、地理信息系统等技术，开发风险预警预报信息系统和安全防护设备成为更科学、更先进的安全预警手段。如近年来市场上流行的穿戴式跌倒防护安全气囊。其系统由电源模块、主控模块、传感模块、定位模块、通信模块、充气机构、压缩气瓶和囊体结构等关键部分组成。防护安全气囊系统可在人体落地前充气展开,在人体落地瞬间起到缓冲防护作用,避免或减轻由于跌倒冲击给老年人带来的伤害。

四、有效沟通

斯蒂芬·P.罗宾斯认为,最好的想法,最有创见的建议,最优秀的计划,不通过沟通都无法实现。随着现代医疗体系的改变,医疗技术的进步,照护模式的转换,以及照护服务理念的升华,老年长期照护从业人员之间、照护者与被照护者之间的沟通越来越成为照护服务中必不可少的重要工作环节。

1. **照护者之间的有效沟通**　照护过程的完善实施,照护者之间必须有良好的沟通。以老年长期照护者主要成员医护之间的沟通为例。医护之间的沟通应该是 PDCA 循环及螺旋式上升的模式。这样周而复始螺旋循环上升的沟通,使得医疗方案得到贯彻实施,被照护者得到最佳的治疗保障。被照护者老年人入院后,首诊医生对患者进行病史采集、体格检查、完善病例、拟定检查、治疗方案、下达医嘱。护士立刻执行医嘱,理解医嘱的含义。但在执行医嘱过程中不能盲目依从医生,发现医嘱中的问题及时反馈给医生。护士还可将患者病情变化及家属反映的信息及时反馈给医生,医生根据反馈的信息调整医嘱及治疗方案,弥补诊疗过程中的偏差。医生和护士还可通过晨间交班,互换患者病情变化信息,不间断地双向沟通,使患者病情信息 24h 在责任医生与护士的掌控之中。在特殊情况下还可将疑难问题集中后定时开座谈会进行沟通,共同商讨诊疗方案。

2. **照护者与被照护者之间的有效沟通**　影响老年长期照护照护者与被照护者良好沟通的因素有诸多。一是文化程度,老年人所受的教育和所处的环境与照护者有显著不同,对事物的判断力及价值观与照护者的看法有差距。例如,刘奶奶来自农村,一次跌倒后导致髋关节骨折,因为治疗需要留置了导尿管,但是李奶奶拒绝会阴抹洗,无论如何做工作都拒不配合,最后工作人员只能联系其女儿为其护理。二是机体变化,老年人身体老化、力不从心、生理状况的限制等,使其对外界环境和事物的适应与接受能力逐年下降。有些老年人听力明显下降甚至失聪,还有一些有老年认知障碍,使得老年人不能及时、准确地领会照护者的要求。张大爷患有口腔溃疡,医生开了漱口水含漱,护理员将漱口水发给张大爷,并告知他,饭后含漱,可吃完饭后,张大爷就将漱口水当作口服药液喝下了。张大爷听力欠佳,他只听到了这个药要饭后使用,没有听清护理员交代的是漱口用。三是心理因素,疾病的困扰及退休带来的负面影响,使老年人产生了失落、怀旧、忧郁、空虚、急躁等情绪。李爷爷退休前是一名领导干部,事业非常成功,深得朋友、家人尊重。初入养老院的时候,每次治疗前,护士因为查对都要核对李爷爷的姓名,导致李爷爷非常生气,投诉护士直呼其名,不尊重他,服务态度不好。四是人格改变,孤独与寂寞、自私、猜疑、嫉妒、固执、抱怨、保守及感情兴奋性降低等。王大爷脑卒中后长期卧床,为了促进排痰预防肺部感染,护理员每次翻身后给予拍背,然而儿子探视的时候,王大爷悄悄告诉儿子,护工打他,造成了不小的误会。除此之外,工作人员的仪表、言行、态度、表情及技术水平等也是影响有效沟通的重要因素。

　　3. **适宜的沟通方式**　对于老年长期照护者来说,针对老年群体的特征,以及不同的疾病采用适宜的沟通方式可以保证工作的顺利开展并有利于治疗护理的顺利进行。如针对老年冠心病患者如何进行日常生活活动训练可采用讲解-模拟-练习-沟通-支持模式来提升沟通的有效性,增加患者的依从性。

　　(1)讲解:在患者入院后,护理人员详细地向其讲解冠心病的发病原因、治疗期间需要注意的事项等。帮助患者全面地了解自身的病情,不定时抽查其对上述健康知识的掌握情况,及时纠正其错误观念。告知患者进行适当活动对增强其机体的免疫力、控制其病情的进展、提高其生活质量具有重要的意义。

　　(2)模拟:护理人员通过现场模拟演示或播放视频的方式使患者了解如何进行日常生活活动训练。遵循"由易至难,由被动到主动"的原则指导并协助患者进行肢体功能锻炼。为患者解说、演示训练方法时需注意动作标准、重点突出。通过现场模拟演示或播放视频的方式使患者家属了解如何在患者心绞痛发作时对其进行急救。

（3）练习：模拟环节结束后，让患者根据自身的需求进行单人训练或小组训练。在患者进行训练时，及时纠正其错误行为，帮助其逐渐掌握训练的要领。先指导患者进行远端肢体小关节活动训练，然后指导其逐步开始进行捏皮球、拉皮筋和徒手体操等训练。确保患者在进行训练的过程中呼吸平稳，并指导其循序渐进地增加训练的强度。

（4）沟通：护理人员应认识到与患者进行沟通的重要性。在与患者进行沟通的过程中，全面了解其心理状况，并根据其实际情况对其进行有针对性的心理疏导。

（5）支持：护理人员鼓励患者家属多陪伴患者，让其给予患者足够的关怀与支持，以改善患者的心理状况。在老年长期照护工作中，缺乏良好的沟通，常使得老年人不愿意配合各项工作，甚至抗拒治疗，造成治疗效果不佳的情况，并易增加纠纷事件的发生率；而采用有效沟通方式，可以建立良好的关系，提高老年人治疗依从性，增加其对工作的配合度和满意度。

第十章

老年长期照护中内部环境的安全管理对策

【导读】

老年长期照护中内部环境的安全管理最关键的因素在于照护者。组建有效的护理安全团队，重视护理安全领导力的培养和塑造等至关重要。

本章将介绍老年长期照护安全管理的内环境背景、老年长期照护的护理安全团队建设以及老年长期照护所需的护理安全领导力培养，以期为构建有效的安全管理对策提供指导。

第一节　老年长期照护安全管理的内环境背景

老年长期照护安全管理的内容涉及多个方面，影响其内环境稳定的主要因素来自照护行业的从业人员。然而，由于我国老年长期照护起步较晚，仍然存在人力资源匮乏以及专业化水平低等情况。

一、老年长期照护人力资源匮乏

1. **照护者的社会地位较低**　由于老年长期照护对象的特殊性，长期照护服务工作辛苦，除了日常清洁外，面对大小便失禁的老年人，还需为其更换尿布，清洗会阴。通常情况下，专业照护机构还需要照护人员24h值班，以便随时服务老年人。因此，长期照护服务人员需要具备极强的耐心和责任心。同时，长期照护服务工作社会地位不高、群众认可度较低。受传统观念的影响，人们觉得长期照护服务工作是服侍人的工作，不够体面，从事该工作比较丢人，大多不愿从事长期照护服务工作。此外，长期照护服务工作薪酬水平不高，缺乏相关激励，导致照护人员招募难度大。

2. **照护者的整体素质偏低**　当前为老年人提供照护服务的从业人员，大多数仅仅能为老年人提供日常生活照护服务，没有经过专门的培训，也没有获得相应的资格证书。由于承担老年人照护职责风险高，但待遇、职业发展空间和社会地位都不令人满意，使得从事老年人服务行业的多数为待业在家重新就业的农村妇女或者学历较低的城镇下岗职工，而专科或以上的年轻人鲜少有主动愿意从事相关老年服务，造成照护者队伍整体素质偏低以及后备人员不足。

3. **培训工作开展难度较大**　目前，从事长期照护工作的人员年龄偏大、学历较低、整体素质不高，人员培训难度大，培训效果难以保证。由于大多数员工并未与照护机构签订劳动合同，使得人员流动性较大，而培养一位专业的照护人员需要耗费大量的时间和金钱，受资金限制，许多照护机构不愿出资培训员工。即使有培训，对照护人员的培训亦不到位，不仅培训次数少、缺乏针对性、可持续性不强，形式化也很严重，只为应付上级部门的检查。同时，照护人员对培训的参与度不高，专业意识不强。此外，开设相关专业的院校不多，专业照护人员储备不足。

二、老年长期照护专业化水平低

目前老年人长期照护不仅从业人员少，在照护和服务质量上也有很大的提升空间，无论是机构还是社区，长期照护服务的水平都有待提高，服务项目和设施也有待增加。

1. **缺乏专业的照护人员和医护人员**　在现有的社区照护中心和养老机构中，很多工作人员没有接受过专业的训练，因此只能提供一些最基本的生活照料服务。除了大型的养老机构和社区老年人照护中心外，大部分机构都没有配备专业的医护人员，医疗照护对于失能老年人来说必不可少，是老年人长期照护中的关键环节，医护人员的缺乏和照护人员专业性过低，就使得养老机构和社区很难为老年人提供专业的照护服务。在家庭照护中，家庭成员及保姆由于专业知识和技能的欠缺，也使得老年人得不到专业的照护。

2. **老年长期照护分级管理未健全**　老年长期照护分级管理，是指将长期照护划分为不同的层级，每个层级由对应的照护人员提供不同的照护服务，各个层级所对应的照护对象也不同。结合分级管理的原则，根据老年人生活自理能力大小，区分照护方式。通常，家庭照护适用于生活自理能力好的老年人；社区照护适用于有一定生活自理能力，患有轻度功能性障碍的老年人；机构照护适用于生活自理能力差，患有功能性障碍的老年人。目前长期照护服务并未真正实现分级管理，各照护机构的照护分级标准都由机构自己制订且管理不规范。通常在划分照护等级的时候容易根据家属的意见进行调整，也极易受到经济效益的制约，照护等级与老年人的自理能力不对等，使得老年人长期照护服务质量难以得到保证。

3. **缺乏有效的长期照护服务评估体系**　通过调查发现，各大照护机构对照护效果的评估主要是依靠管理人员的查房，未建立起科学合理的服务评估体系，亦没有建立完善的效果评价标准，服务效果的评估带有较强的主观性，评估结果准确性有待考察，因此对照护质量难以起到有效的监督作用。

内部环境的安全管理对策应着力于护理安全团队的建设，以及护理安全领导力的培养和塑造等。团队工作方式高效灵活，不仅可提高照护者及被照护者对安全的认知水平，而且有利于护理安全相关措施的有效落实，团队工作模式有利于创建安全的长期照护工作环境。领导力可激发组织成员的创新与创造能力，凝聚团队力量，提升管理效率。在资源有限的条件下，提升照护者领导力可以节约成本，促进专业和队伍的发展。

第二节　老年长期照护的护理安全团队建设

老年长期照护的护理安全团队是以达成老年人安全为目标的合作团队,保障老年人安全既是长期照护工作顺利开展的前提,也是老年长期照护的核心目标。

老年长期照护服务的对象多为失能或半失能者,由单一专业人员提供照护难以解决问题。因此,如何运用并整合有限的人力及服务资源,为老年患者提供安全有效的服务,是照护相关专业人员的一大挑战。由多专业团队人员在一起工作,团队各成员独立地在其专业领域中设立目标、计划,调适自身的专业角色、技术、知识等,经与各专业人员讨论后再做决策,给照护对象提供专业、安全的服务。

医生、护士、护理员为老年长期照护团队的主要成员,护士在长期照护中扮演重要角色,除直接提供照护外,还是管理者及协调者,成为照护对象及照护体系间沟通的桥梁,协调并整合资源。此外,因服务对象的不同需求,团队可增加其他专业人员,包括营养师、康复师、物理治疗师、职能治疗师等。老年人经多专业人员的介入,提供更完整的健康评估及措施。营养师评估其营养需求及身体状况,拟定特殊医疗营养方案并提供基本营养需求与治疗、饮食计划;康复师负责功能检查评定、安排康复训练项目,开展长期运动训练,预防肌肉萎缩、促进或保持老年人功能恢复等;物理治疗师可透过物理因子(光、热、水、力等)改善老年人的身体功能、缓解疼痛、预防或减少因疾病所产生的失能情形;职能治疗师则建议辅助治疗工具的使用、改造日常生活用品及环境,以促进患者日常生活活动能力。除了专业人员外,护工、家属及社工等也是护理安全团队中的重要成员。他们协助执行各项日常生活及身体照护,包括洗澡、更衣、喂食、如厕、翻身及肢体关节活动等。

长期照护患者所衍生的健康问题是复杂且多面的,除与疾病治疗有关,更涉及心理、社会与经济等方面。团队成员在老年长期照护中发挥协同作用,由专业人员担任协调者角色,辅助团队成员在各专业领域设立治疗目标、计划及提供服务,为患者及家属提供及时、合理、安全的健康照护。

一、护理安全团队文化建设

文化是一种无形的力量,影响着人的思维模式和行为方式。相对于提高设备设施安全标准和强制性执行安全制度规程来讲,安全文化建设是事故预防的一种"软力量",是一种人性化管理手段。安全文化建设通过创造一种良好的安全人文氛围和协调的人机环境,对人的观念、意识、态度、行为等形成从无形到有形的影响,从而对人的不安全行为产生控制作用,以达到减少人为事故的效果。利用文化的约束功能,一方面形成有效的规章制度的约束,引导照护者遵守安全规章制度;另一方面,通过道德规范的约束,创造一种团结友爱、相互信任,工作中相互提醒、相互发现不安全因素,共同保障安全的和睦气氛,形成凝聚力和信任力。利用文化的激励功能,使每个人能明白自己的存在和行为的价值,体现出自我价值的实现。

（一）安全承诺

安全承诺是指在老年长期照护中,明确照护者安全问题高于一切,它反映了团队的共同安全目标。例如,长期照护机构在每年年初,召开安全专题会议,拟订安全目标责任书,对常见的风险跌倒发生率、压力性损伤发生率、保护性约束率等指标进行目标值的设定,并制订相应的实施计划;所有团队成员签署目标责任书,进行安全承诺,保证目标的顺利达成。

护理安全团队的领导者在安全上真正投入时间和资源;制订安全照护的计划,以推动安全承诺的实施;接受培训,积极质疑照护工作中的安全问题;安排对安全实践或实施过程的定期审查,与相关方进行沟通和合作。

老年长期照护护理安全团队的各级管理者,如护理院院长、病区护士长、小组组长等应清晰界定照护工作的岗位安全责任,确保所有与安全相关的活动均采用了安全的工作方法;确保医生、护士、护理员等充分理解并胜任所承担的工作。鼓励和肯定在安全方面的良好态度,注重从差错中学习和获益;在重视安全管理、质疑安全问题方面以身作则;接受培训,在推进和辅导工作人员改进安全相关工作上具有必要的能力;保持与相关方的沟通交流合作,促进组织部门之间的沟通与协作。

基层的照护人员应在本职工作上始终采取安全的方法;对任何与安全相关的工作保持质疑的态度;对任何安全异常和事件保持警觉并主动报告;接受培训,在岗位工作中具有改进安全绩效的能力;与管理者和其他员工进行必要的沟通。

(二)行为规范

行为规范是安全文化建设的基础要求。建立清晰界定的组织结构和安全职责体系,有效控制工作人员的行为。行为规范的建立和执行应体现安全承诺,明确各级各岗位人员在安全工作中的职责与权限,细化有关安全工作相关的各项规章制度和操作程序,行为规范的执行者参与规范系统的建立,熟知自己在组织中的安全角色和责任,由正式文件予以发布,引导工作人员理解和接受建立行为规范的必要性,知晓由于不遵守规范所引发的潜在不利后果。通过各级管理者或被授权者观测医生、护士、护理员、社工等的行为,实施有效监控和缺陷纠正,广泛听取工作人员意见,建立持续改进的机制。

清晰、合理的工作流程是保证行为规范的提条件。制订科学的工作流程,可以实现对与安全相关的所有活动进行有效控制的目的。工作流程的建立和执行过程中,识别并说明主要的风险,简单易懂,便于操作;工作流程的使用者参与流程的制订和改进过程,并应清楚理解不遵守程序可导致的潜在不利后果;由正式文件予以发布;通过强化培训,向工作人员阐明在流程中给出特殊要求的原因;对工作流程的有效执行保持警觉,即使在工作紧张、压力很大时,也不能容忍走捷径和违反流程;鼓励工作人员对流程的执行保持质疑的安全态度,必要时采取更加保守的行动并寻求帮助。

标准化作业程序（standard operating procedure，SOP）是行为规范的典型运用。SOP就是将某一事件的标准操作步骤和要求以统一的格式描述出来，用来指导和规范日常的工作。SOP的建立及实施的步骤：①制订规范。以长期照护实施者为对象，以长期照护服务特点和诊疗流程为依据，严格参照医疗护理操作常规和操作指南，制订出标准而详细的书面规程。先根据工作流程撰写总纲要，制作总流程图。然后按照诊疗工作流程中的关键程序进行分解，作出相应的子流程图，确定关键质控点，制订相应的SOP。如长期照护机构可根据需要制订协助偏瘫老年人体位转换的SOP、气管切开老年人吸痰操作的SOP、无创呼吸机使用的SOP等。②开展培训。制订的SOP，一旦批准使用，就应立即对参加执行的工作人员进行培训、考核，使工作人员熟练掌握；并且作为科室新入职工作人员的培训资料，新入职工作人员参与某个流程工作，一定经过培训合格后才有执行该操作的资格。③梳理总结。科室应将常用的SOP，以流程图的形式张贴在墙面上。将仪器SOP打印塑封后悬挂于各个仪器上。同时将SOP收集整理成册，所有工作人员人手一册，便于应用。④严格落实。科室管理者应按照SOP中要求的流程和关键控制点进行细化、分解，并制订相应的考评标准进行量化考评。⑤持续改进。SOP是一种标准的作业程序。所谓标准，即不是随便写出来的操作程序都可以称为SOP，而一定是经过不断实践总结出来的在当前条件下可以实现的最优化的操作程序设计。科室管理者应定期对SOP进行补充和维护，将实际应用中的问题总结后及时进行修订。

（三）安全行为激励

在检查和评估安全工作时，除使用投诉、纠纷发生例数、不良事件发生率等消极指标外，还应使用旨在对安全工作给予直接认可的积极指标。工作人员应该受到鼓励，在任何时间和地点，挑战所遇到的潜在不安全工作实践，并识别所存在的安全缺陷。对工作人员所识别的安全缺陷，管理者应给予及时处理和反馈。建立工作人员护理安全管理方案,制订行之有效的安全管理奖励制度。审慎对待工作人员的差错,避免过多关注错误本身,而应以吸取经验教训为目的。仔细权衡惩罚措施,避免因处罚而导致工作人员有意隐瞒错误。在组织内部树立安全榜样或典范,发挥安全行为和安全态度的示范作用。

安全行为激励的方法有物质激励法和精神激励法。物质激励法是最直接有效的激励,通常具有很大的驱动力。物质激励的方法比较具体,最终都与金钱有关系。具体方式有对工作质量高、杜绝不良事件的护理员发放安全奖金,对于出现投诉、差错的护理员扣罚安全抵押金等。精神激励的方法比较多样,精神激励是重要的激励手段。它通过满足工作人员的精神需要,在较高层次上调动其安全生产积极性,其激励深度大,维持时间长。精神激励的方法有目标激励;例如,在机构内设置"零钢针输液"目标,呼吁推行更安全的静脉留置针输液。在此目标的激励下,护士们虽然觉得使用钢针输液操作更简便易行,但考虑到发生外渗概率大,对血管损伤大等因素,从而自觉选择更安全的输液方式。精神激励的方法还有荣誉激励,例如,评选"优秀护士""护理之星""安全小明星"等,定期推出,照片登上光荣榜、宣传栏、内部通信稿,不仅先进者本人深受鼓舞,而且更多的职工受到激励。此外,还有兴趣激励、参与激励、榜样激励等多种形式。

(四)安全信息传播与沟通

建立安全信息传播系统,综合利用各种传播途径和方式,提高传播效果。应优化安全信息的传播内容,将组织内部有关安全的经验、实践和概念作为传播内容的组成部分。就安全事项建立良好的沟通程序,确保养老机构和相关方、各级管理者与工作人员相互之间的沟通。沟通应确认有关安全事项的信息已经发送,并被接受方所接受和理解;涉及安全事件的沟通信息应真实、开放;每个照护者都应认识到沟通对安全的重要性,从他人处获取信息和向他人传递信息。下面以 SBAR 沟通模式来举例说明老年长期照护中的安全信息传播与沟通。

SBAR 沟通模式也被称为标准化沟通模式,它是一种标准化、结构化的交流模式,曾被用于美国海军核潜艇和航空业,在紧急情况下保证信息的准确传递,内容包括 S-situation(现状)、B-background(背景)、A-assessment(评估)、R-recommendation(建议),现在国外很多医疗护理机构都已经采用了 SBAR 标准医疗沟通模式。

常规的交接班模式由于沟通不良引发不良事件的概率较高,运用 SBAR 标准化沟通模式可以有效传递被照护者的信息,提高沟通效率。SBAR 标准化沟通模式的应用可以规范交班流程,由责任护士对照护者的病情、生命体征变化、待完成事项等进行详细记录,促使接班者能短时间内了解被照护者的信息,有条不紊地开展护理工作,避免交接班不清引发不良事件。SBAR 标准化沟通在老年长期照护工作中的运用见表10-1。

表10-1 SBAR 标准化沟通在老年长期照护工作中的运用

项目	内涵	运用
S(现状)	目前发生了什么?	被照护者的一般信息,被照护者的问题
B(背景)	什么原因导致的?	被照护者的主诉、问题的依据及分析 既往史以及生命体征,主诉,阳性体征、症状,病危病情以及病情变化的经过,ADL 等
A(评估)	我认为问题是什么?	被照护者的异常反应、异常报告值、心理状态、对问题的评估、观察要点
R(建议)	该如何解决这个问题?	已采取的护理措施、对问题处理的建议

(五)自主学习与改进

建立有效的安全学习模式,实现动态发展的安全学习过程,保证安全工作的持续改进。建立正式的岗位适任资格评估和培训系统,确保全体员工充分胜任所承担的工作。制订人员聘任和选拔程序,保证从事照护工作的人员符合岗位适任要求的初始条件,安排必要的培训及定期重复培训,评价培训效果;培训内容除包括有关安全知识和技能外,还应包括对严格遵守安全规范的理解,以及个人安全职责的重要意义和因理解偏差或缺乏严谨而产生失误的后果;除借助外部培训机构外,应选拔、训练和聘任内部培训教师,使其成为安全文化建设过程的知识和信息传播者。

将与安全相关的任何事件,尤其是人员失误或组织错误事件,当作能够从中汲取经验教训的宝贵机会,从而改进行为规范和流程,获得新的知识和能力。鼓励工作人员对安全问题予以关注,进行团队协作,利用既有的知识和能力,辨识和分析可供改进的机会,对改进措施提出建议,并在可控条件下授权护士、护理员等自主改进。经验教训、改进机会和改进过程的信息可以编写到机构内部培训课程或宣传教育活动的内容中,让大家广泛知晓。

案例教学法是一种常用的安全学习与改进方法。选择自己机构内发生的,或者其他机构发生的医疗事件、隐患以及媒体报道的行业内发生的典型事件作为案例(内容涵盖实际情景中涉及的法律、规章、制度、流程、预案、诊疗规范、理念等事项),并将其制作成 PPT 形式,按事件时间顺序全程回放。通过阅读案例、个人分析、互相讨论、课堂发言、全体交流、教师总结归纳、结合理论原则进行点评等步骤逐步抽丝剥茧,分析出案例中的不安全因素以及可以从中汲取的经验教训。

〔六〕安全事务参与

实践证明,让工作人员广泛参与安全事务,能够提高制度可靠性和执行力,并促进工作人员关心机构,关注安全,加强团队互助。"安全事务参与"就是不同程度上让工作人员亲身参与机构的制度制定、安全决策、活动实施过程及各种管理事务,尤其让普通员工与管理者处于平等位置,来共同研究和讨论安全生产问题。"参与"可以让员工分享企业关于安全决策、管理的途径和方式,增加员工建言献策的机会,实现各级有效沟通,能最大限度调动员工的工作热情,从行为心理学角度分析,"参与"为员工提供了一个获得企业尊重和重视的机会,通过参与商讨与自己有关的问题,可激发其强烈的责任感,增强安全行为的自主性和积极性。

1. 召开安全会议和活动 会议能够使不同的人、不同的想法汇聚在一起,尽管如今的沟通方式越来越多,但会议依然是最直接,最重要的群体沟通方式之一。然而需要注意的是,虽然很多管理者会举办安全例会、事故通报会等此类会议,也有意识地让基层员工参加了,但更多时候仅仅把他们当成听众或看客,一些大型会议基本上没有他们参与讨论和发言的机会。这没有很好地激发大家参与的热情,失去了开会的意义。此外,管理者对"安全活动"的态度和执行情况,还存在以下问题:不够重视、组织不力、不愿投入经费;员工缺乏主动性、积极性;形式单调,缺乏实质性内容,有些活动缺乏深度和趣味性,即使参与其中,也不能从中受益。

2. 建立安全报告制度 安全报告就是工作人员按照相关制度要求,把在工作中发生的事故以及发现的隐患、缺陷等事件、信息,通过既定渠道向上级汇报,并得到相关反馈和公示的一种安全工作方式。首先,必须建立报告制度,让员工的安全汇报工作制度化、程序化,并便于操作,充分发挥其实际效用。其次,应当向员工提供畅通的报告通道和途径,如热线电话、网络、信箱、办公室等。再次,必须及时处理报告内容,并进行反馈,这既体现出对报告的重视程度,也是对报告人的鼓励。无论员工所报告的信息是否重大、属实,有关部门都应当给予反馈和正面鼓励。

3. 鼓励对安全工作建言献策 一人智短,众人智长,要充分调动广大员工参与安全管理的积极性,让员工以主人翁的心态全面参与到安全管理中来,发挥集体智慧,为安全工作献计献策。合理化建议制度是一种规范化的内部沟通制度,是一项先进的管理方法,旨在鼓励广大员工能够直接参与安全管理,下情上达,让员工能与管理者保持经常性的沟通。要做好安全建议的管理工作,对所有建议分级管理,包括:对于有价值的建议积极采纳,并给予奖励,以促进安全绩效改善,对于不采纳的安全建议要以书面答复的形式及时反馈,并鼓励建议者继续关注安全生产,参与安全管理。

4. 加强沟通与交流　推进安全事务参与,还需要创造良好的安全信息沟通氛围,实现各层级员工有效的纵向沟通和横向交流。评价员工之间的沟通情况可主要考察这些内容:是否具有员工无障碍沟通的氛围;员工之间的日常非正式沟通是否涉及安全话题,并起到促进安全行为的影响;不同管理部门之间是否定期就安全问题进行探讨,并取得实质性效果;各部门管理人员是否经常主动深入员工中,与下属聊一些安全问题;机构领导是否经常就安全问题与大家分析、交流等。

"安全事务参与"就是不同程度上让员工亲身参与机构的制度制定、安全决策、活动实施过程及各种管理事务,尤其让普通员工与管理者处于平等位置,来共同研究和讨论安全生产问题。"参与"可以让员工分享探讨关于安全决策、管理的途径和方式,增加员工建言献策的机会,实现各级有效沟通,能最大限度调动员工的工作热情。

(七)审核与评估

对自身安全文化建设情况进行定期全面审核。审核内容包括:领导者应定期组织各级管理者评审安全文化建设过程的有效性和安全成果;领导者应根据审核结果确定并落实整改不符合、不安全实践和安全缺陷的优先次序,并识别新的改进机会;必要时,应鼓励相关方实施这些优先次序和改进机会。在安全文化建设过程中及审核时,应采用有效的安全文化评估方法,并给予及时的控制和改进。

二、护理安全团队意识建设

《马克思主义哲学》一书中指出了物质与意识的辩证关系:意识具有能动作用,意识能够正确反映客观物质,正确的意识促进客观事物的发展;错误的意识阻碍客观事物的发展。意识是行动的先导,只有树立安全意识,从思想深处重视安全,时刻将安全放在第一位,才能牢牢筑起安全的防线。在老年长期照护护理安全团队的建设中,需要重视团队安全意识的塑造和固化。

(一)安全意识和安全行为特征

在团队安全文化建设不同阶段中,组织和个人表现出来的安全意识和行为特征可概括为四个阶段。熟悉和掌握这些阶段的特点,将有助于我们开展安全管理工作。

1. **第一阶段:自然本能反应** 处在该阶段时,组织和个人对安全的重视仅是一种自然本能保护的反应,表现出以下安全行为特征:

(1)依靠的本能:工作人员对安全的认识和反映是出于人的本能保护,没有或很少有安全的预防意识。

(2)以服从为目标:工作人员对安全是一种被动的服从,没有或很少有安全的主动自我保护和参与意识。

(3)将职责委派给管理者:各级管理层认为安全是安全管理部门和安全管理者的责任,他们仅仅是配合的角色。

(4)缺少高级管理层的参与:高级管理层对安全的支持仅仅是口头或书面上的,没有或很少有在人力、物力上的支持。

2. **第二阶段:依赖严格的监督** 处在该阶段时,组织内已建立起了必要的安全管理系统和规章制度,各级管理层对安全责任做出承诺,但工作人员的安全意识和行为往往是被动的,表现出以下安全行为特征:

(1)管理层承诺:从高级领导至各级管理层对安全责任做出承诺并十分重视。

(2)受雇的条件:安全是工作人员受雇的条件,任何违反安全规章制度的行为可能会导致被解雇。

(3)害怕/纪律:工作人员遵守安全规章制度仅仅是害怕被解雇或受到纪律处罚。

(4)规则/流程:机构和组织内部已建立起了必要的安全规章制度,但工作人员的执行往往是被动的。

(5)监督、控制、强调和目标:各级管理层监督和控制所在部门的安全,不断反复强调安全的重要性,制订具体的安全目标。

（6）重视所有人：机构和组织把安全视为一种价值，不单就组织本身而言，而且是对所有人，包括正式工和临时工等。

（7）培训：安全培训的设计具有系统性和针对性。培训的对象应包括高、中、低管理层，医、护、技、护理员、社工等全体正式和临时工作人员等。培训的目的是培养各级管理层、全体正式员工和临时工具有安全管理的技巧和能力，形成良好的安全行为。

3. **第三阶段：独立自主管理**　此时，机构和组织已具有良好的安全管理体系，安全获得各级管理层的承诺，各级管理层和全体工作人员具备良好的安全管理技巧、能力以及安全意识，表现出以下安全行为特征：

（1）个人知识、承诺和标准：工作人员熟识安全知识，工作人员本人对安全行为做出承诺，并按规章制度和标准进行工作。

（2）内在化：安全意识已深入工作人员内心。

（3）个人价值：把安全作为个人价值的一部分。

（4）关注自我：安全不但是为了自己，也是为了家庭和亲人。

（5）实践和习惯行为：安全在工作人员的工作中、工作外，成为其日常生活的行为习惯。

（6）个人得到承认：把安全视为个人成就。

4. **第四阶段：互助团队管理**　此时，机构和组织的安全文化深得人心，安全已融入组织内部的每个角落。表现出以下安全行为特征：

（1）帮助别人遵守：工作人员不但自己自觉遵守，而且帮助别人遵守各项规章制度和标准。

（2）留心他人：工作人员在工作中不但观察自己岗位上的不安全行为和条件，而且留心他人岗位上的不安全行为和条件。

（3）团队贡献：工作人员将自己的安全知识和经验分享给其他同事。

（4）关注他人：关心其他工作人员，关注其他人的异常情绪变化，提醒安全操作。

（5）集体荣誉：工作人员将安全视为一项集体荣誉。

在老年长期照护护理安全团队建设中，未经过培训，或仅接受简单培训的护理员上岗后依照自己的生活经验对老年人进行照护，这是最初级的自然本能反应阶段；护理员害怕主管的监督检查而不得不遵守老年照护的相关职责规范，这是进入了依赖严格的监督的第二阶段；护理员养成了良好的工作习惯，有没有主管监督，都严格按规章制度和标准工作，这是独立自主管理的阶段；随着工作时间的推移，护理员不但自己自觉遵守，而且还帮助指导新来的护理员工作，一旦发现他人有不安全的行为会及时提醒和制止，这便进入了最高级的阶段，互助团队管理阶段。

（二）安全意识建设的关键点

安全意识建设从初级到高级要经历四个阶段。

第一阶段，自然本能阶段。机构和工作人员对安全的重视仅仅是一种自然本能保护的反应，安全承诺仅仅是口头上的，安全完全依靠人的本能。这个阶段事故率很高。

第二阶段，严格监督阶段。此阶段已经建立必要的安全管理系统和规章制度，各级管理层知道自己的安全责任，并做出安全承诺；但没有重视对工作人员安全意识的培养，工作人员处于从属和被动的状态，害怕被纪律处分而遵守规章制度，执行制度没有自觉性，依靠严格的监督管理。此阶段，安全效果会有提高，但有相当大的差距。

第三阶段，独立自主管理阶段。机构已经具备很好的安全管理系统，工作人员已经具备良好的安全意识，工作人员把安全作为自己行为的一个部分，视为自身生存的需要和价值的实现。人人都注重自身的安全，集合实现了组织的安全目标。

第四阶段，互助团队管理阶段。工作人员不但自己注意安全，还帮助别人遵守安全规则，帮助别人提高安全意识，实现经验分享，进入安全管理的最高境界。

研究显示，这四个阶段中，从严格监督到自主管理过渡的难度是最大的，因为从被动监督到自主管理之间存在一个巨大的鸿沟，关键在于人的思想和行为要实现根本的转变，这是一个安全意识内化于心的过程。如何跨越这个鸿沟？组织内部需要搭建一座"文化"的桥梁，通过安全文化的软性力量激发组织内部每个个体的自主能动性。有研究表明，85%以上的事故和伤害是由人的行为造成，而所有政策法规的落实执行也要靠人来实现，所以，安全管理的最核心目标就是"人"。意识是心理发展到高级阶段的结果，它支配、主宰人的一切心理和行为，是人的行为的指挥和控制中心，关注人、激发人的安全自觉性和自主性意识对于安全管理来说尤为重要。

在老年长期照护护理安全团队意识建设过程中，团队成员在监督下严格执行安全管理规范，而要求团队成员自觉自发地进行自我管理和规范却很难做到。安全管理主要依赖管理层的定期和不定期监督检查，并进行奖励和惩处来推动。一旦团队成员能够自觉自主地遵守安全约定和规则，那么安全意识和文化的构建便水到渠成了。

三、护理安全团队能力建设

能力是完成一项目标或者任务所体现出来的综合素质。人们在完成活动中表现出来的能力有所不同，能力是直接影响活动效率，并使活动顺利完成的个性心理特征。人的能力不仅能保障工作安全稳定地运行，还能预防事故。团队能力是指建立在团队的基础上，发挥团队精神、互补互助以达到团队最大工作效率的能力。对于团队的成员来说，不仅要有个人能力，更需要有在不同的位置上各尽所能、与其他成员协调合作的能力。

（一）梳理和细化团队职责，培养专项人才

老年长期照护护理安全团队包括医生、护理人员、个案管理师、社会工作者、康复师、营养师、药师和志愿者等多学科团队。目前我国长期照护人才严重匮乏，老年长期照护方面的管理人才、老年病医师、护理人员、社会工作者、营养师和心理师等都处于非常短缺的状态。构建老年长期照护服务的人才队伍是老年长期照护服务体系建设中首要的任务。

1. **管理人才的培养** 管理活动作为组织层面因素,合理有效地实施能够从根本上改善不安全行为。随着现代安全管理理念的广泛传播,各行业愈发重视安全管理工作,同时对于安全管理的相关人才的需求也越来越紧迫。护理安全管理人才的培养需以成果为导向,构建多方向的安全管理类人才培养模式,从教育内容到知识体系的调整,以"大安全"为基础理念,突出专业特色化发展路径,挖掘知识深度,通过交叉模块教学拓宽知识的广度,同时结合多类型实践教学环节。老年长期照护服务事业的发展,需要大量的管理人才,医学院校和非医学院校可以设置一些老年健康管理和老年病管理方面的专业,积极进行老年事业管理人才的培养。

2. **老年医学专业技术人才的培养** 目前,我国老年医学人才紧缺,老年医学专业技术人才的培养应从多方面着手进行。其一是抓好现有非老年医学人才的老年医学继续教育,一般接受两年左右的老年医学培训,经考核合格后可从事老年临床医学工作;其二是扩大老年临床医学研究生的招生比例,加大对老年临床医学人才的培养力度;其三是逐步在医学高等院校开设老年医学专业或成立专门的老年医学系或老年医学院,以便培养一定数量的老年医学人才,逐步满足老年医疗卫生和老年长期照护服务对老年医学人才的需求。

3. **老年长期照护护理人员的培养** 现有的老年护理人员无论从规模上还是从专业水平上都不能满足老年人对于长期照护服务的需求,国家和政府亟待建立一个制度健全、标准规范的老年护理人员的培养机制。应加强老年护理人员的培养力度,规范老年护理人员的护理行为,推行老年护理人员的专业技术等级评定、资格认证和上岗考核培训制度,逐步实现老年护理人员的职业化和专业化,不断提高老年护理人员的职业道德、业务技能和服务水平。2019 年国家卫生健康委员会、财政部等部门联合发布了《关于加强医疗护理员培训和规范管理工作的通知》,对开展医疗护理员培训和加强医疗护理员的规范管理作出了明确的指引与要求。

4. 其他学科人才的培养 从事老年长期照护服务除需进行上述人才的培养外,还需进行营养师、药师、老年社会工作者等的培养。需要大量的人力资源充实到老年长期照护的行业中来。

(二)结合实际需要,开展团队培训

团队培训模式在护理安全管理实践中发挥着重要作用,团队培训模式可降低不良事件的发生率。2006 年美国开发了提高医疗质量和患者安全的团队策略和工具包(team strategies and tools to enhance performance and patient safety, TeamSTEPPS); 它是由美国国防部和美国医疗卫生质量研究中心经过多年的协作、论证和实践,研究出来的团队培训模式。TeamSTEPPS 由研究者在回顾分析和实际应用的基础上,总结出医疗团队中存在的问题和应对措施,提出了团队培训的 4 个主要方面:领导力、情境监管、相互支持和沟通,每个方面都给出了与医疗工作相结合的操作策略,包括评估 - 评价、情境感知、肯言、标准化沟通模式、安全核查等。这 4 个方面与团队成员的知识、态度和执行有关。如果任何一方有缺陷,护理质量就会降低。团队培训模式将团队合作技能与临床实践有机地结合在一起,这有利于护理团队的建设,增强团队成员的知识、态度及安全技能(表 10-2)。

表 10-2 TeamSTEPPS 的策略与工具

策略	定义	工具
领导力	能够协调团队成员之间的行为,评估团队能力和成绩,合理地分配任务,调动积极性,形成积极的氛围	事前评估 团队成员抱团解决问题 事后评价
情境监管	团队成员在工作过程中能及时审视周围的行为,评估环境,形成互相尊重、共同承担责任的安全网络	情境感知评估情境 团队成员交叉管理 形成共享心智模型

策略	定义	工具
相互支持	明确团队成员的职责和工作负荷，及时地给予协助和支持，减少风险和错误	任务的互助 肯言：中肯地指出缺陷 两次提醒制度 冲突解决模式
沟通	团队成员之间能清晰、准确地递信息	标准化沟通模式 交接班的核查

下面以医疗质量和患者安全的团队策略和工具，在老年长期照护机构的运用为例来介绍团队培训模式的具体实践：

1. **提高团队成员的领导力** 老年长期照护工作中护理团队成员在不同情境下扮演不同的领导，例如，护士长是一个老年照护病房的领导，责任组长是一个护理组的领导，责任护士是一组患者的领导，晚夜班值班护士是整个病区的领导，另外，还在消毒隔离监管，安全核查实施等方面扮演领导的角色，建立上班前安全评估单和下班前安全评价单，学会应用团队的力量解决工作中存在的问题，培训护士在充分评估的基础上，提高工作中协调各种行为，合理分配任务，调动积极性的能力，从而提高领导力。安全领导力在团队建设中具有非常重要的意义，在本章第三节中将进行详细阐述。

2. **培养团队成员的情境意识** 安全情境意识即对事故发生的一种预知和警惕。提升情境监管能力，将事故阻止在发生前。安全情境感知策略：掌握患者身份、症状、体征、病情变化、治疗护理计划，对患者进行早期预警评分（status of the patient, S）；关注团队成员的知识技术水平、压力水平、工作完成质量、工作习惯、是否疲劳等（team members, T）；掌握护理管理信息，人力资源状况，任务的轻重缓急，仪器、设备使用等（environment, E）；评估护理工作：是否有计划和目标，是否执行，是否需要调整（progress toward the goal, P）。通过情境感知策略的应用，培养护理人员在特定的时间对环境中关键因素和条件准确感知,能敏捷地察觉和了解周围情况的变化及影响,正确考虑和计划好即将面临的局面,随时知晓与团队任务相关的将发生的事情,形成团队成员交叉管理的安全网络,识别失误链,防范事故发生,逐步使团队成员形成共享的知识结构、相似的态度或信念结构,即共享心智模型。

3. 形成互相支持的团队氛围 在以患者安全为基础上中肯地指出缺陷(肯言)是互相支持的重要部分。在明确职责、任务互助的基础上,敢于指出同事工作中存在的问题,并采取"两次提醒制度",即如果两次指出问题后仍不改正就采取强硬的措施,包括态度坚定地阻止,报告领导,拍照记录不规范操作等。当同事之间意见有分歧时,采用冲突解决模式,即描述问题的发生经过(describe the specific situation, D),表达各自的担忧(express your concerns about the action, E),提出不同的建议(suggest other alternatives, S),陈述可能出现的结果(consequences should be stated, C),真正做到以患者的安全为本。

4. 运用标准化沟通模式和核查表 运用标准化沟通模式和核查表加强不同班次和不同成员之间的沟通。即上文提到的SBAR沟通模式,包括:

(1)现况(situation, S):描述当前情景,患者现在出现的问题是什么。

(2)背景(background, B):提供一个简要的背景,患者疾病基本信息。

(3)评估(assessment, A):采用最佳的判断,对患者做一个基本的评估(视、触、叩、听)。

(4)建议(recommendation, R):提出可以采取的行动建议。临床工作中SBAR沟通模式的应用可以提升患者安全,促进护士对患者病情的掌握及评判性思维能力。

(三)掌握培养方法,提升培训效果

1. 寻求最佳化的安全教育时机 寻求最佳化的安全教育时机是有效教育的先决条件。固定形式的说教方式,如班训、安全教育课,过于死板,容易引起工作人员麻木,效果有限。所以,倡导安全教育随机化,绝不错失任何一个有利的教育时机。如当天发生的事,即时发生立即结合事件进行现场教育,工作人员有体验,易于产生心理共鸣,形成深刻印象。工作中发生的事,身边的事,不要过夜,这都是最好的教育时机。哪怕就是电视、报刊报道的一个新闻,这些都是最好的安全教育机会,安全教育者不要轻易放弃。用事故教训进行教育,这就是有效的时机,运用得当,比任何枯燥的说教都有效果。

2. **探索多样化的安全教育培训形式**　教育形式要多样化。传统形式是教师讲,学生听。为达到最佳效果,教师可以采用专题会形式,把枯燥讲座变成互动参与,让安全的意识在活动中形成。可以结合典型事件,利用多媒体演示进行视频教育。可以分组,例如分性别、分性格进行安全教育培训,对象有针对性,效果更好。可以在室内,也可以在室外现场。如现场安全教育,可以把工作人员分布到情景模拟的现场进行安全教育。

3. **采用生动化的安全教育方法**　教育方法应多样化,说教式教育最不利于接受。直观形象的东西最感兴趣,形成的印象最深刻。

(1)讲授法:即讲授安全注意事项,这是常用的方法,具有全面、系统的特点。

(2)警示法:用熟悉的事件进行正面的警示教育,即用身边的事故教训进行教育,防患于未然。

(3)反思法:即对发生过的事进行有针对性的反思教育,让大家意识到事故随时在我们身边,安全处处要留意。

(4)经验法:安全教育者可以用自己的安全事例或假设的经验进行安全教育,大家常常比较有兴趣听,易于记忆、接受。

(5)交流法:即大家互相交流,交谈自己的故事、教训、体会。

第三节　老年长期照护所需的护理安全
领导力培养

领导力是领导过程中形成、发展并服务于领导过程的能力的总称。护理安全领导力是指在护理工作中通过指引和影响他人或群体,在完成组织任务时,实现安全目标的活动过程。

一、护理安全领导力的培养设计

(一)提升领导力的重要性

提升领导力可激发组织成员的创新与创造能力。领导人若具备领导特质就会拥有明确的发展方向,凝聚与整合力量,使团队在艰苦与复杂的环境中,积极配合组织政策,最后赢得胜利。提升领导力可促进制度的完善,提升管理效率。领导者若拥有前瞻性思维与洞察力,将能尽快完善人力资源的培训、绩效考核等制度,让员工在完善的架构下升迁,进行绩效奖励、人才培养、跨专业培训、职位轮调与职能分析,使人尽其才,促进人力资源的合理使用。护理领导者若能洞悉全球化趋势并且提升领导力,将有助于组织成员凝聚团体的智慧、资源与力量。

(二)护理领导力与护理安全的关系

护理管理者领导力的高低在一定程度上决定了护理目标实现的程度。国外研究认为,护理管理者领导力的高低与护理安全、护理质量、护士满意度、护士离职率等密切相关。国内有调查发现,护理管理者领导能力是影响护理质量与队伍稳定的重要因素。在安全文化的影响因素中,管理者领导力在患者安全文化的设计、促进和培育上发挥的作用最为重要,能在很大程度上决定组织目标的实现进度。

(三)老年长期照护护理安全领导力的培养设计

护理安全领导力的培养设计框架的构建可以参考、借鉴国外一些先进和成熟的管理者领导力理论模型。2014年美国护士管理者组织和美国重症监护护士协会在针对护理管理人员实践分析研究的基础上提出并制定了护理管理者领导力模型,包括科学、艺术和内生领导力三个领域,分别涵盖了护理业务管理、团队与员工领导以及管理者自身领导特征发展的具体内容。其中业务管理科学领域包含对战略规划、人力资源以及优化实践项目等管理能力的要求,侧重护理管理者在临床实践中管理问题的解决及应对,对提高护理服务质量、确保患者安全等方面意义显著。团队与员工领导领域则包含了员工领导及团队管理等方法能力的要求,突出管理者在有效人际沟通、队伍发展建设、关系和影响行为方面的领导能力提升,对稳定护理团队、构建健康工作环境具有重要意义。自身领导力提升领域包含个人成长发展、职业责任、职业规划、反思实践等内容要求,重点倾向于护理管理者通过学习实践实现自我能力提升以及职业化的过程,这也是成为一名优秀护理管理者的核心素养。

护理安全团队领导力以此模型中的三大领域为框架基础,采用课程模块为单位分别对应不同领域的能力培训要求,最终构建形成十个模块的护士长领导力培训课程,旨在系统构建现代护理领导力思维,提升老年长期照护过程中护理管理者宏观和具体的管理实践能力,促进老年长期照护安全管理队伍专业化建设,构建健康老年长期照护职业环境(表10-3)。

表10-3 护理管理者领导力模型

领域	模块	示例
业务管理科学领域	模块一:战略规划与目标管理。从组织战略规划制订的流程与方法、目标设定的意义及影响和临床实践项目的管理与实施中出发,对学员们整体的领导思维和能力进行引导培训,使其综合领导力得到更为系统的提升	老年长期照护安全目标的制订,如压力性损伤、跌倒的发生率等

领域	模块	示例
	模块二：工作设计和有效人力。以患者需求为导向，理解掌握护理工作流程设计和人力政策管理的有效方法，为提高工作品质和有效利用有限资源形成思维框架体系	老年长期照护护理人力的配置比例，如国家或行业要求的床护比、护患比等
	模块三：质量管理与安全文化。通过护理质量管理的框架构建及各类护理质量指标的介绍学习，使学员们掌握护理质量管理计划的制订和实施，学会常用质量改进工具的应用；并通过安全科学与文化的学习，学会如何促进医院安全文化的建设与形成	在老年长期照护质量监督检查过程中运用 PDCA、QCC 等质量管理工具，在发生了不良事件后擅用 RCA 根因分析法等查找根本原因等
	模块四：标准化实践。理解学习标准化实践的范围和分类并能初步进行护理制度及流程的系统设计；同时通过循证实践的引入，提升照护专业的科学性和专业性	为改善老年人导尿管相关性感染进行会阴抹洗的改善，改传统的妇科棉签擦洗为小喷壶冲洗，并形成会阴冲洗的 SOP
团队与员工领导领域	模块五：团队建设与领导。通过团队概念、意义及高效团队构建过程的学习，使学员们掌握医疗服务环境中团队建设与领导的关键因素并在实践中通过团队评价和个体评价持续打造高效团队	通过对老年长期照护团队成员，医生、护士、护理员、行政管理层等进行安全团队建设的相关培训，如服务能力、沟通能力、改革与创新能力等；提升团队的凝聚力与整体实力
	模块六：对话与合作。以教练式沟通艺术与技巧为主导，引导学员们熟悉合作与对话关系建立及人际能力改善的关键点，以挖掘并提升其沟通合作的能力	
	模块七：变革与创新。包括变革动力学原理及阻力因素分析的介绍，帮助学员们掌握护理实践中变革与创新的领导与管理，以提高工作质量和效率	

领域	模块	示例
自身领导力提升领域	模块八：领导力和变革型领导。领导力基本概念以及当前最新领导力变革趋势的介绍，旨在使学员能够熟悉领导力的特征和技能，并对护理领导者需建设的核心能力与需掌握的具体实践技能有一定的理解掌握	通过对不同的老年长期照护工作者进行领导力的培训，包括管理层和普通员工
	模块九：人际关系与矛盾解决。以焦点解决心智模式为核心，从社会构建论角度帮助学员们建构理性思维的问题解决之道，以使他们在工作中能够有效地处理各项人际关系	
	模块十：职业化发展。以"平衡"的心智模式为主导，通过相关心理课程和个人建设要素的指导使学员们能够在专业和生活之间、个人与团队之间找到平衡，促进职业化发展，从而真正成为护理队伍中大家主动追随的领导者	

二、护理安全领导力的培养实践

作为一种领导智慧和领导者的综合素质，安全工作领导力不是自然生成的，也不是一蹴而就的，而是在安全管理中自觉修炼、积极践行的结果。

（一）领导力在实践中生成

1. 在角色实践中提升领导力　护理管理者有强烈的角色意识，就能自觉地进行角色学习，自觉运用所学到的专业理论知识指导行动，把角色的义务、权利、规范、情感、态度等内化为支配行为的角色观念。护理管理者具有明确的角色意识，就会安其位，行其职，就能使工作稳定、协调发展，自身的领导力也随之得到提升。管理者提升领导力，就要正确地认识自己所扮演的职业角色,明确职业身份和专业发展要求,强化职业认同感,这样才能尽职尽责地履行角色义务,以满足社会期待,同时提升自身的领导力,达到自我实现、自我完善。角色意识的形成和发展,大体上经历了角色实践——角色认识——角色再实践——角色再认识这样一个循环往复的过程。只有在护理安全管理实践中,赋予管理者一定的权力、地位,并经过角色扮演和角色亲历体验,把所学到的岗位知识和技能运用于实际,管理者才可能形成并逐步加强角色意识,为提升安全工作领导力奠定坚实的基础。

2. **领导力在安全管理实践中生成与提升**　"说一尺不如行一寸",管理者依托自己所在的行业与岗位,在工作改革与实践之中提升自身的安全工作领导力。安全领导力提升重在行动,重在自觉地行动,更重在在科学理论指导下的行动,是把安全管理理论运用于安全工作实际的行动,而不是盲目行动。没有科学的安全理论与管理理论指导,就好像"盲人骑瞎马",行动失去方向。管理者应当成为安全科学和安全生产实践的践行者,成为安全科学理论、安全管理理论的实践者和创造者。管理者要积极参与并领导鼓励安全管理和工作实践,提倡并坚持安全行动,继而取得领导安全工作的主动权,提高对安全工作的领导力。

3. **不断地总结与反思**　不断地总结和反思安全工作和管理实践,是提升管理者领导力的重要策略和路径。国外把自我反思能力列为 21 世纪企业管理者和员工的最重要的能力之一。美国心理学家波斯纳提出"成长 = 经验 + 反思"的公式。在实践中,管理者认真地、持续不断地总结安全工作经验,反思以往的工作,敢于批判否定自己,才可能实现自我超越。管理者发展有三种价值取向,即理智取向、反思 - 实践取向及生态取向。理智取向,重视自身的理论学习,加强专业训练,提高专业化水平,为管理者发展奠定理智基础;反思 - 实践取向,主张实践与反思的结合,既要在实践中积极锻炼,又要在实践中系统思考,在反思实践中促进能力发展;生态取向,则从宏观视角注重个体发展与外部环境的和谐、协调,与同事的互动合作,倡导一种团队文化和共生发展的模式。这三种价值取向不是相互排斥的,而应是相辅相成、互为补充的。但是需要指出的是,反思实践在管理者领导力发展过程中起着基础性的关键作用,没有参与实践,没有在实践中的思考,管理者难以自主发展,提高领导力也就是一句空话。反思思维是一种实践思维,是行动后的思考,与实践行动密切关联。反思思维能力是管理者管理哲学素养的重要组成部分。管理者要高瞻远瞩、卓有成效地进行安全管理,必须要有科学的管理哲学思想作指导,要有科学的管理哲学素养,尤其要具有反思实践的能力。管理就是行动的哲学,反思实践是把思考与行动有机地结合起来,也正是在反思实践中,管理者的安全工作领导力得以提升。

4. **开展相关研究** 管理者作为安全管理关系的承担者、安全工作负责人,不仅要组织参与各种安全活动,而且要对组织及员工实施管理。在这个过程中,必然会遇到各种各样的新情况、新问题,单凭既有的经验是不够的,这就要求管理者有很强的学习与研究意识,结合安全工作实际,在行动中研究,在研究中行动,逐步形成适合的安全管理经验。管理者要成为安全工作的带头人,首先,要有清醒的认识,为安全工作科学定位;其次,从问题出发,选择和确定能够引领安全发展的研究课题,以课题为抓手,把课题研究与管理改革、发展有机地结合起来。

(二)护理安全领导力的实践运用

领导力既包括人际关系,也包括个体内在关系,基于社会学环境进行,领导力可以被形容为一系列行为的组合,是领导者运用自身的领导力知识、技能和态度来影响组织中其他人(服务对象、同事或下属)的态度、情感、信仰等,促使其采取一定的措施和行为,以实现组织共同目标的能力。老年长期照护中的护理领导力可包括护士长、护士、护理员等,并不是只有老年长期照护管理者或领导者需要护理领导力,护理领导力还应体现在长期照护者的常规护理活动中,但是由于工作任务的侧重点不同,护理领导力的应用范围会有所差异。

下面以两个案例阐述护理安全领导力的实践运用,为护理安全领导力在老年长期照护安全管理的探索和应用提供参考。

案例1:运用情景体验式培训提升养老机构新任护士长领导力

领导力是保证团队运转的重要力量,也是作为护理管理者必须具备的能力。新任护士长在从护士转向护理管理者角色的过程中往往面临着领导力欠缺的问题。因此,如何提高新任护士长领导力,帮助其尽快适应工作岗位成为护理管理领域研究的重要问题。

情景体验式培训方法是由护理部组织成立培训小组,运用体验、分享、交流、整合、应用5个环节,采用情景模拟与科室护理管理实践相结合的培训方式。

(1)情景体验:对新任护士长集中进行管理理论及管理工具的专项培训,并针对护士长任职后可能出现的管理问题及需求进行深度挖掘,以此为依据确定9个模拟体验场景,每月组织1次模拟体验培训(表10-4)。同时,针对护理质量督查、护理人力管理、危重患者管理、护理晨间交接班、护理查房等管理环节,由护理部指导落实进行指导、检查与监督。

(2)分享与交流:每次体验培训结束后,由培训组长进行评价,新任护士长针对自身的表现及培训小组的意见进行交流分享;在全部培训结束后,由培训小组组织座谈,就护士长如何在模拟演练和科室管理实践中提升自身领导力进行交流分享。

(3)整合与应用:新任护士长在科室的护理管理实践体验期间,培训小组根据护理管理的关键环节拟定主题,要求新任护士长每个月撰写科室管理月度小结,针对科室管理关键环节进行分析与整合,并上交至培训小组进行评阅。全部培训结束后,培训小组针对培训过程中存在的问题进行总结,并传达至新任护士长汲取经验,以期为护士长提升自身领导力提供借鉴。

表 10-4 新任护士长情景体验式培训模拟场景

特征	场景名称	时间	模拟场景	目的
问题解决能力	患者意外坠床	3个月	1例老年卧床患者,夜间入睡因床挡损坏意外坠床,家属情绪激动,值班护士向护士长汇报	①体验因护理不到位,引起患者意外坠床,家属不满情绪的场景。②体验对护士发生不良事件时紧张,焦虑,恐惧的情绪处理。③提高护士长解决问题能力
沟通协调能力	护患纠纷	4个月	实习护士查对不严,未发现结晶的甘露醇,输注前被带教老师和家属发现,家属投诉带教护士	①体验对实习护士心理应激状态的处理。②体验与家属沟通的技巧。③体验对带教纠纷的规范处理。④培养护士长协调护患纠纷的能力
授权	护理一级质控	5个月	根据本科室人力资源配置及专业特点,安排科室核心质控员进行护理质量核查,并给予评价	①体验授权及督导过程质量评价。②体验对科室护理一级质控人员的培养,提高护士长领导力
主动性	应急预案	6个月	组织患者突发青霉素过敏性休克模拟演练	①体验突发应急事件团队的组织与协调。②提高护士长风险管理意识及应急处理能力
执行力	任务分配	7个月	科室接受安全工作检查任务,组织护理人员迎检	①体验全年工作检查过程,掌握标准化要求,提高护士长任务执行力。②体验统筹分配任务,提高团队协作能力。③体验通过迎检,改进日常管理

续表

特征	场景名称	时间	模拟场景	目的
服务意识	护士针刺伤	8个月	科室1名护士因操作不当发生针刺伤,护士长如何协助处理	①体验对护士发生针刺伤紧张、焦虑情绪的安抚。②体验职业防护的重要性,提高服务管理意识和人文关怀
督导能力	督导新护士工作质量	9个月	新护士因工作能力差,工作效率低,不能按时完成工作,护士长进行针对性督导	①体验新护士工作状况,提高人文管理能力。②运用科学的管理方法,提高新护士的主观能动性
计划制订执行	工作计划推进	10个月	制订科室护理健康教育计划,做好实施及督导	①体验科室护理健康教育计划的制订过程,做好推行及督导。②提高护士长计划订与实施管理能力
关注质量与秩序	品管圈质量提升活动	11个月	组织品管圈活动,提升科室护理质量	①体验护理质量管理工具的实际运用。②提高护士长对团队的培养及质量管理意识

案例2：护理领导力在老年患者手术安全核查中的应用

手术安全核查是手术安全管理中的重要环节，手术安全核查中涉及医生、麻醉师、手术护士等多个医务人员，因此，它更需要良好的领导力来组织协调进行。

（1）加强知识学习，强化手术室护理领导力的建设：知识作为护理领导力的特质之一，分为内隐与外显知识。前者意指对事情的处理方法、经验、判断、决策、创意等，因未能外显，故属于内隐。但若将这些知识形于文字、声音、影像等媒介，呈现出文件、科技论文、报告、操作手册或专题演讲等，可供他人学习，就可成为外显知识。为了将手术安全核查相关知识转换为外显知识，手术室可联合医务科制订出规范的手术安全核查制度及核查流程，首先通过组织科内护理人员进行培训，认真学习相关制度及流程，以此增强手术安全意识，落实手术安全核查制度；同时，在手术室设立手术安全核查示范点，主要针对核查的方式、内容、站位进行演示，演示完毕后，对手术安全核查制度的重要性、内容、方法等进行考核。考核合格的护理人员将对自身所在专科，对外科团队相关人员进行示范和指导，以此普及至每个手术科室，做到人人知晓，以提高手术团队人员的执行力。

（2）明确责任，惩处有力，为监督力提供有效依据：手术室护理监督力的行使需要上层领导的支持，为提高手术安全核查制度的执行率，手术室可联合医务科建立手术安全核查制度的长效机制。手术相关科室、麻醉科与手术室的负责人是实施手术安全核查的第一责任人，要求所有手术必须实行安全核查。同时，明确规定将手术安全核查制度的实施情况与绩效工资及年终评先挂钩。在实施安全核查的过程中，护理人员发现任何不规范的核查现象及核查人员时，应正确使用自身的监督力，及时上报给手术室护士长，护士长将与相关外科主任进行协调，由当事科室主任对相关人员实施绩效处罚；同时，护士长必须每日进行手术安全核查执行情况督导1次，确保护理人员不存在包庇违规现象的情况；对于屡次不按规范核查的人员及科室,手术室护士长将每月汇总名单上报给医务科,并由医务部派专员对相关人员及科室进行安全核查执行情况的检查,根据存在问题对相关科室及责任人进行安全教育,并根据制约机制和奖惩制度进行相关人员及科室实施处理。

(3)定期进行沟通交流知识和技能的培训:高度的责任心,敏锐的观察力,这些都是沟通的基本,让手术室护士掌握沟通技巧的同时,还要有换位思考的思想,换位思考是沟通的前提,通过与手术医生、麻醉师的沟通交流,了解到每个人在手术安全核查的关注点,才能发现核查工作中存在的漏洞,例如,在第一次核查时,手术医生大部分在病房查房,处理医嘱接待新病人,开始麻醉及术前准备后,手术医生才到手术室;因此,手术室护士必须在麻醉开始前督促手术医生完成核查。手术过程中,麻醉师只负责麻醉安全、麻醉效果,很少关心手术部位、手术方式是否正确,因此,在核对手术部位标识及摆放体位时,必须监督麻醉师共同参与。在核查中通过有效沟通更能增进团队间的默契感,从而达到精诚合作。

(4)制订安全核查的护理统筹,提高手术室护理工作效率,确保核查工作的进行:在手术室日常的护理工作中,由于护理内容烦琐且复杂,护理人员要想进一步提升手术室护理工作的效率以及保证核查工作的顺利进行,积极配合有效的工作方法显得尤为重要。统筹方法作为一种数学方法,能够对所需开展的工作进行良好有序的安排,实施该方法有利于优化或进一步提升办事效率及质量,并在一定程度上提高护理人员的统筹力。为保证手术安全核查的顺利进行,手术室制订安全核查的护理统筹,其目的是在实施核查前,将所有护理工作以最快的速度、最短的时间以及最有效的方法准备完毕。手术安全核查统筹程序:接手术患者—巡回护士按照核查单顺序重新整理病例资料,器械护士负责检查患者皮肤情况,查看是否有抗菌药物、备血、影像学资料,并向巡回护士报告—巡回护士在留置静脉通道的同时询问患者过敏史—医生到位:实施第一次核查—在洗手护士实施外科手消毒的同时,巡回护士根据手术类型进行仪器设备的布局,洗手护士与巡回护士检查无菌物品合格情况后,实施器械清点——麻醉后:实施第二次核查—时刻关注手术进程,及时了解术式的变化、标本留置、用药输血、器械清点情况—患者离开前:实施第三次核查。

(5)加强手术安全核查突发事件应急预案培训,提高团队应变意识:手术室护理人员的文化水平和应变能力往往是参差不齐,为了使团队在核查过程中面对突发事件时能够及时做出响应和处置,提高团队的应变意识,这就要求护理管理者必须针对手术安全核查所存在的风险进行分析与评估的基础上,预先制订的计划或方案,再根据方案进行多次演练,使突发事件真的发生时,护理人员仍然能够根据预案程序熟练掌握各种应对措施,做到与外科团队互相密切配合,有条不紊地执行手术安全核查对制度。

安全管理是一个自上而下的过程,管理层的决策、领导力和推动力从根本上奠定了安全工作成功的基础。护理安全领导力可以促使行为转变、培养高标准的安全习惯,提高安全管理水平,形成良好的安全文化。

第十一章

老年长期照护中特殊的安全管理对策

【导读】

随着计算机信息技术的飞速发展,虚拟现实技术和人工智能技术逐渐成熟,并在老年疾病诊断、运动康复锻炼、医学教育培训以及心理康复治疗等领域得到了广泛应用,已逐渐成为应对全球老龄化的新趋势。因此本章将着重探讨虚拟现实技术和人工智能技术在老年长期照护安全管理中的应用,以期为增强家庭、机构以及社区的老年长期照护服务能力和提升老年长期照护服务水平提供参考。

本章节将介绍虚拟现实技术和人工智能技术的概念、特征、分类及其在老年长期照护安全管理中的应用。

第一节　虚拟现实技术

一、虚拟现实技术概述

(一)虚拟现实技术的概念

虚拟现实技术(virtual reality technology,VR)是指利用计算机生成一种模拟环境,向用户提供视觉、听觉、触觉等多种感官刺激,用户通过头盔式显示器、数据手套、数据衣服和自然语言等方式与这一环境(包括环境中的虚拟物体、人物)进行实时交互,带来一种身临其境的沉浸感受。VR技术最早出现于20世纪60年代,涉及计算机图形、传感器技术、动力学、光学及社会心理学等众多学科,是借助必要的装备实现人与虚拟环境之间的信息转换、交互,是一种基于可计算信息的沉浸式交互环境,是一种新型的人机交互接口。在《中华人民共和国国民经济和社会发展第十三个五年规划纲要》中明确提出要大力推进 VR 等新兴领域创新和产业化,表明 VR 行业将迎来高速发展的时代,VR 的发展具有广阔的前景。作为被纳入我国"十三五"规划的一个新兴产业技术,VR 已成为近些年非常活跃的研究领域。

（二）虚拟现实技术的特征

VR 技术具有 3 个主要特征,即沉浸性（immersion）、交互性（interactivity）以及想象性（imagination）。沉浸性是指用户沉浸在虚拟合成的空间中,有身临其境的感觉,能够全身心地投入到虚拟的环境中去。交互性是指用户与虚拟环境之间的相互作用,用户可以通过模拟设备,主要借助各种传感器实现人与虚拟世界之间的交流互动。想象性是指用户在虚拟环境中产生想象,获得感知,即通过虚拟现实技术将人类的想象力和创造思维最大限度地显现出来。

（三）虚拟现实技术的分类

根据虚拟现实系统功能的不同,可将目前的虚拟现实系统划分为 4 个层次,即桌面式 VR 系统、沉浸式 VR 系统、增强式 VR 系统和分布式 VR 系统。桌面式 VR 系统是计算机的屏幕作为用户观察虚拟环境的窗口,用户使用鼠标、追踪球及力矩球与虚拟环境进行交互。沉浸式 VR 系统使用头盔显示器、数据手套等传感跟踪装置与虚拟环境进行交互,此类系统具有高度的实时性、沉浸感、并行处理能力和良好的系统整合性,但设备价格昂贵,难以普及和推广。增强式 VR 系统不需要把用户与真实世界隔离,用户利用虚拟系统来增强对真实环境中无法感知或不方便的感受。分布式 VR 系统是多个用户通过网络同时对同一个虚拟环境进行观察和操作。

此外,VR 技术在沉浸水平上可分为 3 类,即沉浸式 VR 系统、非沉浸式 VR 系统和半沉浸式 VR 系统。沉浸式 VR 系统最常见,用户需要佩戴头盔式显示器（head-mounted display,

HMD）或其他类型的显示设备，通过 HMD 内可视显示单元和扬声器，结合数据手套或紧身衣将视觉，听觉和触觉输送到用户产生沉浸体验，同时个体可以使用操纵杆、空间球、3D 鼠标等其他手持传感器作用于虚拟环境。常见的沉浸式输出设备有外接式头戴显示器、一体式头戴显示器、头戴手机盒子等，而输入设备有游戏手柄、动作捕捉设备、手势识别设备、跑步机、方向盘等。非沉浸式 VR 系统中用户面对 3D 环境刺激直接操纵键盘和鼠标进行反馈。半沉浸式 VR 系统使用分辨率、显示率更高的大屏幕显示器、投影仪，或多层次高性能图形计算系统，提供比非沉浸式系统更好的沉浸感。

（四）虚拟现实技术在康复医疗中的应用

虚拟现实技术是一种跨学科的综合技术，它汇集了计算机图形学、多媒体技术、显示技术、人工智能、人机交互技术、传感器技术等多个领域的技术，虚拟现实技术尤其在康复医学治疗中的应用较为广泛，可以突破传统康复医学治疗的局限，给康复医学领域注入新鲜血液。查阅文献发现，虚拟现实技术应用于各种不同类型疾病的康复治疗状况，其中应用次数较多的包括脑卒中、脑损伤、帕金森病、骨科疾病、脑血管疾病等，其余还包括老年病、脑瘫、手外伤等，且随着应用技术的成熟和成本的降低，在不同类型疾病的康复治疗中虚拟现实技术的应用可能都会得到相应的增长。虚拟现实技术多被应用于康复医学领域借助的辅助技术。辅助技术是指为改善功能障碍者状况而设计和利用的装置、服务、策略和训练，主要包括辅助技术装置和辅助技术服务两部分的内容。辅助技术是康复医学工程的重要组成部分和核心技术，是康复医学工程学理论的技术体现。通过借助其他辅助技术，虚拟现实技术在康复治疗中，可以发挥其更大的优势。在研究中，借助较多的为动作捕捉仪和康复医学机器人，除此之外，其他辅助技术包括平衡游戏训练、数据手套、远程康复治疗系统、旋转游戏、3D 眼镜、传感器、可穿戴设备、轮椅训练、步态训练系统等。

以脑卒中患者为例，脑卒中是导致偏瘫的最主要病因，偏瘫在临床上一般表现为一侧肢体肌力减退、部分或全部活动能力丧失、患侧感觉功能受阻、严重者还伴有交流功能障碍和认知功能障碍等。偏瘫患者患侧肢体的运动功能缺失严重影响其日常生活和社会参与能力，这不仅给患者家庭带来无法想象的负担，还对社会医疗资源形成了严峻的考验。国内学者刘鹏文融合虚拟现实技术和训练模式的特点，基于康复训练理论基础和主动康复训练特点设计 VR 游戏，通过设计基于 VR 游戏的以诱发患者自主运动意识的主动和抗阻训练模式，实现 5 款训练目标，提供多种感官反馈的 VR 游戏，并为有效促进患者受损神经的重组和运动功能的恢复，为被动、主被动、处方三种训练模式设计了上肢运动模拟可视化界面。虚拟现实技术可与传统的康复相结合，成为一种新颖、实用且有潜力的技术用于康复医学领域。就已有的研究来看，虚拟现实技术与辅助技术结合应用于康复医学领域在我国尚处于研究发展阶段，有待于进一步的完善和推广，并具有潜在的应用前景。

　　VR 技术的物理康复应用已经有过广泛的探究，物理康复的主要治疗对象是由器官病变引起的人体器官功能障碍患者。目前的医学技术，不能通过手术和药物去治疗，只能通过训练的方式去治疗患者，改善患者的功能情况，恢复器官的功能至正常水平。传统的物理康复治疗的手段主要是运动疗法与作业疗法。运动疗法是让患者借助一些器材或者在医务人员的辅助下完成一系列动作，来训练患肢或器官；而作业疗法则是让患者带着目的性去完成一系列任务，患肢或器官会在执行任务的过程中得到训练。VR 技术在物理康复中应用时，着眼于基于 VR 技术的虚拟康复治疗系统，能结合运动疗法和作业疗法，因而治疗效果更为显著，用户体验也更为丰富。如四川八一康复中心的"卡伦康复系统"的 VR 康复应用，患者可以通过康复系统中的视觉图像，在支架和吊带的支撑辅助下，进行肢体康复训练。在这过程中，患者戴上 VR 头盔和动作捕捉装置，使用康复硬件和感受虚拟的空间场景融为一体，并能随着康复过程的推进，逐渐摆脱器材的力量辅助，实现自主训练和康复。这是其他传统疗法不可比拟的,正是 VR 技术应用的优势和成效。

VR 技术在认知康复上的应用。越来越多的医学和 VR 技术应用研究表明,VR 技术在空间认知障碍、注意障碍、记忆障碍、思维障碍以及生活技能的认知康复等方面也具有广泛的应用,在治疗神经心理方面的疾病也同样有良好的效果。认知障碍可以由脑部创伤或者退化引起,会对患者的肢体功能障碍和生活活动能力造成影响。而 VR 技术可以运用 3D 建模技术建立一个虚拟场景,让患者在该场景里进行一系列的康复训练,如通过在虚拟场景里进行空间漫游来训练患者的空间认知能力,治疗患者的空间认知障碍;通过让患者处在特定的虚拟场景中,依靠 VR 技术的沉浸性优势,让患者在接受治疗过程中集中注意力,改善患者多动、注意力不集中等症状。同时,VR 系统以多通道介入的方式对患者大脑皮质起到了持续刺激的作用,让大脑神经处于持续的兴奋状态,这对于脑部的血液循环和新陈代谢都有积极的作用。如王大为等人运用了对照试验的方法证明了虚拟现实技术结合针灸疗法在轻度认知功能障碍的治疗方面有明显的促进效果。该研究在传统的原络通经针法治疗的基础上,配合了 Anokan-VR 系统的辅助训练治疗,研究让患者在整个试验过程中接受原络通经针法治疗的同时进行 VR 系统内的日常生活活动训练。两个疗程后评估试验组和对照组的大脑功能水平,发现试验组结合了 Anokan-VR 的训练治疗,较对照组有明显的治疗优势。

虚拟现实技术应用到康复医学领域中,可以有效解决目前治疗手段所存在的局限性,且其存在着趣味性、安全性、有效性,能够调动患者的主观能动性等优点,有着巨大的潜力。随着虚拟现实技术本身的不断进步,以及该技术在康复医学治疗领域的不断推广和深入,它必将带来一场影响深远的康复医学训练革命并推动运动康复医学训练技术日臻完善。另外,在基层医疗中,康复医疗资源的短缺,尤其是康复医生的不足和康复医学技术的短缺,为虚拟现实技术在康复医学中的应用提供了广阔的前景。除此之外,社区康复医学和家庭康复的开展与推广,也为虚拟现实技术的应用提供了充足的空间。除了康复医学的临床需求,康复医学生的学习需求,康复医学对于从业者在操作技能方面的熟练掌握,也使得虚拟现实技术在康复医学院校和康复医学专业的教育方面的应用前景十分广阔。相信随着技术的进步、资金的投入和康复医学市场的不断扩大,虚拟现实技术将在康复医学中发挥越来越广阔的作用。

二、虚拟现实技术在老年长期照护安全管理中的应用

（一）虚拟现实技术在预防老年人跌倒中的应用

跌倒死亡是 65 岁及以上老年人因伤害致死的首要原因。随着全球人口老龄化进程的加速和老年人口规模的扩大,预防跌倒已成为一个迫切需要解决的全球公共卫生问题之一。老年人发生跌倒的原因是多样的,既包括老年人自身功能的内在因素,也包括家庭、养老机构或社区环境等外在因素。

VR 用于预防老年人跌倒的主要领域包括两个方面,其一是降低老年人跌倒风险的运动训练,其二是老年人跌倒恐惧症的治疗。Liao 等通过随机对照试验发现,基于 VR 技术的健身游戏和传统的运动训练在增强患有帕金森病的老年人的肌肉力量、感觉统合能力以及行走能力方面具有同样的效果。此外,有研究发现,与传统运动训练组相比,VR 训练组显著改善老年人髋关节肌力和平衡控制能力。国内学者孙志成将南京市某养老机构 62 名老年人随机分为对照组和 VR 组,前者接受常规防跌倒运动训练,后者在对照组基础上接受 VR 训练(包括飞翔、滑雪、潜水和健身)。结果发现,VR 训练可以有效地改善养老机构老年人的跌倒相关危险因素(如静态和动态平衡功能、下肢肌力、步态功能及跌倒恐惧心理等),降低跌倒的发生次数,且效果优于常规防跌倒运动训练。

（二）虚拟现实技术在老年人认知康复中的应用

痴呆影响人的记忆、思维、取向、理解、计算、学习能力、语言和判断等,但人的意识不受影响。且认知功能的损害通常伴随着情绪控制、社会行为或动机的恶化,有时可发生在此之前。

虽然痴呆主要影响老年人群,但是其并不是老年人正常衰老的组成部分。而认知功能训练通过标准化的任务设置,集中锻炼某一特定方面的认知功能,不仅能减缓老年失智疾病进展,提高老年失智患者的生活质量,还能减轻医疗资源负担,推动整个社会健康老龄化的进程。在国内外,VR技术已被应用到老年失智的诊断、预防以及认知功能锻炼中。

国外一项研究将18名脑卒中患者随机分为对照组和VR组,前者接受常规康复,后者接受基于VR技术的干预。结果发现,VR组在整体认知功能、注意力、记忆、视空间能力、执行功能、情绪和整体恢复方面均有显著的改善。对照组只在自我报告记忆和社会参与方面有所改善。此外,与传统疗法相比,VR疗法在整体认知功能、注意力和执行功能方面有更大的改善。在另外一项研究中,60例非痴呆型血管性认知障碍患者随机分为对照组和VR组,对照组给予传统的认知训练,VR组在传统认知训练的基础上,采用数字评估与互动训练系统。结果显示,VR训练和传统认知康复训练两种方法均能明显改善患者的高级认知功能,且VR疗法优于传统认知疗法,两者联合应用的疗效优于单独应用。患者的高级认知功能改善,事件相关电位P300的潜伏期缩短,波幅增高。VR技术以及VR技术与传统认知疗法相结合能够改善患者的高级认知功能,近期效果良好,但远期疗效、复发率还有待于进一步临床试验研究的验证。

随着人口老龄化加剧,预计到2030年,中国老年人口将达3.6亿,而65岁以上老年人的癌症发病率将高达67%。癌症及其相关治疗会导致患者的认知功能障碍,进而增加老年癌症患者出现痴呆的风险。研究表明,对于轻度痴呆的早期识别与控制是防止认知功能恶化的关键,如能早期发现并进行干预可以最大限度地减少神经退行性疾病的发生,优化老年癌症患者的认知功能,从而提高他们的生存质量。为应对全球老龄化以及满足老年癌症患者日益增长的认知康复需求,有学者研发了基于虚拟现实技术的老年癌症患者认知评估和沉浸式怀旧疗法康复系统。该系统包括 VR 认知评估和康复训练,其中 VR 认知评估包括癌症相关认知障碍和轻度痴呆评估两个模块,VR 认知康复训练包括一般认知康复训练和针对有轻度痴呆风险患者的沉浸式怀旧疗法两个模块。研究结果显示,将 VR 技术应用于老年癌症患者中进行轻度痴呆风险的评估是可行和安全的。首先,相比传统的纸笔认知测试,在 VR 环境下进行认知评估更加有趣和生动,可以吸引更多的老年癌症患者尽早进行轻度痴呆的筛查。其次,在虚拟的日常生活环境下进行 VR 认知评估更能客观而且准确反映真实的认知功能。最后,VR 评估装置的准备简单,整个 VR 认知评估的过程高度智能化,不需要专业医护人员参与,节省费用,节约成本,可以从临床推广到社区以及居家环境下进行 VR 认知评估和康复训练。对老年患者进行早期筛查的同时,为后期及时给予干预措施奠定了基础,对较少老年患者认知相关的安全事件具有积极意义。

第二节　人工智能技术

一、人工智能技术概述

（一）人工智能技术的概念

人工智能技术（artificial intelligence technology, AI）是一门涉及多领域知识（计算机科学、神经心理学、哲学、语言学、控制论、信息论等）和包含多种技术（计算机视觉技术、语言识别技术、自然语言理解技术等）的科学,其方法包括机器学习、知识获取、知识处理、自动推理等,其主要目标是让机器代替人完成复杂的工作。关于人工智能的概念,目前国内外学者对其尚无统一的定义。国际人工智能专家 N.J.Nilsson 将人工智能定义为"通过模拟人类的方式,记录、积累、再现和运用知识的学科"。后来,学者们分别从类人、理性、思维与行为以及学科角度等对人工智能的概念进行定义。作为一门新兴前沿学科,人工智能是指研究人类智能活动的规律,通过计算机技术进行模拟,构造具有一定智能行为,即类似人的行为或实现人们的期望目标的人工系统。而人工智能的实质是基于人类的设定与要求,能以与人类智能相似的方式作出反应的智能机器或软件。通过赋予机器感知和模拟人类思维的能力,人工智能使机器达到乃至超越人类的智能。人工智能不同于常规计算机技术依据既定程序执行计算或控制等任务,而是具有生物智能的自学习、自组织、自适应、自行动等特征。根据智能化的程度人工智能可以分为弱人工智能、强人工智能及超级智能。

（二）人工智能技术的起源与发展

人工智能最早起源于 1950 年"图灵测试"的理念,而其首次被公开提出可追至 1956 年在美国达特茅斯大学召开的学术会议。在该会议中,"人工智能之父"John McCarthy 等首次使用了"人工智能"这一专业术语,由此开创了人工智能的研究领域。21 世纪以来,随着物联网的加速普及、大数据的崛起、云计算等信息技术的突破,人工智能迎来了发展高峰,逐渐形成了深度学习、跨界融合、人机协同、群智开放、自主操控等新的特征,开始具有自我诊断、自我修复、自我复制甚至自我创新的能力。人类相继进入了网络社会时代、大数据时代与人工智能时代,三者共同构成了新的社会时代。

人工智能时代的到来,正在改变甚至颠覆人类当前的生产、工作与交往方式。2016 年美国《国家人工智能研究和发展战略计划》指出,AI 系统在某些专业任务上的表现已经超越人类。1997 年的国际象棋、2011 年的 Trivia、2013 年的 Atari 游戏、2015 年的图像识别与语音识别、2016 年 AlphaGo 等 AI 产品的问世与应用,成为 AI 超越人类的里程碑事件,见证了 AI 的智能水平和社会意义。近十年来,人工智能愈发广泛地应用在社会各个领域。2016 年 7 月,我国国务院出台的《"十三五"国家科技创新规划》中指出支持研发人工智能以促进智能产业发展。2017 年 7 月我国国务院颁布的《新一代人工智能发展规划》中指出要"围绕教育、医疗、养老等迫切民生需求,加快人工智能创新应用,为公众提供个性化、多元化、高品质服务";要不断推行和运用人工智能模式下的治疗护理新手段、新模式，并且搭建精准快速的智能医疗体系，加强群体智能健康管理。

二、人工智能技术在老年长期照护安全管理中的应用

（一）人工智能技术在长期照护老年人日常生活照顾中的应用

目前，人工智能技术已广泛应用于国内外老年人的日常生活护理中。机器人能够为失能老年人提供所需的物品，并协助其完成基本的日常生活活动，例如吃饭、洗手、穿衣、洗澡等，特别是对于老年失智患者，不但提高了他们生活的安全性、独立性，而且提升了他们的生活质量。目前常见的日常照顾机器人有 SECOM 喂食机器人，SANYO 自动刷洗浴缸机器人，AR 保姆型（包括洗衣服、拖地、送餐等）机器人。近年来，辅助行走机器人的研发和应用，帮助老年人，尤其是步态异常老年人保持行走的平稳性，改善步态功能，从而降低他们跌倒的风险，提升他们行走的安全性。2005 年，我国上海某公司研发出"全智看护"护理机器人，充分满足了行动不便老年人的室内活动需求，具有辅助老年人独立上厕所、移位沐浴、站立移动、平移上下床等功能，极大地提升了老年人居家生活的安全性，同时也降低了老年人照顾者的负担。智能护理机器人采用最新纳米材料和航天科技，能够自动识别、清洗老年患者大小便，自动暖风干燥、清除臭味、净化空气。同时，护理机器人可以及时有效地对患者私处进行清洁，防止局部感染、尿路感染、压力性损伤、败血症的发生。2015 年，安徽某公司研发出"全自动"护理机器人，它具有自动处理失能老年人在轮椅或床上大小便的功能，有助于失能老年人保持臀部的清洁，降低其压力性损伤的发生率，目前已在合肥市部分养老机构投入规模化使用。

（二）人工智能技术在长期照护老年人的情感陪伴及娱乐中的应用

跨入老年期以后，随着老年人社会角色的转变，老年人的心理也发生了一些变化，主要表现在感知觉、记忆力、智力、性

格和情绪等多个方面,特别是长期独居的老年人容易产生抑郁、焦虑等负性情绪,因此老年人需要更多的社会参与和心理关爱。近些年,国外人工智能研究者为解决这个问题,研发出陪伴机器人,以刺激老年人的大脑,增加其社会互动,目前已被欧美等西方国家广泛应用于老年人的心理护理中。例如,英国研发了一款名为 Care-O-bot3 的机器人,旨在照顾那些行走不便以及孤单的老年人。这款机器人不仅会做多种家务,帮助孤独老年人,而且可以为独居老年人提供情感慰藉,激发老年人活动并在遇到紧急情况时及时呼叫寻求帮助。以色列研发的"直觉机器人"是新型的人工智能伴侣,旨在让老年人保持活跃和专注,以减少老年人的孤独感,直觉机器人主动推荐相关信息和身体活动,让老年人保持活跃,与家人、朋友保持联系。多项研究证实,陪伴机器人能为老年人提供心理支持,促进其积极情绪的表达,提高其社会交往能力,特别是对于老年失智患者。在与机器人相处的过程中,老年人的社会互动增加,表现在语言、身体、视觉 3 个方面,大笑的次数增加,触摸、安抚动作的频率增加。同时,与传统的宠物疗法相比,陪伴机器人除了为老年人提供娱乐外,还具有其他方面的优势,例如陪伴机器人本身可减少老年人感染传染病的风险;不会对老年人造成躯体上的伤害;老年人管理机器人的负担较小。因此,陪伴机器人被认为是辅助治疗老年心理问题的一种新方法。此外,情绪调节机器人能够识别老年人负性情绪,并进行相应的心理疏导。然而,人与人之间相互交流的需求是无法完全被机器所取代的,因为机器人只是按照指令行事,无法填补空巢老年人内心的孤独和寂寞。然而,随着科技的不断发展创新,空巢老年人可以借助人工智能软件与远在千里的子女亲人进行及时沟通联络,通过实时语音文字、视频通话等先进的智能机器人,可以很大程度上带给空巢老年人精神上的安慰。人工智能技术在老年人的情感陪伴及娱乐中的应用可在一定程度上减少老年人的焦虑、抑郁等负性心理,对预防老年人发生自杀等不良事件具有一定意义。

（三）人工智能技术在长期照护老年人疾病监测与症状控制中的应用

随着老年人生理功能的不断退化和慢性疾病的陆续出现，以及科技发展的日新月异，老年人对于医疗服务的需求日益增多，老年人的思想观念也同样在逐渐发生改变。由于物联网技术的快速发展，使养老观念由传统养老的方式向"智慧养老"的方式转变，利用物联网上面的技术，通过智能感知、智能识别与云计算等打破传统思维模式，智能手机、智能手表、健康千里眼、微型血压、心电监测仪等设备的创新利用，很大程度提高了移动式家庭医疗设备的监测能力，实现了在日常生活中更加轻松、便捷地监测老年人的生命体征（例如体温、脉搏、呼吸和血压）、肺活量、血糖水平、心电图和体重等各项身体方面的常规健康指标。而这些数据通过网络传输给远端的临床医生，包括医院医生或社区医生，医生根据这些数据给出指导和反馈，并在网上建立老年人健康档案，对老年人进行智能化远程监测的同时，还可以提供上门医疗等贴心服务，不但完善了长期照护老年人的居家养老监测和医疗系统，还能让子女可以随时远程关注长期照护老年人的身体健康状况。总体来说，这些技术能够让个人在医疗专业人员的培训下独立使用，并且操作简单和性能稳定，从而有利于拓宽医疗服务的范围，惠及更多的长期照护老年人。

随着年龄的不断增长，老年人身体功能等各项指标发生变化，跌倒成为长期照护老年人日常生活中的重要风险之一。基于网络的远程安保系统、远程传感器和安全装置能帮助老年人安全、独立地生活，尤其是对于预防跌倒、跌倒监测、异常情况管理以及移动测量。随着人的老化进程不断推进，长期照护老年人精神障碍疾病逐渐增多。而痴呆作为一种慢性、进行性的综合征，通常是认知功能（即处理思想的能力）出现的衰退比正常年老过程更严重。它会影响老年人的记忆、思考、定向、理解、计算、学习、语言和判断能力。认知能力损伤通常伴有情感控制能力、社会行为和动机衰退。目前针对老年人的定位服务,如智能腕表等设备,可以通过 GPS 系统跟踪监测、紧急救助按钮等功能,不但可以预防长期照护老年人外出迷路或走失,还可以第一时间得到老年人出现意外情况的通知,使子女和医护人员远程关心呵护老年人的需求得到了满足,减少老年人走失、丢失概率的同时也减轻了长期照护老年人照护者的压力。智能养老可穿戴设备集合了云计算和健康医疗检测的优势,是对传统可穿戴设备的优化和升级。将云计算为医疗所用,把云计算的技术运用到智能养老系统当中,现在我国正在全国范围内积极提倡智能化养老设备,为长期照护过程中守护老年人安全提供了技术支持。

（四）人工智能技术在老年人辅助康复中的应用

机器人能辅助老年患者进行身体和认知相关方面的康复。Chen 等以力学、运动、康复等理论知识为基础,发明了上肢康复机器人。该机器人能够根据患者的身体状况,提供不同的康复模式(包括主动模式、辅助模式、被动模式)和不同强度的运动。一项比较机器人实施的多领域认知训练与传统认知训练效果的研究显示,两组老年人都伴有大脑皮质的萎缩,但是与传统的认知训练相比,运用机器人进行多领域认知训练的老年人大脑皮质萎缩的速度更慢。西班牙学者以 7 名有轻微身体和认知障碍的老年人作为研究对象,研究发现,机器人不仅能辅助老年人进行认知和身体康复,还能提供个体化的康复计划和生物学监测,例如心率。新加坡"老年人活动中心"是新加坡政府专门为 60 岁以上人士设立的健康保健机构,人们在这里可以得到基础的健康管理和专业的锻炼指导。新加坡政府给老年活动中心配备康复机器人教练,专门帮助老年人进行身体恢复训练的肢体锻炼。机器人教练的运用为老年人健康管理带来方便、准确、舒适的服务,把信息技术成功应用到针对老年人的健康服务上,以解决老年人不便亲自到医院接受医疗护理的服务问题。由哈尔滨工程大学研发的多功能助行康复机器人,突破了助行康复机器人关键技术,实现辅助行走、辅助起坐、自主移动和下肢康复训练功能,满足在敬老院和福利院等养老机构的应用要求。该康复机器人适用于腰部和手臂力量较差的体弱老年人助行和康复训练,满足其日常生活需求和辅助康复治疗。而中医按摩机器人是通过机械手完成专业按摩师的工作。该机器人将从中医按摩理论与实践出发,使用先进的传感器技术研究人性化的按摩数据测量装置,采用双目视觉定位技术为机器人准确地识别按摩位置、完成系统的按摩操作提供定位方法。将人工智能用于老年人辅助康复技术中,技术先进,过程安全,科学照护老年人的同时,保证了老年人安全。

第三节 智能居家养老服务系统

一、智能居家养老服务系统概述

2008 年 1 月 29 日,全国老龄工作委员会办公室下发了全国老龄办发〔2008〕4 号文件,文件提出相关的十个国家政府部门在推动居家养老服务方面的职能以及安排意见。文件提出,随着国内经济社会的快速发展,人口老龄化问题也不断严重,家庭养老所具有的作用逐渐减弱,养老服务逐渐发展为亟需要解决的重大问题。

居家养老服务指的是政府以及社会借助于社区,为居家老年人提供包括精神慰藉、家政服务以及生活照料等在内的多样化服务方式。这种养老服务属于对传统养老的一种完善和补充,属于国内构建科学有效的养老服务体系的重要组成部分。面对我国不断增加的养老压力以及养老服务难题,通过发展居家养老能够有效缓解,从而推动老年人生活质量的提升。发展居家养老也是继承和发扬我国传统文化的重要措施,能够满足社会不断增加的养老需求;能够推动社会、社区以及家庭的和谐发展,对于构建和谐社会具有重要意义;同时也能够推动服务业的发展,为我国经济持续健康发展贡献力量。然而,当前国内居家养老服务市场发展缓慢,相关的产品和服务数量较为缺少,质量也偏低,无法有效适应不断增加的老龄人口服务需要。

随着经济社会的进步以及生活水平改善，社会公众对于生活智能化以及安全的重视程度不断增加，以及当前信息化技术在各行各业得到广泛应用并取得显著的积极效应，将信息化手段应用到居家养老体系是大势所趋。《全国民政标准化"十三五"发展规划》中明确指出大力推进居家养老体系以及养老服务设施的建设，以"互联网+"为主导模式优化居家养老服务结构。应用互联网等信息化形式有助于管理部门加强对居家养老体系的规范化管理力度，可以灵活建立一系列与居家养老相关的标准体系；通过对信息化平台的应用可以增强对居家养老资源的协调与统筹能力，在明确养老机构、人员等主体职责的基础上充分发挥养老资源的最大效力，从而推动智能居家管理的兴起和发展。因此，智能居家的概念指的是借助于计算机、网络以及物联网等相关技术，将居家平台进行整合和统一，从而有效增强住宅管理以及家庭管理的便捷、安全以及高效，从而为用户创造舒适并且安全的居家环境，增强用户的满意度。智能养老即"智能居家养老"，最早由英国生命信托基金会最早提出，该养老模式能让老年人在日常生活中不受时间和地理环境的束缚，在自己家中过上高质量、高享受的生活。智能居家养老服务系统则是以物联网技术为基础的，在充分分析当前智能家居安防需求和不足的前提下，设计并实现的符合居家养老使用的智能居家养老系统平台。

美国是最早开展智能居家方面研究的国家，1984年就已经建设成功首个智能建筑。随着美国智能居家的不断发展和推广，欧洲以及亚洲等国家也根据本国的实际情况进行这方面的研究，开发出具有本国特色的智能居家系统。日本、德国以及新加坡等国家的智能居家实现较为快速的发展。在开展智能居家研究问题上，一些高科技公司也积极进行小区和家庭智能化方面的研究，借助于管理智能化来增强安全防护能力。

1980年，智能居家概念和思想被引入国内。从此，我国就针对智能居家展开大量的分析和研究，并且获得较为明显的成效。2007年前后，智能居家在我国实现较为快速的发展，我国对于智能居家产品的开发以及管理逐渐成熟和完善,越来越多的社会公众开始消费这些产品。此外,国家也通过出台政策措施支持智能住宅以及小区的发展,希望能够在 2020 年前后达到一半以上的住宅实现智能化,从而使我国大中城市在智能化方面进一步推进。闪联作为国内制定 3C 标准化的组织,对于我国建立国际标准发挥十分重要的作用,尤其是 2008 年,国际标准化组织把闪联标准确定为 3C 通用标准。随着这个标准的推广,能够为智能居家的快速发展和有效推广奠定基础,并且该标准同很多个相关行业具有联系,覆盖通信、家电和定位等。我国智能居家产业不仅积极推动制定国家标准,同时在产品研发上也获得较为显著的成果。例如,国内某一智能居家产品不仅可以开展全面的智能化安防管理,涵盖环境管理、对讲管理、视频管理以及预警管理等多方面内容,同时还能够实现对居家设备的远程控制,主要是家电以及媒体等。

二、智能居家养老服务系统在老年长期照护安全管理中的应用

(一)国外相关应用研究

到 2035 年,德国将有一半以上的人超过 50 岁,1/3 的人超过 60 岁。对于多数老年人来讲,他们都不愿放弃熟悉的家庭生活而迁至养老院。为此,德国联邦教育与研究部发起,德国弗劳恩霍夫研究所、柏林夏里特医院等参与其中,研发出一套"环境生活辅助"智能养老系统,该系统可通过电脑、智能手机与医护中心连接,老年人在家里就可以接受医生的监护和诊断。72 岁的柏林退休老师卡罗琳正在使用这套系统。她自己认为系统并不复杂,先在电脑、智能手机上安装程序,同时装好各种传感器。比如,极微小的恒电势器可以评估病人化验报告中的葡萄糖、乳酸盐、胆固醇等生物化学信息;血氧饱和度传感器可以监测心率和动脉血氧饱和度等。卡罗琳遵照医嘱,按时测试各种健康数据,这些数据会自动被传送并储存到柏林夏里特医院患者数据库中。如果她身体有什么不适,可以通过对讲

系统联系医护人员。医生接收到数据后,通过摄像头就可以进行诊断,开出处方。

2011年,英国研究人员对外发布智能居家"交互屋"(inter-home)的相关系统以及技术。通过借助于这种产品不但能够对资源进行科学运用,同时能够对老年人健康情况展开实时检测。系统具备较强的适应能力,能够对用户的行为习惯进行学习,尤其是借助于腕带等辅助设备,在老年人因为意外而跌倒的时候,能够对脉搏进行监控,判断老年人的身体状况,同时启动报警装置来通知老年人的家人或者是医护人员。此外,通过研发同健康服务具有较高联系的内容,包括地理定位等,能够对患有老年失智或者其他疾病的用户进行实时定位。并且借助于能够进行穿戴的无线电频率识别设备,当被监控对象长时间没有活动或者出现走失等情况时,识别设备将会即使发出提示以及警报。

芬兰开发的居家养老产品被称为"活跃家庭生活"。全部的地板以及家电均安装特殊的感应设备,能够在老年人摔倒的时候使亲属能够借助于手机登录移动设备开展相应的远程操作;通过将GPS定位设备安装在患有老年失智等疾病的老年人身上,从而对老年人的活动范围进行定位,可及时发现老年人走失,保障老年人安全。

日本研究人员开发出名为"baby Lloyd"的机器人,能够为老年人抑郁或者孤独等病症的治疗提供帮助。此外,日本企业借助于计算机等设备演化出相应的看护服务系统,能够利用将传感器安装在家电设备中,从而定期获取家电设备的使用情况以及实时信息,并且通过电子邮件的形式将这些信息发送给老年人的亲属。当这些家电超过24h依然没有使用就将发出警示邮件,从而既能保障老年人的安全,也能够为子女等亲属提供放心。

(二)国内相关应用研究

国内,政府以及其他机构和组织对于智能养老市场给予高度的重视和关注,积极开展有关产品和技术的研发以及普及。

在武汉，侨亚爱爸妈居家养老服务演化出 E-脉手表 + 自助健康养老站，借助于 GPS 定位、通信网络以及物联网等技术，通过将现代化的科学技术引入居家养老，从而使在开展老年人生活帮助以及紧急救助方面更加科学高效，推动老年人能够更好地享受居家生活，而不需要受到环境以及时间等方面的限制。医疗人员能够根据客户所具有的健康档案对客户的各项生理指标进行采集，主要是体重、血压以及脉搏等数据，从而对客户健康情况展开实时监控，并将存在的问题及时传递到客户，然后再为客户提供相应的改进措施和应对方法，为客户设计出具有针对性并且全面的健康管理规划，此外，还向客户提供相应的远程问诊服务。

在北京，智慧养老、云计算、云管理相关产品陆续问世，其推出智慧养老方案、连接医疗物联网的老年关爱服务系统、随时监督饮食锻炼的健康管理服务等。通过传感网、3G 移动通信、强大的智能数据处理终端，各种信息整合在一起，并将老年人与家人、社区、护理员、医院等无障碍联系一起，为老年人提供了安全、便捷的养老环境。

国内有诸多应用广泛的商业化智能居家养老服务系统，如某智能居家养老服务系统的服务对象包括孤寡贫困和空巢老年人、长期患病生活不能自理的老年人、伤残老年人、烈军属老年人、高龄并生活不便的老年人、居住在辖区内，自愿出资申请居家养老服务的老年人和其他 60 岁以上需要照料的老年人、自愿出资申请服务的有慢性病、亚健康的辖区居民。其针对老年人患病多、记忆力下降、视力降低、手脚不便、子女不在身边等问题，应用烟雾探测器、燃气传感器、无线红外探头、远程电子血压计、远程血糖仪、睡眠监测仪、一键呼叫器、智能手表、智能手环、智能拐杖等设备，实现一键呼叫、随时随地定位、健康检测、智能关怀、居家安防等功能性服务。服务形式包括：①无偿服务，这类服务针对散居的"三无"老年人，其中 75 周岁以上的重点优抚对象、市级以上劳动模范、百岁老年人、低保和低保边缘人群、持有特困残疾证和特困职工证人员，由政府进行补贴,以发放养老券或是服务卡的方式,在接受服务商服务时进行回收或是刷卡确认;②低偿服务:对生活不能自理或不能完全自理且经济比较困难的社区独居、空巢老年人,由政府进行补贴,以发放养老券或是服务卡的方式,在接受服务商服务时出示优惠凭证,以进行优惠折扣支付;③有偿服务:有经济能力、需要上门服务的老年人,通过自己购买,由居家养老服务机构提供各种服务;④义工服务:通过志愿者、低龄老年人为社区老年人提供义工服务;⑤社会力量认购服务:针对特殊困难的老年人,积极动员社会力量提供服务。该智慧养老服务模式"系统＋服务＋老年人＋终端",以社区为依托、以智慧养老服务平台为支撑,以智能终端和热线为纽带,整合社区养老服务设施、专业服务队伍和社会资源,重点打造以"呼叫救助、居家照料、健康服务、档案管理"为中心的智能居家养老服务网络,为老年人提供综合性的养老服务。

我国的众多学者也进行了智能居家养老服务系统的研究。如国内学者利用 ARM 微处理器的强大处理能力,实现对居家老年人的生理参数和家庭环境远程实时监控,并且对异常情况进行警报提示的居家养老服务系统的开发;开发基于无线传感器网络的居家养老监护预警系统,人性化地采集老年人的体征信息,信息通过传输节点统一发送给智能数据处理终端,智能终端的 App 主要进行数据的分析存储与显示预警,远程医疗监控中心可以实现对老年人身体信息的监护诊断,并给出具体建议,人机交互协调、可靠,优势明显。也有学者基于计算机信息技术提出来集中养老模式,在系统中引入了 RFID 信息标识技术,设计并开发了智能养老的信息管理系统,以便完成对老年人信息的智能化管理。该系统的主要功能是对老年人的基本信息,位置信息进行监控管理,当老年人出现意外事故时,系统自动报警。该系统虽然对老年人的视频监控主要在于发现老年人的当前位置,以便救援人员在短时间内赶到。

总之,分析国内外现有智能居家养老服务系统的设计及应用,可发现,现有智慧居家养老系统均建基于物联网、互联网、云计算、智能家居等技术,运用物联网技术,利用各类传感器,通过分析用户需求,形成软硬件结合的智慧居家养老平台;基于软硬件一体化应用,为核心用户和主要用户实现智慧安全、智慧健康、智慧生活、智慧环境等于一体的应用功能,在老年安全照护过程中进行安全防护与管理提供的有效的平台与手段。

第四节　主动健康技术

一、主动健康技术概述

随着我国社会经济的繁荣发展、城市化水平的不断加快以及医疗水平的不断发展,我国人民的整体身体素质日渐提高。但在社会层面,伴随着人们寿命的不断增长,老年群体的数量越来越大,高龄老年人和空巢老年人比重和增速也在不断加快,医疗负担,照护成本也在不断提升,人口老龄化已成为当今世界一个突出的社会问题。2019年《国务院关于实施健康中国行动的意见》中明确提出了"加快推动从以治病为中心转变为以人民健康为中心,动员全社会落实预防为主方针,实施健康中国行动,提高全民健康水平"。现代医学科学的理论突破和技术创新,新材料、互联网、大数据、人工智能等新兴科技力量的迅速成长,为我们"破解世界难题,提供中国式解决办法"带来了新的机遇和可能。围绕全体人民"少生病、晚生病、更健康"的战略目标,改变思路,强化创新,扩大全民健康保障内涵,着力构建攻防兼备、标本兼治的新型健康老年化服务与保障体系,重塑全民健康的创新链、生态链、价值链,构建中国主动健康服务体系至关重要。

主动健康的概念主要是总结提炼于"健康中国 2030"等相关战略和政策文件的观点,主动健康是相对于被动医疗而言,其定义为主动获得持续的健康能力、拥有健康完美的生活品质和良好的社会适应能力。主动健康贯穿于生命全过程,其倡导的是主动发现、科学评估、积极调整、促进健康的理念,其体现了"零级预防"的理念和方法，完善和补充了三级预防体系，是提升国民健康素质、改善医疗卫生资源短缺状况、大幅度降低医疗卫生支出、建设健康中国的重大发展方向。主动健康技术包括了生命全过程中各阶段健康相关支持技术，从健康风险监测、评估、干预技术，到健康生活方式支持技术、临床疾病诊疗、康复和护理技术，以及老年长期照护所需要的产品和解决方案。在医学基础研究和临床应用中，基于基因和生活习惯等方面开展的疾病风险评估与防治、疾病的早期诊断、疾病恶化的预判、慢性疾病控制并发症、康复后防止复发等均属于主动健康的范畴。医疗设备领域的主动健康相关研究主要集中在以下几个方面：①基于检测结果（如基因检测等）进行个性化的健康干预或生活方式引导；②针对症状不明显的疾病早期，通过某些生化指标或影像学指征来促进疾病的早发现、早诊断、早治疗；③通过新兴的医疗人工智能等技术实现某些疾病的筛查或预测、预警等；④通过治疗后随访以及生理、生化指标的持续监测实现对预后情况的追踪评估，预防复发或恶化。

依托主动健康技术构建主动健康连续服务体系，聚焦健康风险因素控制、老龄健康服务等关键问题，融合移动互联网、大数据、可穿戴、云计算等新一代信息技术，以健康状态的动态辨识、健康风险评估和健康自主管理为主攻方向，重点突破人体健康状态量化分层、健康信息的连续动态采集、健康大数据融合分析、个性化健身技术等难点和瓶颈问题，构建以主动健康科技为引领的一体化健康服务体系，提升健康保障能力和自主性；发展适合中国国情的科技养老服务标准及评价体系，推进养老、康复、护理、医疗、健康一体化服务体系建设，构建生命全过程危险因素控制、行为干预、疾病管理与健康服务的技术与产品支撑体系，为积极应对人口老龄化提供随时、随地、优质和负担得起的连续健康综合服务。

主动健康是面向未来的新兴领域，发展空间巨大。主动健康是中国面向未来大数据时代，针对健康医学模式提出的未来方案，与西方发达国家在同步同期启动的新探索。我国在健康数据资源、市场规模、用户需求等方面还具备先天优势,较有希望在该领域突破欧美竞争对手的限制。智能可穿戴、大数据和人工智能发展迅猛,为主动健康提供技术支持,通过采集多维、实时的人体健康信号,实现全方位、全天候的连续检测和分析,将疾病防治阵地由医院前移到社区和家庭,提高国民健康意识和素养,延长健康寿命,推动健康技术、健康产品、健康服务模式和健康产业的发生与发展,为国民经济发展提供更多的资源与市场空间,促进健康产业与社会经济的发展。

二、主动健康技术在老年长期照护安全管理中的应用

国家重视老龄化背景下主动健康技术的研究与转化。科技部连续数年推出"主动健康和老龄化科技应对"重点专项项目的申报与审批。该专项聚焦"以健康为中心"的战略转变和"健康老龄化"的战略需求,以主动健康为导向,以健康失衡状态的动态辨识、健康风险评估与健康自主管理为主攻方向,重点突破人体健康状态量化分层、健康信息的连续动态采集、健康大数据融合分析、老年健康支持技术与产品等难点和瓶颈问题,开发一批主动健康促进关键技术和产品,引领构建新型健康感知、辨识、干预与管理技术体系,发展适合我国国情的科技养老服务标准及评价体系,建立示范推广基地与模式;为促进健康保障转型升级,构建养老、康复、护理、医疗一体化的老年服务体系,加快培育新型健康产业,提供积极的科技支撑。至2021年,开展了主动健康关键技术和产品研发、老年常见疾病防控和康复护理技术研究、主动健康和老年服务科技示范与应用推广等方向支持项目8项,其中主动健康关键技术和产品研发涉及老年人足部辅具设计、制造与评测关键技术与系统研究、血管、神经系统疾病或损伤导致的运动障碍康复技术与监测系统研发等内容,从科研层面,切实为老年长期照护中的安全管理提高了政策资金、科研支持。主动健康技术在老年人长期照护安全管理中的应用范围较广,与本章第一节、第二节、第三节内容部分交叉,本部分仅举2个案例。

（一）基于主动健康访问技术的医养结合智能综合服务管理平台

主动健康访问技术是指利用新一代个体健康监测设备,实现健康信息的连续动态采集与实时传输,开发一批健康大数据融合分析、个性化健康画像、健康养老关键技术产品,建立疾病预警和主动健康干预服务体系等。国内学者苏明亮等利用新兴互联网＋大数据技术实现多元化主动健康指数采集功能,建立集医疗、健康、养老于一体的互联网智能服务管理平台;研发基于医疗物联网、移动计算技术的老年人生活及健康状态电子监测系统,有效干预老年人的物质、精神生活;以健康干预方案推荐和风险预警为重点,建立可动态调整的智慧健康养老机制,并进行了应用验证。通过老年人、共同生活者、医生、照护人员、其他服务人员的满意度调查及专家评价、论证和测评,验证了该医养智能服务平台的可行性、有效性、安全性和卫生经济效益。同时,验证了心电监测的及时性、准确性和对心脑血管疾病的预警干预效果。该系统以互联网为依托,围绕老年人主动健康需求,构建基于深度机器学习技术、辅助慢性病管理、康复服务的医养知识库系统和云平台,研发出针对主要健康风险事件的预测新算法和干预新模型。基于数据分析,为老年人制订智能化、个性化的健康管理方案,解决老年人健康管理专业人员力量不足的问题,为老年长期照护过程中各项安全管理提供了科学的工具。

（二）基于主动健康技术的家庭智慧健康管理一体化服务

世界卫生组织于 1988 年提出"健康住宅"的概念,认为住宅应为其居住者提供一个安全、健康的环境,与住宅有关的技术、社会、规划和政策等因素都会影响到居住者的身体、心理和社会健康。中共中央、国务院于 2016 年 10 月印发《"健康中国 2030"规划纲要》,要求以健康水平提升、健康服务能力提升、健康产业规模扩大为重要发展目标,健康应作为各行业重要的创新着力点。个人健康管理作为主动健康服务体系的基础,在《"十三五"健康产业科技创新发展规划》中明确将健康管理产品、环境健康产品、家庭健康服务技术和健康管理服务技术等作为重要发展内容，家庭作为连接用户最直接、紧密的载体，住宅及其配套建设将迎来新的机遇与挑战。现阶段，我国的健康人居建设已经从建筑单体拓展到社区、城市，甚至覆盖小镇、乡村全体系。

国内已有家庭智慧健康管理一体化服务的实践案例。开发商为园区居民住宅配置了环境监测和居民健康监测设备，与辖区内社区卫生服务机构建立健康医疗服务扶持的合作，并与社区养老护理服务企业等合作，因地制宜地为居民提供连续、综合、有效、个性化的基础医疗、健康管理和养老护理服务，打造健康人居服务的新模式。健康云服务平台可以实时采集居民住宅室内环境的甲醛、噪声等环境数据，居民通过家用智能健康检测设备自动上传血压、血氧、血糖等健康体征数据，当这些数据达到一定阈值时，系统会自动提醒居民开启空气净化器或加强通风等环境改善措施，家庭医生也能根据居民健康自测结果，对居民的饮食、运动等情况进行及时的指导干预。家庭智慧健康管理一体化服务对小区老年人长期照护过程中的安全防护也起到了重要的作用，对改善照护质量、提升照护效率、降低安全风险具有积极的影响。

第十二章

老年长期照护安全风险预警模型的构建

【导读】

在老年长期照护过程中，跌倒、坠床、误吸、噎食、压力性损伤、烫伤、自杀、走失、非计划性拔管等多种安全问题均会发生，从风险管理角度，针对老年长期照护过程中的安全问题构建相应的风险预警模型，可实现安全风险防控关卡前移，从而有效降低不安全事件的发生，保证护理质量。

本章描述了老年长期照护安全问题的危害、老年长期照护安全风险预警研究进展、安全风险预警模型构建过程中常用的研究方法、模型构建与验证过程等内容。

第一节　问题的提出

一、老年长期照护安全问题的危害

据美国相关统计数据显示，近乎 40% 的医保覆盖人群从医院出院后进入不同类型的长期照护机构，至 2011 年，超过 160 万的人居住在技术型护理机构，入住长期急性病照护机构的医保受益人是过去 15 年的两倍。长期照护机构中的患者在接受照护的过程中易遭遇安全问题，这些患者通常为高龄，患有多种慢性病，或急性病住院治疗结束后又入住到长期照护机构。OIG 的一项研究显示，患者进入长期照护后对卫生保健资源的利用率很高。如在技术型护理机构中,大约25%的医保受益人需要每年住院,其中22%的医保受益人在入住期间至少发生过1次不良事件,发生不良事件的患者一半以上需要住院治疗,而一半以上不良事件是可以预防的。

康复机构的不良事件发生率更高。这些危害主要发生于老年患者中,包括用药错误、医疗相关感染、谵妄、跌倒和压力性损伤等。在OIG及其他关于长期照护人群的研究中发现,药物不良事件是不良事件的主要类型,原因除了患者复杂的病情外,电子医嘱及其他医疗安全策略在技术型护理机构中的执行远不及医院普遍需值得注意。医疗相关感染,特别是导管相关性尿路感染是长期照护中的常见问题,亟待解决。

中国同样面临老年长期照护过程中安全问题的困扰。随着我国养老服务业的不断发展,全国用于长期照护的机构也明显增加。我国《2021年民政事业发展统计公报》数据显示,截至2020年底,全国共有各类养老机构和设施32.9万个,养老床位合计821.0万张,比上年增长5.9%,社区养老服务机构和设施29.1万个,其中互助型社区养老服务机构和设施有14.7万个,共有床位332.8万张。面对养老机构规模的不断扩大,住养老机构老年人的安全风险防范成为关乎老年人福祉、养老机构健康发展的重大问题。老龄化不仅增加了长期照护机构的数量,还对照护质量提出了更高的要求。据国家卫健委公布数据显示,截至2019年我国超过1.8亿老年人患有慢性病,患有一种及以上慢性病的比例高达75%,失能、部分失能老年人约4 000万,我国2018年人均预期寿命是77岁,但是健康预期寿命仅为68.7岁。慢性疾病具有病程长、恢复慢、易产生并发症、可造成功能障碍等特点,而老年人所患慢性疾病具有多发性、复杂性、突发性、猝死率高等特征。老年人由于多病共存,一方面,慢性疾病、认知功能减退、生活自理障碍和心理状态改变影响老年健康与生活质量;另一方面,控制环境能力和应对环境突发因素的能力下降,使老年人在接受长期照护服务的过程中容易出现各种护理安全问题,常见的安全问题包括跌倒、坠床、误吸、噎食、压力性损伤、烫伤、肺部感染、自杀、走失、肌肉挛缩、关节僵硬、非计划性拔管、药物相关问题以及其他等。从长期照护机构的层面考虑，养老院、老年护理院等长期照护机构均是安全风险管理的重点部门。以老年护理院为例，国外有研究显示，超过一半的老年护理院病人至少有 3 种疾病诊断，每人每天服用约 8.8 种口服药，其中 32% 的人服用的药物种类超过 9 种，每 100 例病人每月发生药物不良事件约为 9.8 件。另据报道，65 岁以上的老年人中，每年有近 1/3 的人发生跌倒，而在老年护理院跌倒的人中，有 1/3 会直接遭受到中到重度的伤害，如骨折、关节脱位、颅脑损伤、意识改变等。此不良事件在老年护理院的发生十分普遍，而不良事件将导致更高的死亡风险、住院时间延长、更高的再住院率、更多的医疗花费等。

二、老年长期照护安全风险预警研究进展

目前我国正面临人口老龄化的严峻挑战，一方面，老年人由于多种慢性疾病共存、生活自理能力和环境控制能力下降，导致老年护理安全问题易发、频发；另一方面，我国老年护理安全质量信息化管理缺乏整体性，无法对老年患者护理安全实施系统化预警和防范，在保障老年患者生命安全和生存质量方面亟待改进。《全国护理事业发展规划（2016-2020 年）》指出，要利用信息化手段，大力推进护理信息化建设，不断提升护理质量，保障患者安全。信息技术具有高效、便捷等优点，在综合性医疗机构中得到较好应用，但在老年医疗机构中的应用较少见，应针对老年人群的特点，设计开发老年护理安全质量管理信息平台并开展试点应用。

国内学者俞梦盈等设计开发老年护理安全质量管理信息平台，以老年护理安全质量指标体系为核心，设计开发具有老年护理安全风险评估、老年护理安全风险预防知识库和老年护理不良事件上报功能的平台，并选择 2 所医疗机构试用此平台 3 个月，后评价了该平台应用效果。平台包含 4 个模块，分别为老年护理安全风险评估系统模块、老年护理安全风险预防知识

库模块、老年护理不良事件上报模块和数据统计分析模块。平台应用后筛查出 14 项老年护理安全高风险项目，护理人员对老年护理安全预防知识的掌握情况有所改善，老年护理不良事件发生率下降，护理人员对平台整体满意度为 91.54%。老年护理安全质量管理信息平台有助于筛查老年护理安全风险项目，提升老年护理质量，为政府部门质量监管提供客观依据，是老年护理安全质量的有效管理工具。

　　国内某一项研究建立了动态安全评估体系，通过对跌倒的相关危险因素进行评估，制订并实施预防措施，可对老年人跌倒起到积极的预防作用。国外一项研究对 2 264 名社区老年人进行跌倒危险性评估，包括步态、平衡能力、肌力、基础疾病等，并对其中 21% 的高危人群实施针对性的健康教育、功能训练、消除环境危险因素等干预措施，使得该人群最终跌倒发生率和跌倒后严重程度显著下降。除了医院常规诊疗工作外，医生、护士、社工和护工及后勤安保人员在查房交班时都要对新入院老年人进行安全评估，包括跌倒、烫伤、噎食或呛咳、坠床、走失、自杀及水电安全隐患等方面；主任进行小结并协调预防责任落实到部门、片区和个人。查房完毕，主管护士填写老年人风险系统评估表，并制订个体化应对计划和措施，对存在高风险因素的老年人在其床头挂警示牌。责任人给予相应安全处置与护理，以便对可能发生意外的老年人及时采取预见性防护措施，防患于未然，这为减少意外事件发生奠定了最坚实的基础。以后每周复审一次，或情况突变随时变更，责任护士负责书写记录，主任重新落实责任和工作。

　　使用评价指标是监控护理质量的有效方法，在西方国家，使用护理质量评价指标评价护理质量已经取得了显著成果。国内也有学者通过循证方法初拟老年护理院护理安全质量敏感性指标，其运用德尔菲专家咨询法确定老年护理院护理安全质量敏感性指标，两轮专家咨询积极系数都为 100%，权威系数为 0.87，第 2 轮专家咨询后变异系数为 0.00～0.21，专家协调系数为 0.104～0.226，构建了包括跌倒发生率、坠床（椅）发生率、压力性损伤发生率、非计划性拔管发生率、约束具使用率、抑郁症发生率、多重用药发生率等 14 项老年护理院护理安全质量敏感性指标,为老年护理院护理安全质量评价与监测提供参考,指标符合科学性与实用性原则,可用于评价老年护理院的护理安全质量。

第二节　研究方法

一、专家访谈法

专家访谈法依据访谈的问题形式分为结构式访谈、半结构式访谈、非结构式访谈。研究者按照研究目标、研究对象、研究环境选择不同的访谈模式。

1. 结构式访谈(structured interview)

(1)结构式访谈的概念:又称标准化访谈,或导向化访谈,或控制化访谈,特点是把问题标准化。这种访谈的访问对象必须按照统一的标准和方法选取,一般采用概率抽样。它是一种对访谈过程高度控制和标准化的访问,即对所有被访问者提出的问题、询问的次序和方式,以及对被访者回答的记录方式等是完全统一的。为确保这种统一性,通常采用事先统一设计、有一定结构的问卷进行访问。通常这种类型的访问都有一份访问指南,其中对问卷中有可能发生误解问题的地方都有说明。访谈者根据问卷控制访谈的节奏,将问卷当作剧本,以同样的顺序、同样的问题询问所有的被访谈者,然后由被访谈者回答或选择回答,访谈者根据事先设计好的编码方案记录答案。

(2)结构式访谈的特点:访谈所需的时间短,一般能够快速完成,方便访问结果量化,可做统计分析,常常使用大样本;可以随机选取样本,往往选取事件参与者或在场者作为访谈对象;访谈者严格遵循问卷或访谈计划访谈,访谈计划未涉及的内容一般不做了解,其回收率和应答率高,一般的结构式访谈回收率可以达到80%以上。所以,访谈计划决定着能够发现的东西。

（3）结构式访谈的应用范围：应用范围广泛，可以自由选择调查对象，也能问一些比较复杂的问题，并可选择性地对某些特定问题做深入调查，因而大大扩展了应用的范围。结构式访谈能在回答问题之外对被访问者的态度行为进行观察，因此可获得自填问卷无法获得的有关访问对象的许多非语言信息。但是，与自填式问卷相比，结构式访谈耗时长，往往使调查的规模受到限制；对于敏感性、尖锐性或有关个人隐私的问题，它的效度也不及自填式问卷。

2. **半结构化访谈**（semi-structured interview）　指按照一个粗线条式的访谈提纲而进行的非正式的访谈。该方法对访谈对象的条件、所要询问的问题等只有一个粗略的基本要求。访谈者可以根据访谈时的实际情况灵活地做出必要的调整，至于提问的方式和顺序、访谈对象回答的方式、访谈记录的方式和访谈的时间、地点等没有具体的要求，由访谈者根据实际情况灵活处理。

3. **非结构化访谈**（unstructured interview）　非结构式访谈又称为非标准化访谈。它是一种无控制或半控制的访谈，事先没有统一问卷，而只有一个题目或大致范围或一个粗线条的问题大纲。此种访谈形式对访谈对象的选取、所要询问的问题等只有一个粗略的基本要求，访谈过程中，访谈者可根据访谈时的实际情况灵活调整访谈内容和进程。由访谈者与访谈对象在这一范围内自由交谈，具体问题可在访谈过程中形成并提出，对于提问的方式和顺序，回答的记录，访谈时的外部环境等，也没有统一要求，可根据访谈过程中的实际情况做各种安排。非结构性访谈的类型有重点访谈、深度访谈、客观陈述式访谈等。同结构式访谈相比，非结构式访谈的最主要特点是弹性和自由度大，能充分发挥访谈双方的主动性、积极性、灵活性和创造性。但访谈调查的结果不宜用于定量分析。非结构性访谈的优点是有利于发挥访谈者和被访谈者的主动性和创造性，拓展和加深访谈问题的研究；缺点是访谈结果难以科学量化和对不同被访谈者的问题进行对比分析。

二、文献研究法

文献研究法主要指搜集、鉴别、整理文献，并通过对文献的研究形成对事实的科学认识的方法。文献研究法的一般过程包括五个基本环节，分别是：提出课题或假设、研究设计、搜集文献、整理文献和进行文献综述。文献法的提出课题或假设是指依据现有的理论、事实和需要，对有关文献进行分析整理或重新归类研究的构思。研究设计首先要建立研究目标，研究目标是指使用可操作的定义方式，将课题或假设的内容设计成具体的、可以操作的、可以重复的文献研究活动，它能解决专门的问题和具有一定的意义。

文献研究法的优点包括：①超越了时间、空间限制，通过对古今中外文献进行调查可以研究极其广泛的社会情况；②主要是书面调查，如果搜集的文献是真实的，那么它就能够获得比口头调查更准确、更可靠的信息，避免了口头调查可能出现的种种记录误差；③是一种间接的、非介入性调查，它只对各种文献进行调查和研究，而不与被调查者接触，不介入被调查者的任何反应，避免了直接调查中经常发生的调查者与被调查者互动过程中可能产生的种种反应性误差；④是一种非常方便、自由、安全的调查方法，受外界制约较少，只要找到了必要文献就可以随时随地进行研究，即使出现了错误，还可通过再次研究进行弥补，因而其安全系数较高；⑤省时、省钱、效率高，是在前人和他人劳动成果基础上进行的调查，是获取知识的捷径。不需要大量研究人员，不需要特殊设备，可以用比较少的人力、经费和时间，获得比其他调查方法更多的信息。因而，它是一种高效率的调查方法。

搜集研究文献的渠道多种多样，文献的类别不同，其所需的搜集渠道也不尽相同。搜集教育科学研究文献的主要渠道有：图书馆、档案馆、博物馆、社会、科学及教育事业单位或机构、学术会议、个人交往和计算机互联网。

搜集研究文献的方式主要有两种：检索工具查找方式和参

考文献查找方式。检索工具查找方式指利用现成（或已有）的检索工具查找文献资料。现成的工具可以分为手工检索工具和计算机检索工具两种。参考文献查找方式又称追溯查找方式，即根据作者文章和书后所列的参考文献目录去追踪查找有关文献。

国内学者在设计开发老年护理安全质量管理信息平台过程中，通过文献研究法收集、确定老年长期照护安全风险预警知识库模块内容。其纳入与老年护理安全风险预防相关的最佳循证实践证据、专家共识和地方标准，包括日常生活和活动能力下降、跌倒、坠床、压力性损伤、非计划性拔管、约束具使用、抑郁、营养不良、误吸、噎食、导尿管相关性尿路感染、肺部感染、肌肉痉挛、关节僵硬和认知功能减退的预警。

在实施文献研究法的过程中，研究者明确指南筛选的原则，具体包括：①代表性：所筛选指南制定小组成员的多学科性，包括指南涉及的学科和利益相关人物，还有患者方面。小组成员的多学科性有助于指南更全面吸纳所有相关研究，并对其进行客观评价，有助于在指南制定过程中更注重对临床实际问题的解决，将患者纳入小组成员有助于医护人员更易理解患者的处境，使指南更易被广大患者接受。②临床适用性：即所筛选的指南适用于中国老年人群，适用于长期照护机构。③灵活性：所筛选指南应考虑到临床情境中可能存在的例外情况，帮助护理人员在处理涉及患者偏好或卫生资源短缺等敏感问题时留有余地。④描述清晰：所筛选指南未出现模棱两可的语言，指南内容符合逻辑，容易理解。⑤定期更新：一般指南更新周期为 3～5 年，所筛选指南是在证据更新的情况下进行回顾与修正所得。该研究的文献研究法应用合理，所收集的文献全面、详细。

三、德尔菲函询法

德尔菲函询法（Delphi correspondence method）又称 Delphi 法，也称专家调查法，1946 年由美国兰德公司创始实行，是一个结构化的过程，它通过匿名的方式利用几轮问卷调查来征求专家的意见,然后研究小组对每轮专家的意见进行汇总和整理,并反馈给专家进行分析和判断,提出新的意见。如此进行多次咨询,当意见趋于一致时咨询结束。该方法的权威性和资料说服力强,但较为耗时,选择专家时存在抽样误差,专家间不能相互讨论交流,使得结果易受主观因素的影响。

德尔菲函询法的常规实施步骤:①成立专家咨询小组,根据研究需要,确定专家人数及专家结构;②向专家解释研究问题及要求,并附上有关资料;③请专家根据相关要求,提出修改意见,并详细解释原因;④将每位专家第一轮修改意见进行汇总,然后分发给专家,让专家比较自己同其他专家的不同意见,从而修改自己的意见;⑤将所有专家的修改意见汇总起来,再次分发给各位专家,进行第二轮修改。逐轮收集意见,直到专家不再改变自己的意见为止。

德尔菲函询法具有匿名性、反馈性、统计性三个特点。匿名性是指采用这种方法时所有专家组成员不直接见面,只是通过函件交流,这样就可以消除权威的影响。匿名性是德尔菲法的极其重要的特点,从事预测的专家彼此互不知道其他有哪些人参加预测,他们是在完全匿名的情况下交流思想的。后来改进的德尔菲法允许专家开会进行专题讨论。反馈性是指该方法需要经过 3~4 轮的信息反馈,在每次反馈中使调查组和专家组都可以进行深入研究,使得最终结果基本能够反映专家的基本想法和对信息的认识,所以结果较为客观、可信。小组成员的交流是通过回答组织者的问题来实现的,一般要经过若干轮反馈才能完成预测。最典型的小组预测结果是反映多数人的观点,少数派的观点至多概括地提及一下,但是这并没有表示出小组的不同意见的状况。而统计回答却不是这样,它报告 1 个中位数和 2 个四分点,其中一半落在 2 个四分点之内,一半落在 2 个四分点之外。这样,每种观点都包括在这样的统计中,避免了专家会议法只反映多数人观点的缺点。这就是德尔菲函询法的统计性。

四、层次分析法

层次分析法(analytic hierarchy process,AHP)是一种综合评价方法,根据采取两两比较确定 Satty 标度,构造判断矩阵,用方根法来确定权重及最大特征根,并进行层次单排序、一致性检验及层次总排序。本研究在专家重要性赋值均数的基础上,利用层次分析法来确定指标体系的一、二级指标的权重。

1. 层次分析法的概念 AHP 是由美国运筹学家 A. L. Satty 等人提出的一种定性与定量分析相结合的多准则决策方法,可用于处理复杂社会、政治、经济、技术等方面的决策问题的分析,尤其对于多目标、多方案的决策可以有效地进行处理。其基本思想是把决策问题的相关因素分解成目标、准则、方案等多个层次,然后用一定标度对人的主观判断进行客观量化,并进行定性定量分析,尤其适合于对人性的判断起重要作用,而对决策结果难于准确计量的场合。

2. 层次分析法的步骤

(1)建立层次结构模型:把需要解决的问题层次化、条理化,构造出一个层次分析模型。用层次分析模型计算权重层次,一般划分为目标层、准则层和方案层。确定各层次后,要表明上下层次指标间的关系。

(2)构造判断矩阵:建立层次分析结构模型后,各层中的元素进行两两比较,构造出矩阵,一般采用1~9标度法。

(3)层次单排序:即某层次中的因素与上一层次中某一因素的相对重要性排序,计算判断矩阵的最大特征根及对应的特征向量。

(4)一致性检验:由于专家判断思维的多样性,构造的判断矩阵可能存在一定的误差,因此需要进行一致性检验。一致性指数的计算公式为:$CI = (\lambda_{max} - n)/(n-1)$,用来检验决策者判断思维的一致性。CI 越大,表示判断矩阵一致性越差;CI 越小(趋于0),表示判断矩阵的一致性越好。一致性比率的计算公式为:$CR = CI/RI$,当 $CR < 0.1$ 时,可认为判断矩阵具有满意的

一致性。

（5）层次总排序：按照层次上下结构计算低层次因素相对于上一层次的相对重要性。

第三节 老年长期照护安全风险预警模型的构建与验证

风险预测模型研究主要包括两个环节：风险预测模型的构建和风险预测模型的验证。在研读国内外文献的基础上，总结如下：

一、模型构建

1. **科研设计** 构建风险预测模型的最佳科研设计是队列研究，前瞻性研究能对预测因子和结果进行最优测量，弗明翰心血管疾病风险评分即为通过队列研究构建的风险预测模型，已广泛应用于人群的心血管事件风险评估。但在实际研究中，更多的研究者选择了病例对照研究，病例对照研究和横断面研究也可用来预测疾病的风险，但可能容易受到研究者实施偏倚的影响，影响评估的准确性。有学者认为随机对照试验（randomizad controlled trial，RCT）也可用于风险预测模型的构建，但尚未见相关报道。从理论上讲 RCT 用于构建风险预测模型是可行的，但是由于 RCT 研究往往有严格地纳入排除标准，其研究对象的组成可能与自然状态下的人群特征存在差异，会影响研究结果的临床实用性。因此，构建风险预测模型应根据具体的研究目的选择适宜的研究方法。

2. **筛选潜在变量** 筛选适宜的潜在变量是成功构建风险预测模型的前提，为了确保模型的科学性，通常选择那些在其他研究中已被证实的变量，例如，查阅文献后我们发现，环境因素，包括灯光、照明、地面湿滑、障碍物等对于老年人跌倒是重要的预测变量。潜在变量涵盖的范围很广，但要求各个变量有明确的操作性定义和标准，便于在模型验证和应用时的可重复性。对于受测量者主观影响很大的变量，如影像学检查，选择时应慎重。同时，筛选变量时应结合研究对象特征、变量的可获得性和经济成本来进行选择。如构建针对住院老年人的衰弱风险预测模型时，选择游离甲状腺素等生化指标是可行的，但针对社区或养老机构老年人的衰弱风险筛查时，这些指标可能不适宜。

3. **样本量** 目前尚无针对风险预测模型的样本量计算公式，学者们提出了多因素 Logistics 回归分析建模的样本量粗略估算方法：样本中包含的结局事件至少应为纳入模型自变量的 10 倍。例如，纳入模型有意义的自变量为 5 个，则至少应观察到 50 例结局事件。

4. **数据整理和变量编码** 研究者应在研究设计阶段规定对数据异常值和缺失值的处理方法。缺失数据可直接或间接地影响研究结果，缺失数据越多，对结果的影响可能性越大。当一个潜在变量存在大量缺失时需排除，排除所有缺失值的变量不仅会导致统计能力的丧失，而且常常会导致对模型和预测能力的错误估计。对连续性变量和分类变量可以选择不同的方式进行编码，不常出现的分类变量可与其他类别变量合并。一般不建议将连续性变量转换为分类变量，但若转换为分类变量后预测信息损失不多则可进行转换。理想的编码方式是既不损失重要的有价值的信息又能满足模型的实用性。

5. **模型设定** 可采用多种策略选择预测因子进入模型，Logistic 回归分析和 Cox 回归是最常用的方法。以 Logistics 回归模型为例，Logistics 回归对变量的选择涉及多种方法，最常用的逐步回归法又包括条件参数估计似然比检验、最大似然比检验（likelihoodratio，LR），以及 Wald 检验三种模型假设检验方法，以及前进法（forward）和后退法（backward）两种变量进出方法。总体来说，不同方法均有各自的优缺点：逐步回归法被用于减少候选预测因子，但当结局事件数量较少时，容易造成估计的回归系数过高，模型性能被高估；假设检验方法中似然比检验较为可靠,进出方法以向后剔除法优于向前进入法。显著性水平的选择对变量的数量会产生重要的影响,通常选择 5% 作为显著性检验的水平,也有研究选择 1% 或者 10%、15% 作为检验水平,可能会造成进入模型的变量过少或过多。此外,过度拟合也是需要注意的问题,过度拟合是指模型给出的预测可能不适用于建模人群以外的对象,往往高估了高风险患者发生事件的可能性,而低估了低风险患者发生事件的可能性,这对临床决策会发生影响。由此可见,对模型变量的筛选是一个较为复杂的过程,需要综合专业判断和统计分析。最终构建出的风险预测模型通常包括强预测因子和弱预测因子,呈现方式可以是数学公式、列线图或评分系统等。

6. **模型性能评价** 一是校准能力(calibration),指模型预测的概率和实际发生概率的符合程度,常通过 H-L 拟合优度检验来评价,即比较预测事件数与实际事件数之间的差异有无统计学意义,P 值大于 0.05 则拒绝了两组事件数差异有统计学意义的假设,模型校准能力较好。二是区分能力(discrimination),是模型正确区分观察事件发生或不发生的能力,可用 AUC 或 C- 统计量来评价。AUC 是以 1- 特异度为横坐标,灵敏度为纵坐标绘制的曲线,曲线下面积越接近于 1 代表模型区分能力越好,一般小于 0.5 模型无意义,0.5~0.7 区分能力尚可,0.7~0.9 区分能力较好。当目标事件为二分类变量时,C- 统计量和 AUC 相同,C- 统计量通常在 0.6~0.85。

二、模型验证

一个好的风险预测模型不仅应在建模人群中体现良好的校准能力和区分能力,在其他人群中也应体现出好的风险分层作用。风险预测模型的验证是将模型应用于一个新的验证样本中,观察实际事件发生概率与预测概率的符合程度(校准能力)以及模型预测事件发生或不发生的能力(区分能力),可分为内部验证和外部验证,验证样本中应包含预测模型中的所有变量数据。

1. **内部验证**　"随机分割样本验证"是一种常见的内部验证方法,常将数据集按照 2∶1 的比例随机分为训练集和验证集,训练集建模,验证集验模。随机分组后,训练集和验证集可视为同一总体的不同子集,这两个数据集非常相似,因而这种方法可能会给出乐观的结果。非随机分割可能为一种更可取的方法,可降低训练集和验证集的相似性。如果可用数据有限,则可以在整个数据集上建立模型,并应用交叉验证(cross-validation)和 bootstrap 抽样来评估性能。内部验证提供的模型性能信息有限。

2. **外部验证**　外部验证优于内部验证。外部验证可根据研究对象来源的不同分为三类:

(1)时间验证:即评估风险预测模型对建模对象的后续预测效果,两组患者的基线特征基本相似,但时间验证是独立于原始数据和建模过程的对模型的前瞻性评估。

(2)地理验证,来自同建模对象相同场所的其他患者,两组患者在用于评估他们的临床技术和实验室技术之间存在很多似的地方。

(3)外部验证:来自完全不同的研究中心的患者。后两种验证方式数据来源可以是前瞻性数据,也可以是回顾性数据,需要长时间随访以收集结局事件。

验证模型在将风险预测模型应用于临床之前的必要环节,最为理想的方式是强外部验证。验证后性能较差的模型可对模型进行更新和调整;可靠性、准确性和适用性较强的模型可为患者和临床医务人员提供有用信息,以改善治疗决策和患者结局。

第四节　管 理 启 示

我国已成为全球老年人口规模最大的国家,正面临老龄化的严峻挑战。老年人是护理安全问题的高发人群,随着老年人数量逐年增加,如何保障老年护理安全和老年护理质量成为护理领域一直探讨的热点话题。

风险管理(risk management)是通过减少潜在损失及经由保险和其他方法支付损失赔偿,以保护组织机构的资产和利润为目标的一门管理科学,是一系列主动的以管理为导向的活动总和。风险管理包括风险识别、风险评估、风险控制、效果评价四个步骤,风险管理已被广泛运用于护理安全管理领域,且取得了显著效果。国内外现有的针对老年长期照护安全问题进行的风险预测、预警研究较为局限,不够全面,多围绕住院老年人的跌倒、压力性损伤、老年失智、老年患者走失等开展,相对缺乏以长期照护机构内老年人的安全问题风险预测。

在风险识别方面,护理管理者及研究者应对长期照护机构内老年人发生安全问题进行系统的检查,以识别其面临的及潜在的风险,并明确安全事件发生的原因。在风险识别的基础上,运用概率论和数理统计对所收集的大量详细资料加以分析,从而估计和预测风险发生的后果、后果发生的可能性和影响程度,并包括对现有的管理和技术措施进行安全分析。同时,护理管理者应选择恰当的人选负责对识别出的风险因素采取处理措施,通过可行性、成本、风险管理目标进行综合分析,选择科学的安全管理方法,有效降低长期照护机构内老年人安全问题的发生率。护理管理者不断地对前三个步骤的输出结果进行回顾和评价,以确保对新出现的风险因素进行实时监测和管理,有助于识别安全风险的发生趋势,及时了解可能发展为风险的因素及其他组织因素的变化,从而保证被照护者安全、提升照护质量。

第十三章

老年长期照护安全管理的评价

【导读】

评价是在对某一领域的知识和实践充分熟知的基础上,对科学研究的意义、贡献、严谨性和局限性开展的系统、全面的评估,是针对研究本身的优点、缺点的客观性分析。随着护理安全事件管理相关研究的不断深入,老年长期照护安全管理的评价尤为重要。对老年长期照护安全管理进行科学、合理的评价需要掌握评价方法、了解质量评价指标。

本章介绍了老年长期照护安全管理相关质量评价指标、老年长期照护安全管理的评价实施方法以及评价启示,为制订科学化、标准化的老年长期照护安全管理策略提供了指导。

第一节　国外老年长期照护安全管理 相关质量评价指标

一、养老机构照护质量可观察数据集

自 1998 年开始,美国密苏里州哥伦比亚大学以 Rantz 为代表的护理与医学院的多学科研究小组进行了一系列研究,了解和衡量家庭护理质量的各个方面。他们基于质量多维理论模型,将疗养院护理质量定义为一个多维概念,包含七个维度:机构的中心焦点是居民;工作人员、社区;护理;沟通;环境;回家;家庭参与。基于这一定性研究,养老机构照护质量可观察

数据集(observable indicators of nursing home care quality, OIQ)被开发。OIQ工具经过不断发展从1.0版已经更新到了6.0版(2002年7月修订),6.0版本的指标测量由42个项目组成,包含5个子量表:沟通(5项),护理(9项),员工(6项),环境(16项),家庭/家庭参与(6项)。其中环境子量表的16项进一步划分为3个维度:空间(5项),气味/清洁/条件(5项),照明/噪声/空气(6项)。这一工具可通过对护理院执业护士来评估护理质量,并指导改善护理的工作。

OIQ工具是基于质量多维理论模型开发而成的,根据使用人群的不同,设计了针对管理者、研究者和消费者等多个版本,不同版本在描述和评估侧重点上略有区别。Rantz团队建立网站对OIQ进行推广,原量表可免费公开获取。Lee J.利用Rantz等设计的OIQ评价工具为指导,检验韩国版可观测指标的有效性和可靠性,以评估韩国疗养院的质量。通过对98家养老院进行了有效性和可靠性测试,建立了卫生服务、修饰、沟通、基础环境、使用环境、舒适环境、气味7个维度的指标,共30个项目。量表采用Likert-5级评分,得分越高表示机构照护质量越好,得分≥128分为高质量养老机构,得分104～127分提示养老机构照护质量达到标准,得分≤103分提示养老机构存在质量问题。在雷克雅维克(冰岛首都)的12家养老院中对OIQ工具使用的有效性进行研究,在所有测试中都发现该工具具有较高的有效性,并具有良好的内部可靠性和系数。有学者通过OIQ对台中市的养老院护理质量进行评价,研究表明当护理家庭护理的质量由护理家庭护理质量工具的可观察指标来衡量时,还应使用其他评价工具来确保全面的评价。针对老年人的长期护理是一个重要的医疗保健方案,巴西学者Oliveira WI对OIQ进行文化调试,使该工具用于评估巴西老年长期护理中心的护理质量。Oliveira WI通过翻译、各自的后译、正式的评估、审查、预试5个阶段,实现了操作等价、习语等价和语义等价,评估了OIQ在巴西语境下的相关性和可行性。通过在三种长期照护机构中的应用,结果发现OIQ的跨文化适应有助于评估和提高巴西长期照护机构的质量。

相较于其他的养老机构质量评价工具,OIQ 量表最大的优势是简便可行,研究人员只需在养老机构内巡视 20～30min,观察环境、入住者和员工,进行简单的询问交流后,即可填答问卷。由于研究人员个体差异的存在,为了减少测量偏倚,应由两名及以上的研究者对某一家养老机构进行独立评估,或同一研究者在不同时段针对同一家养老机构进行多次观察评估,计算均分,以反映养老机构的照护质量。

国内学者也实现了 OIQ 量表的汉化,汉化 OIQ 量表的研究者版本同样包含 30 个条目,涵盖卫生服务、修饰、沟通、基础环境、使用环境、舒适环境和气味 7 个方面,研究数据显示该量表整体及各条目的内容效度指数均合格。

二、最小数据集

1987 年美国卫生和人类服务部门开发了最小数据集(the minimum dataset, MDS),用来收集护理院信息。目前被广泛地推广到 30 多个国家和地区,这个工具可用于评估老年群体的身体健康情况,从而促进养老服务质量的提升。

数据集最初共涉及 18 个临床领域、400 多项条目。在美国,护理院需要至少 3 个月报告 1 次 MDS 监测结果,1 次完整的 MDS 评估包括病人入院时、每季度和当病人病情有显著改变时。最初 MDS 主要用于制订照护计划,现在逐渐用于研究和创建质量指标。从 1990 年开始,卫生保健财务管理司与威斯康星大学卫生系统研究中心合作开发了一组以 MDS 为基础的护理院质量指标,即 24 项质量指标,这 24 项指标覆盖护理的 4 个领域:临床、心理、功能和药理。有研究指出,这 24 项指标中有 12 项指标可作为敏感性护理质量评价指标:跌倒、抑郁、抑郁没有接受治疗、服用 9 种或更多的药物、尿失禁或大便失禁、尿路感染、体重下降、脱水、卧床不起、日常生活能力下降、约束具、1～4 级压力性损伤。威斯康星大学对指标的信效度进行了验证。MDS 不断被修订和完善,到目前为止,MDS 有

3 个版本：版本 1.0、版本 2.0 和版本 3.0。美国医学为 MDS 的功能定位，即评估老年人健康状况并了解他们的需求，继而改善养老服务质量。1991 年 MDS1.0 版本包括意外情况处理、临床、认知功能、身体功能等 9 个维度的护理医疗指标，以及感觉与沟通、生活质量和情绪等 3 个维度的感觉体验指标，共有 175 项。MDS 2.0 版本包含 300 余项指标，对原始版本进行了进一步细化，包括相关的身体功能，认知和行为，目前 2.0 版本已在许多国家得到应用与借鉴。在临床应用中，很多学者提出现有评价体系偏向临床治疗而忽略了老年人的主观感受。随后，MDS 3.0 版本应运而生，与之前的版本相比，它针对老年人体验方面增加了关于精神状态、情绪、疼痛、生活质量方面的访谈内容，并对其他一些内容进行了修订，增加了可操作性也减少了评估时间。

　　MDS 看似冗长，然而有诸多证据表明它很受欢迎。这一工具目前被学者主要用于对机构养老的服务质量进行评价，认为 MDS 工具可用于评估中级保健水平、了解中级护理服务需求、获取老年人对医院服务质量评价指标、识别养老院的护理质量的问题等。国外的研究者为了探讨养老院组织机构特征与新入住者跌倒的关系，2006 年 1 月 1 日至 2006 年 12 月 31 日，选取 2006 年新入住养老院、并在入院 30d 或更长时间后完成了随访 MDS 评估的老年人进行观察性横断面研究。研究者分析了 MDS 评估下降与养老院特征（如人员编制、利润和连锁地位、医院基础设施状况、床位数量、特殊护理单位的存在、资金）之间的关系，并根据养老院居民的特征进行了调整。对新入院的至少有 30d 的养老院老年人进行评估发现，21% 的研究对象在 MDS 评估时经历过至少一次跌倒，拥有较高资质的护理助理员的国民保健服务体系的跌倒率较低。

　　国外部分学者认为 MDS 的主要作用是定期评估老年人住宅的居住情况，或对居民身份中发生的重大变化进行了解。同时也可使用该工具收集其他领域的信息，例如监测评估老年人在疗养院的需要。MDS 可用来对老年居民临床情况进行综合评价,如功能能力、认知状态、健康状况和心理健康。国外学者Rantz MJ 提出验证从 MDS 数据中得出的质量指标是否能准确地测量护理家庭的质量,最终区分出质量较好和质量较差的疗养院;Matthias H 利用 MDS 为疗养院居民保健质量的提高提供一种简便易行的方法;Chamberlain S A 对养老院的 87 423 名居民采用 MDS 2.0 进行记录、分析,发现组织环境对老年居民的社会参与有影响,有助于确定疗养院的具体特征,以改善居民的健康和生活质量。

三、老年人照护质量评价指标

1998 年,美国 RAND 公司研究者以循证医学为依据,利用指南和专家意见开始系统地进行老年人照护质量评价指标(assessing care of vulnerable elders, ACOVE)研究。ACOVE 是目前最全面的老年医疗护理质量评价工具,其评价对象为居住在社区的老年人。它涵盖了医疗服务的 4 个方面:筛选和预防、诊断、治疗、随访。ACOVE-1 在 1999 年公布,修订版 ACOVE-3 在 2007 年公布,其中医疗状况由 22 个增加到 26 个,二级指标由 236 个增加到 392 个。ACOVE 主要针对医疗护理服务过程进行评价,体现以病人为中心的宗旨,有利于医疗护理服务质量的持续改进。在英国、荷兰,分别以 ACOVE-1 和 ACOVE-3 为基础根据各自国内的医疗服务状况选取和完善适合自己的老年人医疗及护理质量评价指标体系。

在随后的研究中,国外学者使用 ACOVE 来评价住院的老年人照护质量,以 65 岁及以上、通过衰弱老年人调查确定为"衰弱"的老年人为研究对象,通过图表审计坚持 16 项 ACOVE 测量,从社会保障死亡指数计算出院后死亡率,共纳入住院衰弱老年人 1556 例,平均护理质量评分为(59.5 ± 19.2)%,495 例(26.7%)在出院 1 年内死亡。在多变量 Logistic 回归分析中,控制了社会人口统计学和疾病严重程度变量,较高的护理质量与1 年后较低的死亡风险相关,质量评分每增加 10%,患者死亡的可能性降低 7%（P=0.045）。在 Cox 比例风险模型中，接受护理质量优于中位质量评分的住院患者出院后 1 年内死亡的可能性较小（P=0.05）。接受营养状况评估的患者出院后一年内死亡的可能性较小（P=0.02）。研究结果显示，采用 ACOVE 方法测量的住院老年人的护理质量更高，可能与出院 1 年后的死亡可能性更低有关。鉴于该研究结果，提升对该量表的依从性的干预措施有待进一步探讨和开展。

四、临床护理指导工具

2003 年，澳大利亚昆士兰科技大学护理学院开发了针对老年护理机构的质量评估系统，即 CCI（clinical care indicators）工具。CCI 工具的指标是由来自澳大利亚的 22 名老年护理专家及行业代表联合确定的。CCI 工具（版本Ⅱ）包括 23 个临床指标，共 4 个方面的护理：居民健康、个人护理、居民生活方式、护理环境。

国外某一研究团队对 CCI 进行了修订并重新命名为居民照护质量评估指标（the residential care quality assessment, the ResCareQA），在原有的基础上新增了"非计划性入院"这一个指标。其收集来自澳大利亚布里斯班 4 个中型规模的老年护理机构 107 名居民的数据，将每个样本老年护理机构中具有特定临床问题的居民的比例与美国最小数据集质量指标阈值进行比较，结果显示，使用 CCI 的广度是监测护理质量的一个重要因素以及更全面和客观的护理质量评价将有助于确定和监测澳大利亚的居家老年护理的有效性，从而验证了 CCI 有助于监测养老服务内容的有效性，全面客观地评价护理质量。该工具已被护理人员广泛接受，大约需要 30min 完成评估。此外，许多国家对 CCI 工具的实用性进行了试验，结果证实，该工具可以全面地收集相关信息，为患者之间、护理院之间的横向比较提供帮助。

第二节　国内老年长期照护安全管理相关质量评价指标体系

一、大陆老年长期照护安全管理相关质量评价指标体系

随着我国社会人口老龄化趋势的急速加剧,老年护理面临着严峻的挑战。由于老年人常常多种慢性疾病并存,使得住院率增加,医疗护理需求和费用也随之增加。同时,老年患者病情的复杂性使得护理质量评价较为复杂。文献报道,通过对1998—2007年老年护理学研究文献的状况分析显示,全国老年护理文献量均呈现逐年递增趋势,年平均增长率为19.63%。然而,目前国内对于老年护理质量系统性评价的研究甚少,大多数研究主要针对老年人的护理需求、护理不良事件发生率和满意度而展开。一项研究通过对84所医院老年护理现状的调查结果显示对老年人提供的护理主要在基础护理、生活护理、心理护理、健康教育及健康指导5个方面。一项对杭州市32家养老机构的调查结果显示,有24家养老机构定期对护理质量进行评价,有8家表示使用"调查表、测评表、考核表、护理标准、福利机构规范"等进行质量评价,有6家表示通过对住院养老年人及家属的满意度调查作为评价工具,18家表示没有质量评价的工具,其中6家表示通过检查卫生来评价护理质量。分析老年病房整体护理质量滑坡原因时,国内学者发现,在实施整体护理过程中,常常遇到质量评价标准与老年临床护理脱节。由此可见,我国老年护理管理形式较为混乱,缺乏相应质量评价工具、指标及质量控制体系,老年长期照护安全管理的质量评价研究更少。

国内学者肖峰等通过专家访谈、文献研究以及改良的Delphi法对备选指标进行筛选,采用层次分析法确定指标权

重,采用定性与定量相结合的方法研制出一套适合老年护理院的护理安全管理评价指标体系(表 13-1),拟定出以组织管理因素、护理人员因素、环境设施因素和患者因素 4 项一级指标、10 项二级指标和 39 项三级指标构成的综合指标体系。建立老年护理院护理安全管理评价指标体系,为规范老年护理院的建设和管理提供了参考依据;也为护理院的老年人获得安全、高质量的照护提供了有力的保障,方便行业比较以及行业监督。

表 13-1　老年护理院的护理安全管理评价指标体系

一级指标 (权重)	二级指标 (权重)	三级指标(权重)
组织管理 因素(0.40)	组织运作 (0.26)	护理安全委员会(0.12)
		管理者的安全领导力(0.48)
		安全规章制度(0.40)
	人力资源管 理(0.25)	管理层的配置(0.20)
		护士、护理员配置比例合理(0.29)
		奖惩激励机制(0.17)
		安全培训教育(0.34)
	护理安全文 化(0.25)	非惩罚性报告系统(0.25)
		事件分析及改进机制(0.23)
		不良事件报告频率(0.26)
		缺陷信息共享(0.26)
	服务规程 (0.24)	应急预案(0.36)
		有护理标准流程手册并定期更新(0.21)
		各种计划与记录完善(0.20)
		感染预防与控制(0.23)

续表

一级指标 （权重）	二级指标 （权重）	三级指标（权重）
护理人员 因素（0.29）	综合素质与 能力（0.55）	安全护理的知识（0.14）
		安全护理的技能（0.13）
		身心健康（0.13）
		法律知识（0.12）
		语言沟通能力（0.14）
		有爱心，志愿从事老年护理工作（0.13）
		安全措施执行力（0.21）
	团队合作与 交流（0.45）	交接班与转科、院（0.49）
		寻求帮助的意愿和行为（0.51）
环境设施 因素（0.21）	符合老年人 特点的设施、 设置（0.40）	无障碍的空间设置（0.33）
		生活器具，设施安全（0.25）
		安全标识（0.20）
		消防安全（0.22）
	急救设备的 维护与管理 （0.60）	配备紧急呼叫设备且功能正常（0.19）
		意识清楚的患者都会操作紧急呼叫设备 （0.20）
		配备急救物品并定期检查、维护（0.22）
		护理人员都知道存放处且会使用和操作 （0.24）
		患者随身携带呼叫器及身份识别卡（0.15）
患者因素 （0.10）	病理因素 （0.60）	患者疾病程度（0.49）
		患者服药的种类、数量（0.51）
	心理因素 （0.40）	参与安全的意识（0.24）
		患者的依从性（0.26）
		患者的情绪（0.26）
		家属及照顾者的社会支持（0.24）

　　国内学者刘晓浙等通过循证方法初拟老年护理院护理安全质量敏感性指标,运用德尔菲专家咨询法确定护理安全质量敏感性指标。两轮专家咨询积极系数都为100%,权威系数为0.87,第2轮专家咨询后变异系数为0.000 21,专家协调系数为0.104 022 6;构建了包括跌倒发生率、坠床(椅)发生率、压力性损伤发生率、非计划性拔管发生率、约束具使用率、抑郁症发生率、多重用药发生率等14项老年护理院护理安全质量敏感性指标(表13-2)。基于循证方法及德尔菲专家咨询法构建的老年护理院护理安全质量敏感性指标符合科学性与实用性原则,可用于评价老年护理院的护理安全质量,为护理院护理安全质量评价与监测提供参考。

表 13-2　老年护理院护理安全质量敏感性指标

项目	具体监测指标
跌倒	跌倒发生率
坠床	坠床(椅)发生率
皮肤护理	压力性损伤发生率
管道管理	非计划性拔管发生率
约束具管理	约束具使用率
心理问题	抑郁症发生率
营养问题	营养不良发生率
误吸或噎食	误吸或噎食发生率
烧烫伤	烧烫伤发生率
走失	走失发生率
感染问题	导尿管相关性尿路感染发生率
感染问题	肺部感染发生率
用药安全	用药错误发生率
用药安全	多重用药发生率

　　也有学者以老年护理安全质量指标体系为核心,设计开发具有老年护理安全风险评估、老年护理安全风险预防知识库和老年护理不良事件上报功能的老年护理安全质量管理信息平台,其被应用后筛查出 14 项老年护理安全高风险项目(表 13-3),改善了护理人员老年护理安全预防知识的掌握情况,降低了老年护理不良事件发生率。故该平台有助于筛查老年护理安全风险项目,提升老年护理质量,是老年护理安全质量的有效管理工具。

表 13-3　老年护理安全高风险项目

评估项目	高风险评估标准
日常生活活动能力	≤ 40 分
肌肉痉挛	I～IV级
抑郁风险	≥ 5 分
吞咽功能	≤ 19 分
肌力分级	0～III级
营养不良	< 11 分
跌倒风险	> 45 分
压力性损伤风险	≤ 12 分
关节活动范围	各关节活动度异常
导尿管相关性尿路感染	有 ≥ 3 个危险因素并结合临床表现
非计划性拔管风险	≥ 6 分
肺部感染	有 ≥ 3 个危险因素并结合临床表现
约束具使用	局部皮肤、末梢循环和肢体活动异常
认知功能	< 26 分

　　还有学者通过在安全文化、行为安全 2-4 模型基础上结合WRS(物理 - 事理 - 人理)管理方法论,采用文献调查法、专家小组讨论、德尔菲专家函询法,确立指标体系,应用层次分析

法确定指标权重。由 26 名专家完成专家咨询,两轮函询问卷的有效回收率为 85% 和 100%,权威系数为 0.875,协调系数分别为 0.220,最终确定包含 3 个一级指标,13 个二级指标,36 个三级指标;一级指标赋值权重最高的是人理(0.376),最低的为物理(0.290)。构建了医养结合型养老机构老年人安全管理评价指标,为养老机构安全管理及民政部门进行安全考核提供依据。但由于人力、时间、经费等因素使研究处于初级阶段,并未对该评价指标体系进行实证研究,以弥补因专家咨询带来的主观制约的不足。

为了有效评价老年长期照护过程中安全管理研究的实施效果,进一步完善老年护理院护理安全管理评价指标体系至关重要。

二、台湾老年长期照护安全管理相关质量评价指标体系

（一）台湾医疗质量指标计划

1. **指标内容**　TQIP 是与患者照护医疗专业直接相关的指标系统,目前已有急性照护、长期照护、精神照护和居家照护四类指标群,除居家照护指标尚未导入系统外,其余三类指标已分别导入推行。指标主要包括过程和结果两个方面:过程指标如外科预防性抗生素使用、剖宫产、约束等指标;结果指标分为两大类,一类是非预期医疗处置状态,如非计划性重返急诊,另一类为不良处置结果,如感染、跌倒、死亡监测等。

2. **指标特点**　TQIP 有别于一般常用的品质管理工具,其特性如下:属于医院层级的指标,收集医院整体资料,不收集病人的个别资料;指标数字的表现可能是多重原因造成,不直接反映医疗品质和提供价值判断,仅能客观呈现临床成效结果,"品质"必须由患者就诊后根据自身特质赋予解读;指标数据不直接反映品质,自然不适合用作医院品质的外部评比,因此 TQIP 严格保密,也不作为外部管理工具,期望以此营造互信的基础与共同学习成长的文化,促使参与医院提报诚信资料。

Chang SJ 等学者运用 TQIP 这一质量管理计划，运用 Malmquist 生产率变化指标，基于数据包络分析，对 1998—2004 年期间 31 家医院的业务数据进行分析后，发现运用 TQIP 的医院在生产力方面有所提高。这种改进是由于质量的改善和相对效率的提高。与此同时，提高质量和相对效率，符合全面质量管理精神的理念，证实了 TQIP 能够有效改进效率和质量保证功能。

（二）台湾医疗指标体系

1. **指标内容** 最初以急性照护指标为案例收录基础，随后于 2009 年推出病人安全指标，2011 年推出慢性指标（呼吸照护指标、精神照护指标、长期照护指标）及管理方面指标，共计 271 项目。THIS 指标采用按月提报的方法，各医院指标提报一般以容易收集、符合医院属性的指标进行提报。医管会负责对总体和分组数据进行统计分析，分组依据是医院所有制形式和评估等级。数据经过处理后，以月报、季报及年度报表的形式反馈给医院，供医院日常管理之用，或用于医院集体评估比较、纵向趋势分析，进而作为各医院相互比较的参考。

2. **指标特点** THIS 实施以来，对医疗服务质量的提升起到了良好作用。有研究表明，THIS 实施 3 年后，所有 THIS 医院的院内感染率呈下降趋势，地区医院院内感染率的下降更为明显。鉴于 THIS 在提高医疗质量上的成功经验，医院是否加入 THIS 已成为保险补偿的标准之一。

THIS 各指标系统皆包含结构、过程和结果三个层面指标，指标特性参照 QIP 功能性区分的模式为主架构。Donabedian 的评估模式为辅助，强调临床医师的参与，以可量化、易收集及诊疗行为相关为制订指标的原则。THIS 各指标都没有预先确定的阈值，医管会根据医院的实际情况对测量结果做出解释，医院也可将自身数据和同类医院比较，从而确定是否需要改善医疗保健服务。Tung YC 从管理者的角度，通过共享指标来检查探讨哪些因素可以提高绩效指标，该研究对象包括 2006 年参与该系统的医院共 227 家。通过电子邮件的形式，将一份结构化的调查问卷发送给负责该系统的主管，截至 2006 年 2 月 10 日，共收到 111 份回复，问题包括该系统的现行实施现状和影响，采用层次回归模型来确定哪些变量与绩效改善显著相关，并根据医院的特征进行调整，与实施 THIS 系统以提高绩效显著相关的四个变量是"高级管理支持""标杆管理""使各部门对业绩不佳的指标进行改进，并在绩效管理会议上报告改进结果"，以及"与国家健康保险支付条例的整合"。这项研究为信息共享如何提高绩效提供了有力的证据基础。虽然信息共享是改善业绩的有力基础，但高级管理人员的支助和如何有效地应用这些信息是提高业绩的最重要决定因素。

（三）TQIP 和 THIS 的比较

上述两个指标系统相互独立，但其指标设置存在一定重合之处。医疗机构可以根据自身实际情况，自愿选择加入其中任一系统或同时加入两个系统。两者的相同之处主要在于都是用于医院和临床医师自我改善、进一步提高医疗服务质量，没有预先确定的阈值，不用于医院外部评价。不同之处，一是在指标结构上，TOIP 主要包括过程和结果两个层面，结果层面没有顾客满意度指标；THIS 包含结构、过程和结果三个层面，其中结果层面指标增列顾客满意度指标。二是在指标应用上，TOIP 主要用于与其他国家或地区的比较，不易根据地方卫生政策进行修正；THIS 更符合本土特点，应用广泛。

第三节　老年长期照护安全管理的评价实施

一、观察性研究

观察性研究（observational study）又称现场调查研究（field investigation research），是非随机化的研究，在自然状态下对研究对象的特征进行观察、记录，并对结果进行描述和对比分析的研究,是护理研究领域科研的基本方法,也是实验性研究的基础,可应用于描述疾病的分布及发病率,确定或探索致病因素,为疾病的预防、控制和治疗提供基本数据。通过调查研究,直接观察记录健康、疾病和行为事件的自然分布,从而分析这种自然分布的决定性因素。主要包括分析性研究、描述性研究两大类。

（一）分析性研究

分析性研究属于观察法,暴露不是人为给予或随机分配的,而是在研究前已客观存在的;必须设立对照组,根据研究性质和研究目的不同,分析性研究分为队列研究和病例对照研究。

1. **队列研究（cohort study）** 又称定群研究、群组研究,是观察目前存在差异的两组或两组以上研究对象在自然状态下持续若干时间后两组情况的差异。在评价治疗措施的效果、药物的不良反应、影响预后的因素、病因等方面应用较多。具体实施方法:从一个人群样本中选择两个群组,一个群组暴露于某一因素,称为暴露群组;另一个群组则不暴露于该因素为非暴露群组,两个群组除暴露因素有差别外,其他方面的条件应基本相同,对两个群组的研究对象追踪同一段时间,观察并记录结局指标,并比较两组的结局指标是否有差别（图 13-1）。

根据研究对象进入队列的时间即研究终止观察的时间不同,分为前瞻性队列研究、回顾性队列研究、双向性队列研究。

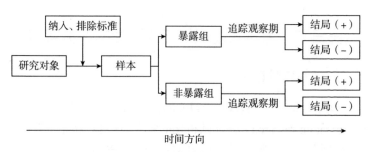

图 13-1　队列研究的实施步骤

（1）前瞻性队列研究（prospective cohort study）：指暴露组与非暴露组是根据每个观察对象现时的暴露状态确定的，研究结局需前瞻观察一段时间才能得到，即从现在追踪到将来。例如对护理中断事件当事者（护理人员）进行一年的前瞻性队列研究，分析护理中断事件与护士工作满意度的关系。

（2）回顾性队列研究（retrospective cohort study）：又称历史性队列研究，根据过去某时期是否暴露于某因素而确定暴露组与非暴露组，观察结局在研究开始时就可以从历史资料中获得。该研究方法仍属于前瞻性研究，只是观察时间提前。例如某研究为了调查住院患者在长期照护机构的平衡障碍、认知障碍或疼痛是否与他们 2 年内致残率有关，使用相关的行政数据库对加拿大安大略省 2011 年 4 月 1 日至 2012 年 3 月 31 日期间，在 633 家长期照护机构居住的 12 334 名居民进行纵向队列研究。通过多变量回归模型估计了入院时的平衡障碍、认知障碍和疼痛以及住院患者随后 2 年的残疾率之间的校正相关性。结果发现该人群在入院时的残疾中位数为 13 分。在调整后的模型中，入院时更严重的平衡障碍和认知障碍与住院两年内更高的残疾率显著相关，与每日疼痛则无显著相关。因此，新入院的长期照护机构居民的平衡障碍和认知障碍与未来 2 年内的致残率增加有关。

（3）双向性队列研究（ambispective cohort study）：是指结合前瞻性队列研究与回顾性队列研究，进行双向队列研究。在回顾性队列研究之后，继续进行一段时间的前瞻性队列研究。例如，为了分析中医药对Ⅲ期、Ⅳ期老年肺鳞癌患者生存期的影响，并探讨影响其预后的相关因素，研究者采用双向性队列研究方法，于 2013 年 2 月 1 日开始回顾性收集 2003 年 1 月至 2012 年 12 月病例资料，若收集所得病例未出现死亡事件，则前瞻性随访患者生存状况，自 2013 年 2 月 1 日起每 3 个月电话随访 1 次。纳入 96 例接受中医药治疗的年龄≥ 65 岁的Ⅲ期（50 例）、Ⅳ期（46 例）肺鳞癌患者，将各期患者分为中医药治疗组及中医药治疗配合化疗组，建立病例报告表并采集信息，对比不同分期两组患者症状改善情况、不良反应发生率,1 年生存率、2 年生存率,无进展生存时间、中位生存时间,并筛选影响患者预后的相关因素。

队列研究的优点是能够直接获得暴露组和非暴露组的结局指标情况,直接分析暴露因素与结局指标之间的因果关系;偏倚相对较小,结果真实;队列研究采用前瞻性研究设计,可对测量指标的选择、测量时间等问题进行控制,而且资料收集客观真实。缺点是队列研究需要较多的人力、物力;观察、随访周期长,研究对象容易失访;不同群体的队列研究会因为群体不同,而难以保证干预措施意外的其他条件基本相同。

2. **病例对照研究**(case-control study) 是一种回顾性研究,从因果关系的时间顺序来看是从果查因的研究方法,也就是从已患病的病例出发,去寻找过去可能与疾病有关的因素,通过两组暴露的比较来分析暴露与疾病的关联。具体实施方法:选择所研究的事件作为病例组,无此事件的但具有可比性的另一组人群作为对照组。通过调查回顾两组过去对某个(些)因素或防止措施的暴露情况,比较两组间暴露率或暴露水平的差异,从而判断研究因素与疾病之间的联系(图 13-2)。

按照病例组与对照组人数的差异,将病例对照研究分为成组病例对照研究和配对病例对照研究。成组病例对照研究在设计时对病例组和对照组人群在数量上没有严格的配比关系,对照组人群数量可等于、多于或少于病例组人数。配对病例对照研究要求对照组在某些因素或特性上与病例组保持相同,形成匹配关系,而且数量上也要是配比关系,如 1:1 或1:2 等。病例对照研究主要用于病因、危险因素的研究,尤其适合于罕见疾病和潜伏期长的疾病的病因研究,也可用于临床回顾性治疗与探索预后因素的研究,如评价筛查试验效果等。其优点是所需样本量小,研究对象易找,工作量小,省力、省钱、省时间,易于组织实施,尤其适用罕见病的研究。缺点是易受回忆偏倚的影响,选择合理的对照组较为困难,论证强度不高。

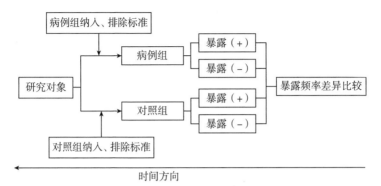

图 13-2　病例对照研究的设计要点

例如一项研究利用日本两个城市的有关医疗和长期护理数据开展了病例对照研究。参与者要求 75 岁、之前从未接受过长期护理，以及在 2013 年 4 月至 2015 年 3 月期间于 A 市，及 2013 年 4 月至 2016 年 11 月期间于 B 市至少有一项医疗保险索赔记录，而对照组（年龄类别、性别、城市和日历日期匹配）按 1∶4 的比例随机选择。通过多变量条件 Logistic 回归分析，估计过去 6 个月记录的 22 种医疗诊断与新的（即首次）长期护理需求认证之间的关联。在 38 338 名符合条件的人群中，有 5 434 人（14.2%）新获得了长期护理需要认证。校正比值比（95% 可信区间）最大的是股骨骨折，其他依次为痴呆、肺炎、出血性卒中、帕金森病、其他骨折。对更严重结果的限制性分析，并使用不同暴露期定义的敏感性分析，以及按城市进行的单独分析均显示了一致的结果。在一系列有记录的医疗诊断中，骨折（尤其是股骨骨折）、痴呆、肺炎、出血性脑卒中和帕金森病与长期护理需求认证密切相关。

（二）描述性研究

描述性研究（descriptive study）是指利用已有的资料或特殊调查的资料，按不同地区、不同时间及不同人群特征分组，把疾病或健康状态和暴露因素的分布情况真实地描述出来。通过比较分析导致疾病或健康状态分布差异的可能原因，提出进一步的研究方向或防治策略的设想。描述性研究是目前护理领域应用最多的一种研究方法。

1. **横断面研究**（cross-sectional study） 是在特定的时间内，通过调查的方法，对特定人群中某疾病或健康状况及有关因素的情况进行调查，描述该病或健康状况的分布及其与相关因素的关系，是护理描述性研究中最常用的一种方法。横断面研究只能提示因素与疾病之间是否存在关联，而不能得出有关因果关系的结论，论证强度差，研究质量较低。横断面研究分为普查与抽样调查两种。普查指在特定时间对特定范围内的全部人群进行调查。特定时间较短，不宜太长。普查主要是为了疾病的早期发现和早期治疗；了解疾病的分布；建立某些生理、生化等指标的正常值。该种方式调查全面，但费时、费力，质控较难。抽样调查是以调查某一人群中具有代表性的部分人群的结果估计出该人群某病的患病率或某些特征的情况，揭示该疾病的分布规律。其特点是以部分估计总体。抽样调查省时、省力，调查对象数量较少，调查工作相对容易，但是设计、实施与资料分析比较复杂，而且不适用变异过大的资料和发病率很低的疾病。其优点是容易实施，科学性较强，研究对象代表性较好，一次研究可观察多种相关的可能影响因素；缺点是一次横断面调查无法获得发病率或死亡率，难以确定暴露与疾病之间的因果关系，无法评价某种因素随时间改变而产生的效果；开展大规模调查时，人力、物力消耗大。

例如为了解北京市失能老年人的社区照护现状，研究者采用横断面研究方法，应用社区资源需求与利用情况调查表，对北京市社区 950 名失能老年人进行问卷调查。结果发现 75.7% 的失能老年人选择居家照护，失能老年人对社区卫生服务需求居前四位的分别是：定期体检（85.7%）、紧急救护（81.2%）、建立健康档案（78.7%）、医护人员上门服务（70.3%）。对 10 项社区服务项目利用率居前 4 位的是保姆/钟点工（26.0%）、家庭医生（25.7%）、老年活动中心（22.0%）、居家服务（10.8%），总体呈现高需求、低利用态势。因此，失能老年人社区资源需求与利用之间存在不平衡现象,应进一步发展和完善失能老年人社区长期照护体系建设,以全面提高失能老年人的生活质量。

2. **纵向研究**(longitudinal study) 又称随访研究(follow-up study),是对一特定人群进行定期随访,观察疾病或某种特征在该人群及个体中的动态变化。该方法通过在不同时点对同一人群疾病、健康状况和某些因素进行调查,了解这些因素随时间的变化情况。随访的间隔和方式可根据研究内容有所不同。纵向研究观察的对象常影响结论的适应范围,除了环境因素外,患者个体特征也影响疾病转归,如患者年龄、性别、文化程度、社会阶层等。因此,纵向研究时尽量考虑观察对象的代表性。纵向研究可做病因分析、某疾病症状的动态变化分析,在老年长期照护研究领域,可研究老年人肌力、认知等情况随时间进展而变化,以及对发生跌倒、走失等安全问题的影响。纵向研究的优点是能够比较完整地观察疾病发展过程和发展过程中的一些重要转折点。缺点是等待研究结果的耗时长,比较花费财力和人力;因耗时较长,可能发生研究对象流失的情况,进而影响研究对象的代表性和研究结果的概括性;由于纵向研究需对同一批研究对象重复进行研究,可能出现练习效应或疲劳效应。

3. **病例报告**(case report) 通过对 1~2 个生动的病例进行记录和描述,试图在疾病的表现、机制以及诊断治疗等方面提供第一手感性资料的医学报告。过去,病例报告多是报告一些首次发现的新病例,如艾滋病、军团病等。随着时间的推移,目前病例报告主要集中在已知疾病的特殊临床表现、影像学及检验学等诊断手段的新发现、疾病的特殊临床转归、临床诊断治疗过程中的特殊的经验和教训等,相比于其他研究,病例报告在老年长期照护安全管理相关研究中的应用较少。

二、实验性研究

实验性研究(experiment study)又称干预性研究(intervention study),是研究者根据研究目的人为地对研究对象设置干预措施,按重复、对照、随机化原则控制干预措施以外的影响因素,总结干预措施的效果。该方法由于人为地控制研究因素,避免外来因素的干扰,其结果说服力强,可强有力地验证各类假设。但以人为研究对象时往往涉及医学伦理问题,在应用上受到一定限制。干预性研究必须干预在前,效应在后,属于前瞻性研究。由于每个试验所具有的特征不同,干预性研究分为随机对照研究和非随机对照研究。非随机对照研究的论证强度弱于随机对照研究。

1. **随机对照试验**(randomized controlled trial,RCT) 采用随机分配的方法,将合格的研究对象分配到试验组和对照组,然后接受相应的干预措施,在一致的条件下或环境中,同步地进行和观察干预效果,并用客观的效应指标对试验结果进行科学地测量和评价。RCT 的基本原则是随机、对照和盲法,具体如下:

(1)随机原则:随机化的核心是机会均等,是医学研究中一项非常重要的原则。随机化包括随机抽样和随机分组两方面内容。随机抽样指从目标人群中选取研究对象时,符合随机抽样的原则,将符合标准的研究对象纳入研究,并用样本所得的结果代表总体的状况,不得随意选择、任意取舍。随机分组指在随机抽样基础上使每一个研究对象的个体都有同等的机会被分到试验组或对照组的分组方法。护理研究中常用的随机化方法包括简单随机法、分层随机法、区组随机分组法、系统随机抽样法、整群随机法等。

(2)对照原则:在医学研究中,除了有研究因素或接受处理因素的暴露组或试验组外,还同时设立对照组。对照组是除了不接受试验组的干预措施外,其他非研究因素的分布与试验组完全一致的研究对象。设立对照是为了控制试验中非干预因素的影响。按照研究的设计方案分类,对照包括同期随机对照、非同期随机对照、自身对照、配对对照以及历史对照;按照对照组的处理措施分类,对照分为标准对照和空白对照。

（3）盲法原则：盲法是不让研究对象和／或研究者知晓研究对象的分组和接受干预措施的具体状态，以避免双方的行为或决定对信息测量、反馈及效果评价等的干扰和影响，保证测量的一致性，避免测量过程中的主观干扰。盲法可以克服临床试验中潜在的、主观的、暗示性的各种偏倚，有助于得到真实可靠的研究结果。根据盲法的程度，又可分为单盲、双盲、三盲和开放试验（表13-4）。

表13-4　盲法分类及对象

类别	研究对象	研究人员	统计/试验人员
开放试验			
单盲	+		
双盲	+	+	
三盲	+	+	+

注：+代表相应的人员知晓个人的分组及处理情况。

随机对照试验的优点包括：①前瞻性的对照设计可以人为控制研究对象的条件和暴露情况，外部因素对结果影响较小；②通过随机分组将研究对象随机分配，使组间基线状况保持相对一致，增加可比性；③随机原则可以较好地防止人为因素的影响，即使存在不为人知的干扰因素，也可维持在各比较组间的相对平衡，有效地控制了选择偏倚和信息偏倚，同时采取盲法的评价效果避免了研究对象和疗效观察者的主观因素所致的非特异性疗效和测量误差。随机对照试验的缺点是需要严格地控制混杂变量，但是由于大多护理问题的研究对象是人，研究是在自然场景下开展，较难控制混杂变量，如病室环境、护理人员的行为倾向等。

2. **非随机对照试验**（non-randomized controlled trial，NRCT）　是未按随机化原则将研究对象分组，由研究者确定研究对象的分组或按不同地点加以分组，一组作为试验组，另一组作为对照组。经过一段时间观察后比较两组的疗效。如在两个同级医院开展对一种疾病两种护理干预措施效果的比较,其中一所医院的病人为一组,采用新干预措施;另一医院病人为一组,采用常规护理措施,然后比较两组的效果。非随机对照试验是前瞻性的研究。常用于比较临床不同干预措施的实际效果。NRCT设计属于实验性研究类型,但由于缺乏随机的原则,因此属于类实验性研究。

(1)设计要点:NRCT的设计模式与RCT比较,除了没有随机分组外,其他完全相同(图13-3)。

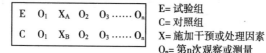

$$
\begin{array}{llllll}
E & O_1 & X_A & O_2 & O_3 \cdots\cdots O_n \\
C & O_1 & X_B & O_2 & O_3 \cdots\cdots O_n
\end{array}
$$

E=试验组
C=对照组
X=施加干预或处理因素
O_n=第n次观察或测量

图13-3　非随机对照试验的设计要点

(2)适用范围:对于某些疾病的临床护理治疗性试验并不完全适宜做随机对照试验,如临床护理手段的特殊性,或者病人对某种治疗措施的主观选择性,或者临床上对某种疾病具有两种或以上护理手段而为病人备选等。对此,可考虑采用非随机对照试验。其研究结果的论证强度虽远不及随机对照试验,但在尚无随机对照试验结果或不能进行随机对照试验时,可以考虑应用。

(3)优点:NRCT的可行性与依从性较好,临床医护人员和病人的接受度高,研究工作容易开展;该研究类型主要根据临床一些条件的限定而自然形成试验组和对照组,一定程度上避免了伦理学限制。

(4)缺点:两组研究对象的临床特点和预后因素可能分布不均衡,缺乏严格的可比性。研究者为了获得阳性结果,可能将轻型病人、预后好的分在试验组,结果夸大了试验的疗效,人为导致了结果的差异,致使临床试验的结果出现偏差,降低了结果的真实性,所以必要时可以通过增加样本量大、进行分层分析等方式,尽量缩小选择性以及测量性偏倚。

第四节　管 理 启 示

　　纵观国内外关于老年护理院护理质量评价指标的研究,对于护理院等长期照护机构的研究较少。《中国护理事业发展规划纲要(2011-2015年)》中指出:到2015年通过试点探索,建立针对老年人、慢性病病人、安宁疗护病人的长期医疗护理服务模式。护理院无疑是这种服务模式中至关重要的一环。老年人是社会人群中最脆弱的群体,经受着精力和体力的衰退,其身心健康更应得到谨慎的对待和广泛的关注。通过借鉴国际上使用较多的护理院护理质量指标体系,针对性地发展适合我国国情的本土化长期照护安全管理指标,无论对于规范护理院服务市场,还是对于改善服务质量,或是对于维护老年人的切实权益都有重要意义。

　　国内学者基于循证构建老年护理院护理安全质量敏感性指标是采用系统综述法、通过德尔菲函询法确立了老年护理院护理安全质量敏感性指标。构建了跌倒发生率、误吸或噎食发生率、肺部感染发生率等14项老年护理院护理安全质量敏感性指标,并对指标的内涵、计算公式和资料收集方法做出了明确的说明,符合科学性原则,可用来评价护理院护理安全质量。但由于自身知识有限,对某些问题未深入探究,有待进一步的完善。德尔菲函询法对有些指标的可操作性意见一致性较低,可能原因是受目前护理院发展现状的影响。指标形成后尚未对各指标标准值进行确定,亦未进行验证分析,今后有待于在老年护理院对各指标信效度进行检验。由于研究主题的限制,纳入的文献多为质性研究或专家小组意见,因此,文献的质量等级多为 Level Ⅲ和 Level Ⅳ;另外,部分指标的数据资料收集依靠良好的电子信息支持系统,目前很多护理院信息化尚未完全建立,导致有些指标的收集将较为困难,因此,建议构建老年护理院护理安全质量评价指标体系的之后,应制订各指标的标准值、监测原则以及后续质量改进策略等,最好开发配套的软件系统,使得护理质量监测落到实处,切实起到质量改进的作用。

老年护理安全质量管理信息平台功能包括老年护理安全风险评估、老年护理安全风险预防知识库学习应用和老年护理不良事件上报，提升护士对平台总体满意度，改善护理人员对老年护理安全知识掌握情况，降低老年护理不良事件发生率。满足老龄化和信息化时代要求，是老年护理安全信息化建设的进一步完善与发展，对保障老年患者安全、促进机构持续质量改进和政府部门全程动态质量监管、提升社会老年护理服务质量具有重要的现实意义。因受时间、人力和经费的限制，已有研究只对2所医疗机构的老年病房开展了平台试点应用，且样本量较小，对研究结果可能产生影响；平台应用是在台式电脑设备上开展，对评估模块的使用存在一定影响。今后将进行包括老年护理院和医养护机构等在内的多中心平台应用，并将以移动护士站、掌上电脑为载体开展平台应用，并验证远期效果。

老年护理院护理安全管理评价指标体系的研制是基于前馈控制和全程动态管理的理念，以 Vincent 的"患者安全因素框架"作为理论依据，分别从组织管理、护理人员、环境设施以及患者因素4大方面构建出一套以领先指标为主的安全风险监控与预警指标体系，能够挖掘老年护理院患者安全事故的潜在原因，进而阻止安全事件的发生、提高照护质量、弥补管理漏洞、消除安全隐患。指标体系的构建填补了我国护理院缺乏统一的护理安全考核评价标准的空白，为老年护理院的护理安全管理提供了一套量化评定工具。对于同类机构相互比较，第三方评审机构或者拟入住该机构的患者及家属评判该机构安全管理提供了参考指标。迎合公众和社会要求医疗机构更加公开、透明化的呼唤，较好地与国际现行的对护理院的管理进行接轨。

老年护理安全管理是老年长期照护的永恒主题，以安全预警工具为手段，以信息技术为依托，借鉴国外老年护理安全管理经验，探索符合我国国情的老年护理安全管理模式，加快人才队伍建设，深化全球交流合作，大力推广研究成果的转化，才能有效提升老年护理安全管理水平，真正使老年人受益。

附　录

附录一　老年人跌倒长期照护实践指南

WHO 对跌倒的定义为：跌倒是指突发、不自主的、非故意的体位改变，倒在地上或者更低的平面上。按照国际疾病分类（ICD-10），跌倒包括：①同一平面的跌倒；②不同平面的跌倒。跌倒是威胁老年人健康的高风险意外事故之一，轻者可导致扭伤、擦伤、撕裂伤等损伤，重者可导致骨折、脑出血等并发症，增加家庭和社会负担，影响老年人的生存质量。在我国，跌倒是 65 岁及以上老年人的首位伤死因。医疗机构、养老机构中老年人跌倒会给老年人、照护者及家属带来严重的伤害。它不仅损害老年人的身心健康，也会增加医疗与养老机构的补救成本，影响到机构的服务质量。

一、跌倒的危险因素

老年人跌倒既有内在的危险因素，也有外在的危险因素，老年人跌倒是多因素交互作用的结果。

（一）内在危险因素

内在危险因素主要包括年龄、性别、跌倒史、下肢肌力下降、平衡障碍、步态异常、头晕、视力和听力等感觉减退，抑郁、认知障碍等认知心理异常等。此外，心脑血管疾病（如脑卒中、帕金森病、阿尔茨海默病、椎动脉供血不足等）；直立性低血压；慢性肌肉骨骼疼痛（如关节炎、风湿病等）；尿失禁；多种增加跌倒风险的药物联合使用（如抗抑郁药、催眠药、镇静药、降压药、利尿药、降糖药等）；乳腺癌；肥胖等也与跌倒发生有关。同时，曾发生跌倒的老年人会产生跌倒恐惧心理,而跌倒恐惧也会使跌倒的危险增加。

1. **生理因素**　WHO 调查显示,70% 的跌倒发生在步行中,步态的稳定性下降和平衡功能受损是引发老年人跌倒的主要原因。步态的步高、步长、连续性、直线性、平稳性等特征与老年人跌倒危险性之间存在密切相关性。老年人为弥补其活动能力的下降,可能会更加谨慎地、缓慢地踱步行走,造成步幅变短、行走不连续、脚不能抬到一个合适的高度,从而导致跌倒的危险性增加。另外,老年人中枢控制能力下降,对比感觉降低,躯干摇摆较大,反应能力下降、反应时间延长,平衡能力、协同运动能力下降,从而导致跌倒危险性增加。①感觉系统,包括视觉、听觉、触觉、前庭及本体感觉,通过影响传入中枢神经系统的信息,影响机体的平衡功能。老年人因身体功能老化或疾病原因导致视力、视觉分辨率、视觉的空间 / 深度感及视敏度下降,并且随年龄的增长而急剧下降,从而增加跌倒的危险性。老年性传导性听力损失、老年性耳聋甚至耳垢堆积也会影响听力,有听力问题的老年人很难听到有关跌倒危险的警告声音,听到声音后的反应时间延长,也增加了跌倒的危险性。老年人触觉下降,前庭功能和本体感觉退行性减退,导致老年人平衡能力降低。以上各类情况均增加跌倒的危险性。②中枢神经系统,中枢神经系统的退变往往影响智力、肌力、肌张力、感觉、反应能力、反应时间、平衡能力、步态及协同运动能力,使跌倒的危险性增加。例如,随着年龄增加,踝关节的躯体震动感和踝反射随拇指的位置感觉一起降低而导致平衡能力下降。③骨骼肌肉系统,骨骼肌肉、关节障碍主要表现为肌力减退、肌耐力下降、关节退化、疼痛或变形,直接影响老年人的活动能力、步态的敏捷性、力量和耐受性,造成步态稳定度及对称性减低,使老年人举步时抬脚不高、行走缓慢、不稳。老年人骨质疏松也会造成与跌倒相关的骨折发生的危险性增加。

2. **病理因素**　包括神经系统疾病,如脑卒中、帕金森病、脊椎病、小脑疾病、前庭疾病、外周神经系统病变；心血管疾病，如直立性低血压、脑梗死、小血管缺血性病变等；影响视力的眼部疾病，如白内障、偏盲、青光眼、黄斑变性；心理及认知因素，如痴呆、抑郁症等；其他因素，如昏厥、眩晕、惊厥、偏瘫、足部疾病及足或脚趾的畸形等。以上因素都会影响机体的平衡功能、稳定性、协调性，导致神经反射时间延长和步态紊乱。感染、肺炎及其他呼吸道疾病、血氧不足、贫血、脱水以及电解质平衡紊乱均会导致机体的代偿能力不足，常使机体的稳定能力暂时受损。老年人泌尿系统疾病或其他因伴随尿频、尿急、尿失禁等症状而匆忙去洗手间、排尿性晕厥等也会增加跌倒的危险性。

3. **药物因素**　研究发现，是否服药、药物的剂量以及多重用药都可能引起跌倒。很多药物可以影响人的神志、精神、视觉、步态、平衡等方面而引起跌倒。可能引起跌倒的药物包括：①精神类药物，如抗抑郁药、抗焦虑药、催眠药、抗惊厥药、安定药等。精神类药物有镇静、嗜睡、疲倦、短暂性缩小视野低血压、步态不稳、迟发性不自主运动以及锥体外系症状群等不良反应，易导致跌倒的发生。②降压药，服用降压药可能会导致低血压，但并不说明服用降压药是导致老年人跌倒的直接因素，其可能与老年人未正确服用药物导致血压未得到良好控制有关。③利尿药，使用利尿药可能会导致老年人多次起身排尿，从而增加跌倒的危险性。④抗心律失常药，使用抗心律失常药物可能会引起神经系统反应，导致跌倒的发生。⑤降糖药，患糖尿病的老年人服用降糖药不当而出现的低血糖反应等，也易导致老年人发生跌倒。⑥非甾体抗炎药、镇痛药、多巴胺类药物、抗帕金森病药物等。药物引起的对机体的影响，或者产生的不良反应，都会增加跌倒的发生率。药物因素与老年人跌倒的关联强度见附表1。

附表1　药物因素与老年人跌倒的关联强度表

因素	关联强度
精神类药	强
抗高血压药	弱
降糖药	弱
使用四种以上的药物	强

4. **心理因素**　焦虑、沮丧、抑郁及其导致的社会隔离均会增加跌倒的风险。沮丧和焦虑的情绪削减了老年人对自己、环境和其他人的注意力,潜在的心理状态混乱,导致老年人对环境危险因素的感知和反应能力下降。另外,害怕跌倒也使行为能力降低,行动受到限制,从而影响步态及平衡能力。

（二）外在危险因素

外在危险因素包括环境因素和社会因素。

1. **环境因素**　昏暗的灯光,湿滑、不平坦的路面,在步行途中的障碍物,不合适的家具高度和摆放位置,楼梯台阶,卫生间没有扶栏、把手等都可能增加跌倒的危险,不合适的鞋子和行走辅助工具也与跌倒有关。室外的危险因素包括台阶和人行道缺乏修缮,斜坡及台阶等标识不清、防护设施不足、雨雪天气、拥挤,以及老年人对陌生环境的不适应等都可能引起老年人跌倒。

2. **社会因素**　老年人的教育和收入水平、卫生保健水平、享受社会服务和卫生服务的途径、室外环境的安全设计以及老年人是否独居、与社会的交往和联系程度都会影响其跌倒的发生率。

二、跌倒的风险评估

老年人跌倒风险的评估是进行跌倒干预的基础和前提。所有老年人都需要进行跌倒风险的评估,尤其是有跌倒史的老年人。建议对处于跌倒低风险状态的老年人进行简要的评估,对处于跌倒高风险状态的老年人进行全面且详细的评估。

（一）既往病史评估

既往病史是评估老年人跌倒风险的重要组成,应详细评估老年人的跌倒史(有无跌倒史,跌倒发生的时间、地点和环境状况,跌倒时的症状、跌倒损伤情况以及其他后果,有无害怕跌倒的心理)、疾病史(尤其关注帕金森病、痴呆、卒中、心脏病、视力障碍和严重的骨关节病等疾病)和服用药物史(老年人的用药情况,尤其关注与跌倒有关的药物服用)。

（二）综合评估

综合考虑引起老年人跌倒的危险因素,较为全面地评估老年人的跌倒风险,但此类的量表多注重在对老年人跌倒的内在因素的评估。

1. **Morse 老年人跌倒风险评估量表**　该量表包括对近3 个月有无跌倒史、超过一个医学诊断、接受药物治疗、使用助行器具、步态和认知状态 6 个条目的评分,量表总分 125 分。

2. **老年人跌倒风险评估工具**　该量表包括对运动、跌倒史、精神不稳定状态、自控能力、感觉障碍、睡眠状况、用药史和相关病史 8 个方面共计 35 个条目的评估,每个条目得分为0~3 分,总分为 53 分。

（三）躯体功能评估

随着年龄的增长,老年人的各项生理功能都有减退。其中维持肌肉骨骼运动系统功能减退造成的步态协调性下降、平衡能力降低,以及老年人在视觉、听觉、前庭功能、本体感觉方面的下降,都增加了跌倒的风险。对老年人躯体功能的评价,建议根据老年人的具体情况选择合适的评估工具。

1. **日常生活能力评估量表**　该量表包含了大便的控制、小便的控制、修饰(指洗脸、刷牙、刮脸、梳头等)、如厕、进食、床椅转移(指从床到椅子然后回来)、平地行走、穿衣、上下楼梯、洗澡 10 个条目,满分 100 分。

2. **计时起立 - 行走测试**　主要用于评估老年人的移动能力和平衡能力。受试者坐在有扶手的靠背椅上,身体紧靠椅背,双手放在扶手上。当测试者发出"开始"的指令后,受试者从靠背椅上站起,待身体站稳后,按照尽可能快的走路形态向前走3米,然后转身迅速走回到椅子前,再转身坐下,靠到椅背上。测试者记录被测试者背部离开椅背到再次坐下(靠到椅背)所用的时间,以秒为单位。

3. **Berg 平衡量表**　被视为平衡功能评估的金标准。该量表要求受试者做出包括由坐到站、独立站立、独立坐下、由站到坐、床椅转移、双足并拢站立、闭眼站立、上臂前伸、弯腰拾物、转身向后看、转身1周、双足前后站立、双足交替踏台阶、单腿站立14个项目,每个项目根据受试者的完成情况评定为0~4分,满分为56分。

4. **Tinetti 步态和平衡测试量表**　包括平衡和步态测试两部分,其中平衡测试包括坐位平衡、起身、试图起身、立即站起、站立平衡、轻推、闭眼-轻推、转身360°和坐下共计9个条目,满分为16分。步态测试包括起步、抬脚高度、步长、步态连续性、步态对称性、走路路径、躯干稳定和步宽共计7个条目,满分为12分,Tinetti量表总满分为28分。

5. **功能性伸展测试**　通过对受试者上肢水平向前伸展能力的测试来评定其体位控制和静态平衡能力。受试者双足分开站立与肩同宽,手臂前伸,肩前屈90°,在足不移动的情况下测量受试者前伸的最大距离。前伸距离< 17.78cm 提示跌倒风险高。

(四)环境评估

不良的环境因素是引起老年人跌倒的重要危险因素。我国老年人的跌倒有一半以上是在家中发生的,家庭环境的改善尤其是进行居家适老化改造可以有效减少老年人跌倒的发生。要进行个性化的居家适老化改造,需要对家庭环境进行评估。所有老年人家庭都需要进行家庭环境的评估,建议使用居家危险因素评估工具进行评估。该评估工具包括对居室内的灯光、地面(板)、厨房、卫生间、客厅、卧室、楼梯与梯子、衣服与鞋子、住房外环境9个方面共计53个危险因素条目的评估,并且对每个条目都给出了干预的建议。

（五）心理评估

焦虑、沮丧及害怕跌倒的心理状态都增加了跌倒发生的风险,对老年人的跌倒心理进行评估也有积极的意义。

1. **国际版跌倒效能量表**　该量表主要测定老年人在不发生跌倒的情况下,对从事简单或复杂身体活动的担忧程度。该量表包含室内和室外身体活动两个方面,共包含 16 个条目。采用 1~4 级评分法,总分为 64 分。测定的总分得分越高,表明跌倒效能越强。

2. **特异性活动平衡自信量表**　该量表是一份平衡自信调查问卷,共包括 16 个条目。16 个条目既包括日常生活中的基本任务,如在房间里散步、上下楼梯、扫地、在室内取物等,又包括在社区中难度较大的任务,如一个人到拥挤的商场去、在室外冰面行走等。每项 0~100 分,共 11 个等级,每个条目的得分对应不同程度的自信心。

三、跌倒的干预策略

老年人跌倒的发生,并不像一般人认为的是一种意外,而是存在潜在的危险,因此老年人跌倒是可以预防和控制的。积极地开展老年人跌倒的干预,将有助于降低老年人跌倒的发生,减轻老年人跌倒所致伤害的严重程度。

（一）干预流程

老年人跌倒干预应遵循一定的工作流程。世界卫生组织推荐的伤害预防四步骤公共卫生方法可用于老年人跌倒的干预流程。

1. **现状评估**　通过监测、调查或常规工作记录收集老年人跌倒信息,掌握老年人跌倒的发生情况和危险因素等,对老年人跌倒状况进行评估。

2. **确定危险因素**　从现状评估得到的信息中,分析老年人跌倒的原因和存在的危险因素,根据不同人群、不同环境、经济条件和医疗保健服务等特点,确定哪些因素是可以进行改善的,制订优先干预计划。

3. 制订和评估干预措施　根据老年人跌倒现状和危险因素的评估,制订老年人个性化的干预措施。

4. 组织实施　跌倒预防管理是一项社会系统工程。需要政府及行业部门出台相关政策,制定预防老年人跌倒的工作规范,明确各部门职责和任务。对社区来说,它需要社区管理部门制定支持性政策,加强社区管理;需要物业部门加强社区物理环境的管理和修缮;需要公共卫生部门的技术指导;需要社区卫生服务机构的个性化卫生服务。对家庭来说,需要家庭子女的密切配合;需要老年人的具体参与等。

(二)干预策略与模型

1. "5E"伤害预防跌倒管理模式　基于 WHO 推荐的"5E"伤害预防策略为理论框架,根据老年人跌倒现状和危险因素的评估,按照教育预防、环境改善、工程学、强化执法和评估的"5E"原则,制订老年人跌倒干预的措施。包括五个方面:①教育预防策略(education):包括在一般人群中开展改变态度、信念和行为的项目,同时还针对引起或受到伤害的高危个体。例如,在社区给老年人和家属等举办科普讲座,发放知识手册,张贴宣传海报等。②环境改善策略(environmental modification):通过减少环境危险因素降低个体受伤害的可能性。例如,为老年人家庭制订居家环境改造计划。③工程策略(engineering):包括制造对人们更安全的产品。例如,根据老年人身体力学改良家具等。④强化执法策略(enforcement):包括制定和强制实施相关法律、规范,以创造安全环境和确保生产安全的产品。例如,由老年专科护士定期进行家庭访视,确认措施落实情况。⑤评估策略(evaluation):涉及判断哪些干预措施、项目和政策对预防伤害最有效。通过评估使研究者和政策制定者知道什么是预防和控制伤害的最佳方法。例如,评估老年人对跌倒知识的掌握度、跌倒发生率,各种措施的效果。根据流行病学危险因素资料、老年人生理特点以及环境特点,老年人跌倒的预防可将"5E"等策略措施通过个人、家庭和社区三个不同层面来实施。

2. **CATCH 跌倒管理模型**　由 Bonuel 等于 2011 年提出，其目的是通过护士的领导和管理以及团队协助，来改革和完善当前的跌倒管理实践环境，共包括 5 个方面的内容：多学科合作（collaborative interdisciplinar practice，C）、领导参与（active leadership engagement，A）、技术支持（technology support for processes，T）、沟通（communication strategy，C）、环境（house wid culture change，H）。

3. **PISETI 跌倒管理模型**　由 Dykes 等于 2009 年提出，该模型主要针对护理一线人员，共包括 6 个方面：老年人（patient report，P）、信息（information access，I）、标识（signage，S）、环境（environment，E）、团队合作（teamwork，T）、照护者（involving patient or family，I），从这 6 个方面共同采取措施进行干预，预防老年人跌倒。该模型强调团队所有成员都应了解老年人的跌倒风险，并制订相应的护理计划。

四、跌倒的干预措施

（一）个体照护

1. **增强防跌倒意识**　老年人应增强防跌倒意识，加强对跌倒知识和技能的学习。鼓励老年人积极参加社区组织的"跌倒预防"知识讲座，或阅读机构发放的"跌倒预防"图册及观看相关视频。

2. **积极锻炼身体**　老年人应积极运动，参加体育锻炼。运动会让老年人身体更健康，并降低跌倒的风险，同时，也可以改善平衡感、增强肌力以及肌肉弹性，保持骨骼强壮、提高能量水平，有助于改善睡眠、控制血压、控制血糖水平及体重，使心情愉悦、感受到生活美好。运动应成为老年人每天生活的一部分。但老年人运动应注意，参加运动前进行自我身体监测，如有不适，则不适合运动。运动量应以体能和健康状态为基础，量力而行，循序渐进。提倡有组织的集体运动锻炼。适合老年人的运动方式包括太极拳、散步等。其中太极拳是我国优秀的传统健身运动，它除了对人的呼吸系统、神经系统、心血管系统、骨骼系统等有良好的作用外，还是老年人保持平衡能力最有效的锻炼方式。其他的平衡能力的练习方法还有金鸡独立、不倒翁练习、坐立练习、沿直线行走、侧身行走、倒着走。

3. **合理用药**　请医生检视老年人服用的所有药物，并按医嘱进行服药，不要随意乱用药，更要避免同时服用多种药物。服用四种及以上药物将导致更大的跌倒风险，而且药物的不良反应也会增加跌倒的风险。服用降压药、抗精神病药物的老年人，可能由于血管扩张导致直立性低血压，应告知老年人改变体位时要缓慢，不要单独行走。服用降糖药，如胰岛素、磺脲类等药物的老年人，应关注老年人有无冷汗、头晕、饥饿等不适症状，如有这些症状则提示发生低血糖反应，应关注其进食情况，避免剧烈活动。服用利尿药，如螺内酯、呋塞米等药物易引起的电解质紊乱，如高钾血症、低钾血症等，这些均是引起跌倒的因素之一，故应密切监测电解质情况，准确记录出入水量的情况，注意有无多尿、少尿等异常情况发生。

4. **选择适当的辅助工具**　使用合适长度、底部面积较大的拐杖，将拐杖、助行器及经常使用的物件等放在触手可及的位置。

5. **熟悉生活环境**　初到一个新环境，详细了解周围环境，道路、厕所、路灯以及紧急时哪里可以获得帮助等。

6. **穿着舒适衣服**　尽量穿合身宽松的衣服。鞋子要合适，鞋对于老年人而言，在保持躯体的稳定性中有十分重要的作用。老年人应该尽量避免穿高跟鞋、拖鞋、鞋底过于柔软以及行走时易于滑倒的鞋。

7. **调整生活方式**　避免走过陡的楼梯或台阶，上下楼梯、如厕时尽可能使用扶手；转身、转头时动作一定要慢；走路保持步态平稳，尽量慢走，避免携带沉重物品；避免去人多及地面湿滑的地方；使用交通工具时，应等车辆停稳后再上下车；放慢起身、下床的速度，避免睡前饮水过多以致夜间多次起床；晚上床旁尽量放置小便器；避免在他人看不到的地方独自活动；老年人下床活动时先在床上坐起、缓慢起身、坐床沿、缓慢步行；将经常使用的东西放在不需要梯凳就能够很容易伸手拿到的位置。尽量不要在家里登高取物；如果必须使用梯凳，可以使用有扶手的专门梯凳，不可将椅子作为梯凳使用。

8. **防治骨质疏松**　跌倒所致损伤中危害最大的是髋部骨折，尤其对于骨质疏松的老年人。因此，老年人要加强膳食营养，保持均衡的饮食，适当补充维生素 D 和钙剂；绝经期老年女性必要时应进行激素替代治疗，增强骨骼强度，降低跌倒后的损伤严重程度。

9. **增强视力／听力功能**　40 岁起，视力就会逐渐退化，到了 65 岁，眼睛需要比 20 岁时高出 3 倍的亮度才能看清楚。这增加了老年人跌倒的风险。双眼视力良好不仅能让老年人及时分辨道路障碍物，同时亦能帮助老年人保持身体平衡。所以，老年人应该做到：①至少每 2 年请验光师检查视力，必要时佩戴眼镜，并且每年定期检查；②确保佩戴合适的眼镜，并保持眼镜清洁；③尽量避免光线骤变的环境。若从亮处走向暗处移动前请暂停，让眼睛有时间做出调整。有听力及其他感知障碍的老年人应佩戴助听器及其他补偿。

（二）家庭照护

全国调查显示，老年人的跌倒有一半以上是在家中发生的，因此家庭内部的干预非常重要。家庭环境的改善和家庭成员的良好护理可以很有效地减少老年人跌倒的发生。

1. **家庭环境评估**　可用居家危险因素评估工具来评估，需要考虑的因素有：①地面是否平整，地板的光滑度和软硬度是否合适，地板垫子是否滑动？②入口及通道是否通畅，台阶、门槛、地毯边缘是否安全？③厕所及洗浴处是否合适，有无扶手等借力设施？④卧室有无夜间照明设施，有无紧急时呼叫设施？⑤厨房、餐厅及起居室安全设施？⑥居室灯光是否合适？⑦居室是否有安全隐患？

2. **家庭成员预防老年人跌倒的干预措施**　合理安排室内家具高度和位置，家具的摆放位置不要经常变动，日用品固定摆放在方便取放的位置，使老年人熟悉生活空间。老年人的家居环境应坚持无障碍观念：移走可能影响老年人活动的障碍物；将常用的物品放在老年人方便取用的高度和地方；尽量设置无障碍空间，不使用有轮子的家具；尽量避免地面的高低不平，去除室内的台阶和门槛；将室内所有小地毯拿走，或使用双面胶带，防止小地毯滑动；尽量避免东西随处摆放，电线要收好或固定在角落，不要将杂物放在经常行走的通道上。居室内地面设计应防滑，保持地面平整、干燥，过道应安装扶手；安排好地板打蜡和拖地的时间。卫生间是老年人活动最为频繁的场所，也是最容易受伤的地方，因此卫生间内的环境隐患需要受到特别关注。卫生间的地面应防滑，并且要保持干燥；由于许多老年人行动不便，起身、坐下、弯腰都比较困难，建议在卫生间内多安装扶手；卫生间最好使用坐厕而不使用蹲厕，浴缸旁和马桶旁应安装扶手；浴缸或淋浴室地板上应放置防滑橡胶垫。老年人对于照明度的要求比年轻人要高 2～3 倍，因此，应改善家中照明，使室内光线充足，这对于预防老年人跌倒也是很重要的。在过道、卫生间和厨房等容易跌倒的区域应特别安排"局部照明"；在老年人床边应放置容易伸手摸到的台灯。为老年人挑选适宜的衣物和合适的防滑鞋具；没有自理能力的老年人，需要有专人照顾。行动依赖的老年人如厕时要有人看护。帮助老年人选择必要的辅助工具。如家中养宠物，将宠物系上铃铛，以防宠物在老年人不注意时绊倒摔跤；从心理上多关心老年人，保持家庭和睦，给老年人创造和谐快乐的生活状态，避免使其有太大的情绪波动。帮助老年人消除如跌倒恐惧症等心理障碍。

（三）社区干预措施

1. **完善组织管理**　社区相关组织（管理委员会、社区居委会、社区卫生服务机构、物业管理部门等）将预防老年人跌倒列入工作计划，由专人负责。

2. **对社区内的老年人进行跌倒风险评估**　掌握具有跌倒风险的老年人群的基本信息。对有跌倒风险和曾经发生过跌倒的老年人，应在健康档案中明显标记，予以重点关注，按照评估风险级别定期进行相应的随访。独居的老年人属于跌倒的高危人群,应定期访问独居的老年人。

3. **分析跌倒原因**　对曾经发生过跌倒的老年人,与其家属或看护人员共同分析可能导致跌倒的原因,必要时应进行家访,提出预防措施及建议。对原因不明发生跌倒的老年人,应建议在家属陪护下尽快到上级综合医院诊治,寻找诱发跌倒的可防治原因,积极进行病因治疗,并进行追踪管理。

4. **定期开展老年人居家环境入户评估及干预**　协助跌倒高风险老年人建立安全的居住环境(如去除不光滑地面、提高夜间照明度、铺松软的地毯、添加扶手围栏等)。

5. **定期在社区内开展有针对性的防跌倒健康教育**　提高公众对于老年人跌倒的预防意识,提高老年人对于跌倒危险因素的认识,了解跌倒的严重后果以及预防措施。尤其是对于有心脑血管疾病,骨、关节、肌肉疾病以及听力、视力减退的老年人。对老年人家属及看护人员进行"安全护理"培训,使他们掌握相关的照护知识与技能。组织老年人开展丰富多彩的文体活动。

6. **关注社区公共环境安全**　督促物业管理部门或向当地政府申请及时消除可能导致老年人跌倒的环境危险因素。①道路要平整,地面应铺设防滑砖,保持社区地面的卫生;②路灯要亮,路灯损坏应及时维修;③尽可能在有台阶处安装扶手,保持楼道扶手干净;④加强社区管理,清理楼道,禁止在楼道内随便堆放杂物及垃圾;⑤雨、雪天注意及时清理路面;⑥社区加强养犬户的登记及管理,方便老年人安全出行;⑦设立预防跌倒警示牌。

五、跌倒后的处理

(一)老年人跌倒后的自救

1. 冷静下来,调整呼吸,使自己恢复平静。

2. 自己检查身体。初步判断是否受伤和伤势情况。

3. 若并未受伤,或仅轻微伤。观察四周是否有牢固的家具(最好是椅子)。如果是背部先着地,应弯曲双腿,挪动臀部到放有毯子或垫子的椅子或床铺旁,然后使自己较舒适地平躺或靠坐,盖好毯子,保持体温,如有可能要向他人寻求帮助。休息片刻,等体力准备充分后,尽力使自己向椅子或床的方向翻转身体,使自己变成俯卧位。双手支地面,抬起臀部,弯曲膝关节,然后尽力使自己面向椅子跪立,双手扶住床或椅面。以床或椅子为支撑,尽力站起来坐到椅子或床上面。休息片刻,部分恢复体力后,打电话寻求帮助。

4. 若无法起身或判断有骨折等损伤,则保持原地不动,想办法求救。搜索周边有无毯子等保暖物,使身体保持温暖。

5. 老年人平时可练习跌倒后自救步骤。

6. 详细告诉医生或照护者跌倒的过程,医生或照护者应帮助老年人分析跌倒原因,预防下次跌倒情况的发生。

（二）现场处理

发现老年人跌倒,不要急于扶起,要分情况进行处理。

1. **意识不清**　①有外伤、出血,立即止血、包扎;②有呕吐,将头偏向一侧,并清理口、鼻腔呕吐物,保证呼吸通畅;③有抽搐,移至平整软地面或身体下垫软物,防止碰、擦伤,必要时牙间垫较硬物,防止舌咬伤,不要硬掰抽搐肢体,防止肌肉、骨骼损伤;④如呼吸、心跳停止,应立即进行胸外心脏按压、口对口人工呼吸等急救措施;⑤如需搬动,平稳移动。

2. **意识清楚**　①询问老年人跌倒情况及对跌倒过程是否有记忆,如不能记起跌倒过程,可能为晕厥或脑血管意外,应立即护送老年人到医院诊治或拨打急救电话;②询问是否有剧烈头痛或口角歪斜、言语不利、手脚无力等提示脑卒中的情况,如有,立即扶起老年人可能加重脑出血或脑缺血,使病情加重,应立即拨打急救电话;③有外伤、出血,立即止血、包扎并护送老年人到医院进一步处理;④查看有无肢体疼痛、畸形、关节异常、肢体位置异常等提示骨折情形,如无相关专业知识,不要随便搬动,以免加重病情,应立即拨打急救电话;⑤查询有无腰、背部疼痛,双腿活动或感觉异常及大小便失禁等提示腰椎损害情形,如无相关专业知识,不要随便搬动,以免加重病情,应立即拨打急救电话；⑥如老年人试图自行站起，可协助老年人缓慢起立，坐、卧休息并观察，确认无碍后方可离开；⑦如需搬动，保证平稳，尽量平卧休息；⑧发生跌倒均应在家庭成员／家庭保健员陪同下到医院诊治，查找跌倒危险因素，评估跌倒风险，制订防止措施及方案。

（三）安全转移

环境中有危险因素时，选择适当的方法将老年人转移到安全舒适的地方。如果环境安全，病人病情危重，就地进行抢救。

（四）病情观察

观察老年人的神志、心率、血压、呼吸、血糖等情况，加强对烦躁不安的老年人的瞳孔等的观察。重点检查老年人着地部位、受伤部位，并进行全面而详细的体格检查，观察其是否发生软组织损伤、骨折。头部先行着地者检查其有无外伤痕迹，鼻腔和外耳道有无分泌物流出；着重观察胸廓两侧呼吸是否对称、呼吸音有无减弱或消失、胸部有无触痛；观察腹部有无膨隆，触诊有无肌紧张、压痛、反跳痛，必要时进行腹腔诊断性穿刺；老年人跌倒后髋部疼痛，不能站立和行走时，考虑股骨颈骨折；局部肢体肿胀、瘀斑、功能障碍、畸形者判断是否发生骨折。

（五）完善相关检查

对由直立性低血压引起跌倒的老年人进行平卧位和直立血压测定；对疑有低血糖的老年人应检测血糖；如跌倒后疑似并发骨折，行 X 线检查；头部先行着地者做头部 CT 或 MRI；同时行视力、听力检查等。

（六）损伤护理

对于发生软组织损伤、骨折、脑外伤等损伤的老年人，配合医生进行相应的治疗和护理。如老年人骨折，需配合医生做好止血、包扎、骨折固定，正确转移；老年人出现脑外伤时积极配合止血、脱水等治疗。

附录二　老年人压力性损伤长期照护实践指南

压力性损伤是由于人体局部组织长期受压,发生持续缺血、缺氧等而致的组织破损、溃烂、坏死。压力性损伤通常发生在骨隆突处或医疗设备使用部位的皮肤,是皮肤和／或潜在皮下软组织局限性损伤。表现为局部组织受损但表皮完整或开放性溃疡并伴有疼痛。剧烈和／或持续存在的压力或压力联合剪切力可导致压力性损伤出现。

压力性损伤多发于老年人,治疗时间长,复发率高,治疗难度大,医疗花费巨大,甚至会因并发症导致老年人死亡。有压力性损伤的老年人较无压力性损伤的老年人,其死亡率增加4倍,如压力性损伤经久不愈,死亡率增加6倍。他的医疗护理、伤口敷料、减压装置、营养等方面的费用支出,照护者对其检查、翻身、清洁的频次增加,都大大增加了照护成本和工作量。压力性损伤的发生给老年人及其家庭的生活质量带来了沉重的负担,也对医疗和养老机构产生负面影响。因此,降低压力性损伤发生率是老年照护者的一个重要目标,也是评估医疗安全性的一个重要指标。

一、压力性损伤发生的因素

压力性损伤的发生是由多种因素引起的复杂病理生理过程,是一个多因素引起的复合性损伤,局部组织(多为骨隆突部位)受压过多是导致压力性损伤形成的主要因素。此外,皮肤对压力的耐受性降低也是导致压力性损伤形成的重要原因。压力性损伤的主要危险因素分为外源性因素和内源性因素。

(一)外源性因素

压力、剪切力、摩擦力和潮湿是压力性损伤发病机制中四个重要的外源性因素。

1. 压力　是导致压力性损伤的主要因素,压迫能造成局部缺血,周边血管扩张反射。正常小动脉末梢的平均血压为

32mmHg，但在组织与骨骼相挤压的地方，处于坐位时的血压是平均血压的 10 倍，卧位时的血压是平均血压的 5 倍。研究发现，皮肤持续压迫达 70mmHg，就会出现不可逆性改变。肌肉及皮下组织比表皮更容易受到压力的损害。因此，压力性损伤可以发展至深部组织而表皮却完好。

2. **剪切力**　是由两层组织相邻表面间的滑行而产生的进行性相对移动所引起的，是由摩擦力与压力共同形成的，与体位有密切的关系，是一种相对于骨突出所产生的平行拉力。剪切力可造成表皮牵拉，皮下组织和深层血管受到牵拉，使局部血液循环减少，依次造成肌肉层、皮下组织及表皮出现缺血反应。压力和剪切力的耐受性也受局部微环境、自身营养状况、血流灌注、合并症情况及软组织自身条件的影响。剪切力的发生多与以下情形有关：①当老年人仰卧位抬高床头大于 30° 或采取半坐卧位时间超过 30min 时，会导致身体下滑；②坐轮椅的老年人身体有前倾或下滑倾向时，均能在骶尾和坐骨结节部产生较大的剪切力；③老年人坐位时，体重集中在坐骨结节部位并产生较大的剪切力，更容易引起局部缺血和压力性损伤。

3. **摩擦力**　是发生在两个来回移动表面之间的机械力，从而导致皮肤表层受损。病人不能自己离开床面，或不自主地肌肉震颤均会引起抗击床单的摩擦，翻身时拖拉、衣服不平整、皱褶的被褥或不合脚的鞋，也会摩擦皮肤，表皮角质层会因为摩擦力脱去，造成表皮产生水疱和破损，加速压力性损伤的产生。摩擦力的发生多与以下情形有关：①搬动老年人时使用拖拉动作或床铺不平整、多褶皱或床面有碎屑等情况时产生摩擦力；②坐轮椅时，出现下滑趋势，使皮肤受到衣物与轮椅表面的逆行阻力而产生较大的摩擦力；③皮肤出汗、潮湿，摩擦力增大；④在潮湿皮肤部位使用爽身粉时，粉剂吸收汗液后由细微颗粒变为粗大的颗粒，增加了皮肤摩擦力。

4. **潮湿**　大小便失禁、大量出汗、伤口引流等均能导致潮湿，长期的高湿度会削弱皮肤角质屏障功能，造成局部水肿、细菌滋生，皮肤破损，易发生压力性损伤、感染和皮肤过敏等。研究显示,失禁病人压力性损伤的发生率是一般病人的 5.5 倍。

（二）内源性因素

1. 活动或移动受限　卧床或坐轮椅通常被描述为活动能力受限。个体移动频率的减少或移动能力的下降通常被描述为移动受限。活动或移动受限可被视作压力性损伤出现的必要条件。一般情况下,活动或移动受限条件下其组织感觉反应、血液循环功能均会伴随性下降。活动功能障碍的患者,即使可以分辨压力和疼痛,但因不能独立地变换体位,无法自行缓解压力与疼痛,故易发生压力性损伤。

2. 年龄　随着年龄的增长,老年人的皮脂腺组织萎缩、功能减弱,导致皮肤变得干燥、粗糙。皮肤触觉、痛觉、温觉的浅感觉功能也减弱,表面的敏感性减低,对不良刺激的防御能力削弱,免疫系统的损害也往往伴随老化而来,以致皮肤抵抗力全面降低;更易发生压力性损伤。

3. 其他　影响皮肤功能或抵抗力的身体疾病及身体状态,皮肤感知功能降低、营养不良（消瘦或肥胖）、贫血、免疫力低下、大小便失禁等都是导致压力性损伤的危险因素。

二、压力性损伤的临床表现和分期

（一）压力性损伤的临床表现

压力性损伤病人常合并其他基础疾病,如瘫痪、身体虚弱、神经损伤、脑卒中、糖尿病、营养不良或昏迷等,不能活动或活动受限。常见表现为疼痛、瘙痒、局部皮损等,甚至可因为感染,而出现很多严重并发症。大多数病人有不同程度的疼痛、瘙痒,但感觉迟钝者,即使有较严重的深溃疡也可能不出现疼痛。病人局部皮肤会出现充血、水疱、破损或坏死,周围皮肤弹性和营养差;部分病人深层可受累,有的出现肌炎和骨髓炎。由于感染会出现脓毒血症、败血症、贫血及坏疽等。

（二）压力性损伤的分期

1. 1 期压力性损伤　皮肤完整,伴有压之不褪色的局限性红斑。1 期压力性损伤通常发生在骨隆突处等易受压部位,可能伴有疼痛、皮肤温度升高或降低、硬块或松软。皮肤颜色的改变不包括出现紫色或褐色的变色,这些改变象征着深部组织压伤,但需注意,皮肤颜色的深浅可能导致局部皮肤颜色变化不同。如果出现 1 期压力性损伤,需要采取措施防止其损伤程度继续加重、加深,并需注意预防其他部位发生压力性损伤。

2. 2 期压力性损伤　部分皮层缺失或出现水疱,但未损伤到脂肪层和更深的组织,创面内不会出现肉芽组织、焦痂和腐肉。真皮层部分缺损,表现为一个浅表开放的粉红色创面,不伴有坏死组织。也可表现为完整或开放 / 破溃的充满浆液或血清的水疱。

3. 3 期压力性损伤　全层皮肤组织缺失,可见皮下脂肪,但无骨、肌腱或肌肉暴露或触及。溃疡部位可能会见到皮下脂肪组织、腐肉,还可能伴有潜行和窦道,但没有骨骼、肌腱或肌肉组织暴露。3 期压力性损伤的深度因解剖部位的不同而表现各异。没有皮下组织的部位如鼻背、耳、枕部和踝部,3 期压力性损伤溃疡较表浅。而在一些肥胖的部位,则可能表现为非常深的溃疡。

4. 4 期压力性损伤　全层皮肤组织缺失伴骨、肌腱或肌肉外露或触及,创面内可能见到腐肉或焦痂,常常出现内卷、潜行和窦道。4 期压力性损伤的深度因解剖部位不同而表现各异。鼻背、耳、枕部和踝部没有皮下组织,溃疡常较表浅。此期可深及肌肉和 / 或支撑组织(如筋膜、肌腱或关节囊),严重时可能发生骨髓炎。

5. 不可分期压力性损伤　皮肤全层或组织全层缺失(深度未知)。局部皮肤被坏死组织(棕褐色、棕色或黑色)和 / 或腐肉(黄色、棕褐色、灰色、绿色或棕色)所覆盖,无法确定其实际深度,彻底清除坏死组织和 / 或焦痂即可出现 3 期或 4 期压力性损伤。但足跟部稳定的焦痂相当于机体的天然屏障,不应当被清除。

6. 深部组织损伤　压力性损伤深度未知。此期局部皮肤完整或不完整,常伴有局部持续指压不变色的深红色、褐红色、紫色的瘀伤,或者局部出现紫色或紫黑色或充血性水疱。可出现疼痛、硬肿、糜烂、松软、较冷或较热等表现。此期可能进展为黑色创面上形成水疱,并进一步发展为被一层薄的焦痂覆盖,即使接受最佳治疗,也可能快速发展为深层组织破溃。此期个体深色皮肤可能较难察觉。

7. **压力性损伤延伸**　①黏膜压力性损伤:医疗设备使用在黏膜局部所造成的损伤,由于这些组织损伤的解剖结构无法进行分期,所以将其统称为黏膜压力性损伤。②医疗器械相关压力性损伤:医疗器械在使用过程中为达到治疗效果在局部组织所造成的损伤称为医疗器械相关压力性损伤。

三、压力性损伤的评估

对于高风险病人进行正确的评估,尽早识别有发生压力性损伤风险的病人,并实施个体化的预防措施;同时对已发生压力性损伤的病人及早干预,逆转或延缓压力性损伤,促进痊愈。不同的地区和医疗机构对于住院期间压力性损伤危险评估对象的限定标准各异,但对于压力性损伤的高危人群,病人入院即进行压力性损伤风险评估已经成为常规入院评估内容。2013 年中国压力性损伤护理指导意见提出的压力性损伤高危人群有:老年人、有脊髓损伤病人、ICU 病人、手术病人、营养不良病人、肥胖病人、严重认知功能障碍的病人等。2019 年发布的民政行业标准《养老机构预防压疮服务规范》指出,入住养老机构的服务对象,只要符合下列任何 1 项应列入评估对象:①卧床,不能自主翻身或不能自主动作者;②疾病晚期者;③消瘦或水肿,重度营养不良者;④意识障碍,自主动作受限者;⑤手术后或医疗措施固定,体位或活动受限者;⑥慢性疾病导致感知觉障碍或功能障碍者;⑦大小便失禁,局部潮湿;⑧高龄老年人,反应迟缓,自主动作困难者;⑨发热者。

（一）评估时间及频率

1. 老年病人应该在新入院、转科 2h 内进行初次评估。

2. 病情发生变化后应 2h 内评估。

3. 全身麻醉术后病人回病房交接时应进行评估。

4. 根据危险程度的不同进行动态评估。

5. 病情平稳的老年慢性病人，第 1 个月每周重新评估一次，然后每季度再评估一次。

6. 已有压力性损伤的病人，入住医疗机构后，责任护士应24h 内上报伤口造口专科护士，专科护士 48h 内给予评价和处置，2 期以上压力性损伤每周至少追踪评价一次。

（二）评估内容

1. 危险因素评估

（1）局部性因素：压力是导致压力性损伤的首要因素。除对局部压力进行评估外，还应重视对摩擦力、剪切力、大小便失禁等局部皮肤危险因素的评估。①皮肤温度判断皮肤温度是否发生改变时可用手背或皮温计来感知和测量皮肤温度，且比较相对应身体皮肤部位的温度差异能够更加明显地感知皮肤冷、热改变。②水肿老年人水肿多发于下肢，在评估时应检查确定是单侧水肿还是双侧水肿。评估水肿的方式可采用观察法及指压法综合判断。观察法：表现为肿胀透亮、皮肤绷紧、弹性降低。指压法：用手指按压水肿部位 5s，然后释放压力，凹陷不消失则多为凹陷性水肿，按压凹陷程度分级见附表 2。③皮肤指压变白反应，评估皮肤是否出现红斑改变，可使用指压法或透明压板法进行评估。指压法：将一根手指压在红斑区域共 3s，移开手指后，评估皮肤变白情况。透明压板法：使用一个透明板，向红斑区域施以均匀压力，受压期间可见透明盘之下的皮肤情况。

附表 2　按压凹陷程度分级

分级	描述
+（轻微）	2mm 深凹陷，难以辨识，迅速复原
++（中度）	4mm 深凹陷，几秒钟后复原
+++（重度）	6mm 深凹陷，10～12s 复原
++++（极重度）	8mm 深凹陷，复原需要超过 20s 时间

（2）全身性因素：①移动和活动受限：高龄虚弱、损伤、骨折、外科手术、麻醉等；②高龄：大部分压力性损伤发生在70岁及以上人群；③营养：消瘦者较肥胖者易发生压力性损伤，如皮下脂肪减少、肌肉萎缩等，但肥胖者由于活动困难，脂肪组织的血液供应相对减少，局部血液循环受影响，更易导致压力性损伤的发生；④感觉受损：对伤害性刺激无反应；⑤其他因素：体温升高、末梢血管疾病、糖尿病、急性损伤、精神心理因素、泌尿系统疾病、老年失智等。另外，烟草中的尼古丁可致末梢血管痉，增加组织的压力性损伤的易感性。

2. 好发部位评估　压力性损伤好发部位主要取决于病人的体位，体位不同，受压点不同，好发部位亦不相同。90%以上的压力性损伤出现在腰部以下，多发生于无肌肉包裹或肌肉层薄、缺乏脂肪组织保护、经常受压的骨隆突部位。

（1）与体位有关的压力性损伤易发部位：①仰卧位：好发于枕部、肩胛部、肘、脊柱、骶尾部、足跟等处；②俯卧位：好发于耳、颊部、肩部、女性乳房、男性生殖器、髂嵴、膝部、脚趾等处；③侧卧位：好发于耳郭、肩峰、肘、肋骨、髋部、膝关节内外侧、足跟、内踝、外踝等处；④坐位：好发于坐骨结节等处。

（2）与医疗器械有关的压力性损伤易发部位：①监护设备导致的压力性损伤多由于导联线、电极片受压，血压袖带长时间压迫，血氧饱和度夹使用不当造成。易出现压力性损伤的部位主要集中在背部、上肢及指端。②呼吸辅助设备导致的压力性损伤多由于面罩、导管、气管固定压迫时间过长、过紧导致。易出现压力性损伤的部位主要集中在面部、下颌、鼻梁、鼻翼、耳后、脖子固定处及口腔内黏膜。③引流管、导尿管导致的压力性损伤多与使用部位有关，应关注与皮肤固定或接触部位。鼻饲导管导致的压力性损伤易发生在鼻黏膜、鼻翼、唇周、面部；导尿管导致的压力性损伤易集中在尿道口、会阴、臀部、大腿等部位。④固定、牵引、矫形器导致的压力性损伤多由于使用衬垫时放置不当、夹板过紧、石膏不平整、固定过紧、绷带过度牵拉等原因导致。

3. **局部伤口评估**　对于局部伤口情况,要重点评估压力性损伤分期、伤口情况、疼痛、组织类型、伤口尺寸、窦道、分泌物、是否发生感染、伤口边缘情况、伤口周围皮肤情况等。

4. **基础疾病及并发症评估**　压力性损伤病人常合并其他基础疾病,如瘫痪、身体虚弱、神经损伤、脑卒中、糖尿病、营养不良或昏迷等,因不能活动或活动受限者,而出现很多如局部瘘管形成、溃疡、骨髓炎、蜂窝织炎、全身营养不良和菌血症等严重并发症。疾病伴随症状或药物使用等是阻碍压力性损伤愈合的因素,要及时评估,积极处理。

5. **其他**　针对病人的心理情况、压力性损伤预防和治疗措施的依从性及效果等情况进行评估。

(三)评估工具

压力性损伤危险评估量表是为了量化和标准化压力性损伤危险,提高高危人群检出率和预测效果而制订的评估工具。国内最常用的成人压力性损伤风险评估量表有 Braden 评估量表、Norton 评估量表等。

1. **Braden 评估量表**　该量表是依据压力性损伤病因概念架构拟定的,是目前使用最广泛且操作简便的风险评估工具之一。采取 1～4 分评分法对压力性损伤的 6 个临床风险因素进行评估,包括感觉、潮湿、活动度、移动力、营养及摩擦力 / 剪切力。需要注意的是,Braden 评估量表只能预测压力性损伤发生的危险性,不能用于预测压力性损伤发生的严重程度。

2. **Norton 评估量表**　该量表是针对老年人的压力性损伤评估工具,有较高的使用率,而且容易操作。采用 4 级评分法对压力性损伤的 5 个临床风险因素进行评估,包括生理因素、精神因素、活动度、移动度和失禁。Norton 评估量表缺乏营养指标的评估,因此在使用时应该另外增加营养的评估。

(四)营养评估

营养不良与压力性损伤的发生有明显的关系。研究发现,入院时存在营养不良的病人在住院期间患压力性损伤的概率是营养良好病人的 2 倍。2013 年中国压力性损伤护理指导意见建议住院期间每 3d 评估一次营养状况,此后每周评估一次。如有手术、感染等加快机体分解代谢的情况发生,则应相应增加评估次数。营养评估的内容包括身高、体重、体质指数、三头肌皮褶厚度、上臂肌围、实验室指标(人血白蛋白、前白蛋白、血红蛋白、氮平衡等)、食物摄入情况、皮肤营养状况等。

四、压力性损伤的预防

压力性损伤一旦发生,将延长病人住院时间,增加医疗费用,提高再入院率以及死亡率。而一旦进展到 3 期或者 4 期,会使临床治疗陷入极大的困境。精心、科学的护理可以将压力性损伤的发生率降到最低。研究显示,使用适当的风险评估表,确认高危人群和危险因素,并采取相应的预防护理措施,可以使压力性损伤发生率下降 50%～60%。对于已经发生压力性损伤的病人,仍应注重压力性损伤的预防,以防止其他部位并发压力性损伤。

(一)皮肤护理

皮肤护理在压力性损伤预防中起着重要作用。保护皮肤首先要考虑的是消除压力、摩擦力、剪切力和潮湿。

1. **及时正确地进行皮肤评估**　正确及时地对高危人群及易发部位进行皮肤评估,根据评估及时预防和处理,是预防压力性损伤的一项基本内容。

2. **保持皮肤清洁干燥**　定期进行皮肤清洁,保持皮肤清洁干燥;需要注意的是,很多老年人皮肤过分干燥,沐浴时应使用温水和中性肥皂,必要时可使用润肤露、凡士林等润滑剂。同时避免用刺激性清洁剂和消毒剂清洁皮肤,以免引起皮肤 pH 升高而增加损伤的风险。对于大小便失禁的病人,要及时清理大小便并保持局部清洁干燥,注意用力轻柔,避免损伤表皮。必要时借助大小便收集装置、短期留置导尿等方式保护局部皮肤。可应用皮肤保护剂保护皮肤完整性,预防压力性损伤和失禁性皮炎的发生。

3. **正确安置及搬运病人**　避免摩擦力和剪切力对皮肤的

损害,应用合适的搬运技巧,给病人安置体位并进行搬运,协助病人翻身、更换床单及衣服时,要抬起病人的身体,避免拖、拉、拽等动作,以免形成摩擦力而损伤皮肤。

4. 敷料的使用　研究表明,在压力性损伤高发部位使用预防性敷料联合常规护理能有效减少高风险病人压力性损伤的发生,尤其是对于医疗器械相关性压力性损伤效果显著。在骨隆突处(如足跟、骶尾部)应用聚氨酯泡沫敷料能预防压力性损伤的发生。在选择预防性敷料时,要选择符合病人个体情况的敷料,同时要考虑到控制微环境的能力、应用及移除的容易程度、与解剖部位是否贴合及尺寸是否合适等因素。

(二)减轻局部压力

减轻受压处的局部压力是预防压力性损伤的关键。合理安置高危病人体位,并协助病人定时改变体位是预防压力性损伤发生的必要措施之一。

1. 协助改变体位　不能变换体位是导致压力性损伤发生的一个重要原因。对于无法自主改变体位的病人,应协助其翻身。建议根据病人的组织耐受程度、活动及移动能力、健康状况、治疗目标及舒适度等来决定翻身的频率。对于长时间卧床、无法自主翻身者,至少每 2h 要翻身一次。对于无减压装置的轮椅,每半小时更换体位,有减压装置的每 1~2h 变换体位。小心不要摩擦到敏感区域,避免直接压迫在骨隆突处。同时可借助辅助工具协助病人变换体位。摆放体位时,尽量避免红斑区域受压,限制床头抬高,避免增加剪切力,避免足跟压力性损伤,同时避免静脉受压,以免增加深静脉血栓的风险。

2. 选择合适的支撑面　支撑面是指用于压力重新分布的特殊装置,通过增大与人体的接触面积或改变与人体的接触位置和接触时间,降低皮肤接触面的压力,包括普通床及床垫、各种气垫床及床垫、高规格泡沫床垫、枕头、坐垫等。可以根据病人的一般情况、环境、经济承受能力、设备特点等选择合适的支撑面,但仍需注意加强观察和评估,定期改变体位。注意避免错误使用减压用具,如低充气垫圈、水垫圈等,因其压迫阻碍了骨突部的血液循环,加之不透气,会对受压部位局部组织造成更大的损伤,应避免使用。

3. **其他**　注意保持床单平整无皱褶;病人使用便盆时,不要让病人在便盆上的时间太长;将引流管道、监护线等放平整,避免压于病人身下。避免按摩,多年来压力性损伤局部按摩法已经被证实不利于局部血液循环,按摩可使局部皮肤温度上升,皮肤持续发红,软组织更容易损伤,从而加重局部损害。

(三)加强病人营养

营养不良既是导致压力性损伤发生的原因之一,也是直接影响压力性损伤愈合的因素。有研究发现,营养不良的老年人是压力性损伤的高发人群。对于高危人群进行早期营养筛查并积极采取营养干预,不仅可预防压力性损伤的发生还有利于创面愈合。对于压力性损伤高危病人或已有压力性损伤的病人,可制订个体化营养监护计划,包括能量、蛋白质、维生素、矿物质等的摄入量。必要时给予肠内和肠外营养。

(四)健康教育

对老年病人及其家属进行相关健康知识教育,包括压力性损伤的发生原因、危险因素预防方法等相关知识,使病人和家属积极参与,能更好地预防老年病人压力性损伤的发生。

五、压力性损伤的处理

皮肤护理、减轻局部压力、增加病人营养既可预防压力性损伤发生,又可以避免压力性损伤伤口继续恶化,正确选择治疗措施可促进压力性损伤的痊愈。随着医疗水平的提高,伤口湿性愈合理念不断深入,各种新型敷料不断研制,压力性损伤的治疗主要涉及以下几方面:

(一)评估

包括病人全身因素评估、量表评估、伤口局部因素评估等。

1. **全身因素评估**　评估病人年龄、营养状况、组织血流灌注情况,有无慢性系统性疾病,有无长期服用激素或免疫抑制药,是否正在进行放疗或化疗,是否存在低蛋白血症,神经系统损害情况等,还有疼痛评估,个人心理、生理、社会评估等。

2. **量表评估**　用危险因素评估量表动态评估,还可借助压力性损伤愈合评估工具来进行全面一致地评估,评估伤口的愈合情况。目前,经验证的压力性损伤愈合评估量表有压力性损伤愈合量表、Bates-Jensen伤口评估工具等。

3. **伤口局部因素评估**　评估压力性损伤的位置、分期、大小、深度、伤口渗液、潜行、腔隙、窦道、深度、伤口床情况、伤口边缘及周围皮肤状况、伤口有无感染、伤口气味及疼痛和不适的程度等。对于伤口情况进行评估可以动态记录与评估伤口的愈合趋势,并且有助于护士、医生根据伤口情况进行伤口处理与治疗。伤口的评估应每周一次或伤口情况有异常改变时及时评估,并记录伤口评估的结果。每次更换敷料时,应观察压力性损伤部位是否出现需要改变治疗方案的结果。评估须注意,对于肤色较深的2～4期压力性损伤及不可分期压力性损伤,则优先评估皮肤温度、皮肤压痛、组织硬度改变、疼痛。评估伤口时,使伤口处于居中位,避免因不同体位导致伤口软组织扭曲,测量值偏大或偏小。应选择统一的方法来测定伤口长度和宽度或伤口面积、深度,有利于比较不同时间的伤口评估情况。

（二）缓解压力

去除局部压力不仅可以预防压力性损伤的发生,还对压力性损伤的愈合起着重要作用。为病人更换体位,可以缩短局部受压时间,减轻受压程度,使病人舒适、清洁、维持肢体功能位。除非有禁忌证,否则应该对所有有压力性损伤的病人和有风险的病人进行体位更换。决定体位变换的频率时,要考虑到正在使用的压力再分布支撑面,并根据病人情况决定体位变换的频率,如病人的活动及移动能力、组织耐受度、皮肤状况、舒适度、总体医疗状况、总体治疗目标等。可用各种气垫床及床垫、高规格泡沫床、枕头、坐垫等。但注意避免错误使用减压用具,如低充气垫圈、水垫圈等。

（三）疼痛管理

压力性损伤的大多数病人有不同程度的疼痛,疼痛程度与压力性损伤的严重性和分期、敷料的更换、伤口敷料的类型、伤口清洗技术等多种因素有关。护理人员应定期、规范地为所有压力性损伤病人进行疼痛评估。用于成人的疼痛评估工具有视觉模拟评分法、Wong-Baker FACES 表情疼痛评估量表、McGill疼痛问卷等。在压力性损伤疼痛管理中,遵医嘱应用镇痛药可有效缓解疼痛。同时要注意尽量选择引起疼痛相对较小的敷料,伤口处理操作轻柔,避免引起疼痛。

（四）加强营养

压力性损伤的治疗应包括治疗原发疾病,营养不良者改善营养状态,定期、规范地为压力性损伤的病人进行营养评估,给予病人高蛋白质、高热量饮食,并注意均衡膳食。有研究表明,补充蛋白质可促进压力性损伤的愈合,但对于无营养缺乏者不主张增加营养补充。

（五）伤口处理

1. **伤口清洗**　每次更换敷料时需清洗伤口及周围皮肤,去除异物和组织碎片,避免损伤伤口床,清洗伤口时应尽量减少对健康肉芽组织的损伤。建议用饮用水、蒸馏水、冷开水或生理盐水清洗压力性损伤伤口,以冲洗的方式更好。尽量避免应用皮肤清洁剂或杀菌剂清洗压力性损伤创面,避免碘伏、过氧化氢等防腐剂接触创面,这些防腐剂会损坏敏感组织,阻碍愈合。对于有坏死组织、确诊感染、疑似感染或疑似细菌严重定植的创面可用含有表面活性剂和 / 或抗菌剂的清洗液清洗,但需用生理盐水冲洗干净。

2. **伤口清创**　是去除伤口上的坏死或感染组织,减少细菌负荷以及死亡和衰老细胞,为伤口接受后续治疗提供有利条件的处理方式,需要联合应用各种清创方法来去除坏死组织,促进慢性伤口愈合。目前常用的清创方法有外科清创、机械性清创、超声清创、化学性清创、保守性锐器清创、自溶性清创、酶清创和生物性清创。通常需要联合应用几种清创方法,要注意尽量不损伤健康组织。清创前,要进行疼痛评估并使用有效的止痛措施。同时对病人的情况包括基本疾病、血管情况、出血风险、坏死组织的类型数量及部位、经济条件等进行全面的评估。无须清除非红斑样的及非化脓的干燥黑痂。若有红斑、压痛、水肿、波动感及异味等感染迹象,可咨询血管外科、烧伤整复科医生,进行进一步处理。

3. **合理使用伤口敷料**　伤口敷料或装置应用于伤口的目的是预防伤口污染和损伤、吸收渗液、填塞腔隙、减轻水肿,并提供一个适宜的愈合环境。伤口敷料的种类很多,伤口敷料的选择及应用必须基于伤口床的情况、伤口周围皮肤情况以及压力性损伤病人的护理目标,还要符合医疗机构的规定和生产厂家的推荐意见。

(六)各期压力性损伤的处理措施

1. **1 期压力性损伤**　①避免发红区域继续受压,制订适宜的体位变换计划;②局部保护,避免摩擦、潮湿及排泄物刺激;③加强营养,增强皮肤抵抗力;④发红区域避免加压按摩;⑤可使用泡沫敷料、水胶体敷料、液体敷料减轻局部受压。

2. **2 期压力性损伤**　①避免局部受压、勤翻身;②加强营养;③保护局部皮肤,避免摩擦、潮湿及排泄物刺激;④水疱处理:直径小于 5mm 水疱减少摩擦,防止破裂感染,使其自行吸收;直径大于 5mm 水疱,可在无菌操作下用注射器抽出水疱内液体,保留疱皮,外敷水胶体敷料或高吸收性敷料;⑤浅表溃疡,创面渗液少,使用水胶体敷料;创面渗液多的溃疡,使用藻酸盐 - 水胶体敷料或泡沫敷料外敷。换药间隔时间为 2～5d。

3. **3 期、4 期压力性损伤**　①评估伤口情况。②选用合适的消毒液清洗伤口,再用生理盐水清洗干净。③根据坏死组织特点清创,少量多次清除坏死组织,直至清除干净;可用自溶性清创、清创胶、外科清创等方法清创。④维持伤口局部适度湿润的环境,促进肉芽组织生长,保护伤口周围皮肤,根据渗液量和颜色选用敷料;存在感染或可疑感染:留取分泌物或组织进行细菌培养加药敏实验,根据结果合理选用抗生素;存在潜行和窦道：评估潜行的范围及窦道的深度、是否有瘘管存在。根据潜行和窦道的深度及渗出情况选用合适的敷料进行填塞和引流，填充敷料要尽量接触到潜行或窦道的基底，同时还要避免填塞过紧。存在深部组织损伤：严禁强烈和快速清创，减少局部压力、剪切力、摩擦力，早期可使用水胶体，使表皮软化，密切观察伤口变化。⑤其他：辅助治疗措施如生长因子、负压吸引技术等可提高愈合率，必要时需采取外科手术治疗。

4. 不可分期压力性损伤　①此期缺损涉及皮肤全层，溃疡的实际深度完全被坏死组织和 / 或焦痂所掩盖，无法确定其实际深度，需彻底清除坏死组织 / 焦痂以暴露伤口床。但足跟部稳定的焦痂相当于机体天然的生物覆盖物，不应该被清除。②清创时严禁强烈和快速清创，要根据病人自身情况（包括疼痛、血管情况及出血风险）、伤口特点、清创者专业水平及安全性综合考虑清创方法，下肢严重压力性损伤的病人进行清创前，先要排除动脉供血不足，进行全面的血管评估。③其余参照 3、4 期压力性损伤处理方法。

5. 深部组织损伤　①避免局部继续受压，避免剪切力和摩擦力，密切观察局部皮肤的变化情况。②局部皮肤完整时需加以保护，改善局部皮肤营养，促进组织修复，避免按摩。可以给予赛肤润液体敷料。③出现水疱可按 2 期压力性损伤处理。④出现较多坏死组织或暴露深部组织，可按 3、4 期压力性损伤处理。

（七）敷料的使用

目前使用的预防与治疗压力性损伤的敷料主要有以下几大类：

1. 透明薄膜敷料　可以提供一个密闭保湿的环境，保持组织的湿润和软化，使用于黑色痂皮表面可软化焦痂促进自溶，以清除焦痂；用于 1 期压力性损伤时，起到保护皮肤、避免汗液及粪便刺激、减少摩擦力的作用。用于藻类敷料外层起到固定作用。敷料透明易于观察伤口情况。使用前擦干伤口周围皮肤，选择合适的大小，敷料粘贴范围应超过伤口床 0.5～1cm。去除敷料时注意避免损伤伤口周围皮肤。由于透明薄膜敷料无吸收渗液的作用,不可直接使用于中量以上渗液的伤口床;当伤口床周围皮肤因渗液浸渍发白时,需要使用皮肤保护剂或加用具有吸收性的敷料。不可用于凝胶或软膏上;不可用于具有明显气味或感染的伤口。操作过程注意严格无菌操作。

2. **水胶体敷料**　有片状、粉状、糊状 3 种类型,能够吸收少量到中量渗液;水胶体在伤口床形成的凝胶能够保护肉芽组织,片状敷料宜使用于 1、2 期压力性损伤伤口的覆盖,起到保护和促进愈合的作用;糊状水胶体宜用于填充有深度的红色伤口,促进肉芽组织生长;粉状水胶体用于有渗液的红色伤口。使用水胶体敷料前伤口使用生理盐水冲洗,根据伤口大小、深度选择合适大小的敷料填充或覆盖伤口床,使用生理盐水或油纱布进行固定;注意保持敷料的湿润,出现干燥应立即更换。出现深部潜行或液多的伤口不宜使用,确认感染的伤口不宜使用。水胶体敷料吸收渗液后会形成黄色的凝胶,应与脓性渗液鉴别。

3. **水凝胶敷料**　能够给伤口组织补充水分,软化和促进坏死组织溶解,适合用于黄色、黑色伤口的自溶清创;或用于外露伤口、骨骼、肌腱的保护,免于干燥坏死;或用于填充窦道及腔隙。伤口清洗后涂抹水凝胶于伤口上,每次涂抹约 5mm 厚,并使用生理盐水或油纱布保湿覆盖并固定,宜每 72h 更换 1 次。水凝胶敷料需要保持湿润才能够发挥作用,敷料一旦变干需要立即更换;但该敷料具有水化作用,涂抹过多会造成皮肤浸渍,不能用于皮肤上;当伤口有中量以上渗出液时,需要使用具有吸收性的敷料。不能用于渗液过多或感染的伤口。

4. **藻酸盐敷料**　能够吸收大量渗液,吸收渗液后的敷料能够在伤口床局部形成凝胶保护伤口组织且不粘连伤口;适用于大量渗液的急性伤口;可用于填充窦道和潜行伤口。伤口使用生理盐水清洗后,选择合适大小的敷料填入伤口床或窦道,并用两层敷料进行固定。藻酸盐敷料过度吸收后会分解而难以完整取出,因此需要根据渗液量调整更换时间,宜在敷料吸收饱和而未分解的时候整片取出。治疗感染伤口时需要联合含银敷料使用。使用时注意防止敷料使用导致钙盐沉积引起组织纤维化,发现组织纤维化迹象应立即更换敷料。敷料干涸时应先浸湿再去除,动作轻柔。

5. **泡沫敷料**　柔软而有弹性,能够与伤口进行最大程度贴合,能够吸收中量渗液,使用于渗出性的 2 期压力性损伤及表浅的 3 期压力性损伤;也可用于骨隆突部位的皮肤保护,减少摩擦。将泡沫敷料裁剪成合适的形状及大小,覆盖于清洗的伤口,并妥善固定。泡沫敷料不可用于窦道、腔隙填充,对于渗出较多的伤口,避免使用过小泡沫敷料。用于预防压力性损伤或浅表伤口时,不可频繁更换揭除敷料,观察泡沫敷料外观无渗液即可 1 周更换 1 次。感染伤口须联合含银敷料使用。

6. **含银敷料**　具有一定的抗菌作用,适用于感染伤口、细菌定植伤口及存在细菌生物膜形成的伤口。将敷料裁剪成伤口合适的大小、形状覆盖于清洗后的伤口表面,清洗液以蒸馏水或纯净水为宜,避免使用含电解质(生理盐水等)的清洗液;若存在一定深度的伤口,可使用条状敷料填充;并妥善固定。根据渗液量调整敷料的更换时间,宜在敷料吸收饱和且能整条取出的状态时取出。避免与含碘敷料同时使用,易结合形成碘化银影响治疗效果。若伤口床使用碘剂,应使用蒸馏水二次清洗后再使用含银敷料。避免持久使用含银敷料,当伤口感染控制以后,应停止使用含银敷料。

7. **纱布敷料**　主要作为封闭固定敷料使用,浸湿纱布作为外层敷料,能够减少伤口水分蒸发。无其他保湿敷料时,选择湿纱布作为外层敷料。清洁、开放的伤口避免直接使用纱布敷料。无其他敷料时,大量组织缺损与无效腔的溃疡可使用生理盐水浸湿的纱布宽松地填充腔隙,避免包裹、压迫;勿使用多层纱布敷料,避免遗留,使用单块纱布块或纱布卷进行填充。

8. **含碘敷料**　具有一定的抗菌作用,可适用于中度渗液或存在感染的伤口。裁剪成伤口合适的大小、形状覆盖于清洗后的伤口表面;若存在一定深度的伤口,可使用条状敷料填充,并妥善固定。根据渗液量调整敷料的更换时间。肾功能不全者、碘过敏者和甲状腺疾病者避免使用含碘敷料。正在使用锂剂者不建议使用碘剂。

根据不同愈合时期渗液的特点合理选择敷料。①黑期(干坏死期)焦痂:生理盐水清洗,用刀片在焦上画"井"字形,涂上清创胶,外贴泡沫敷料或水胶体敷料,焦痂溶解后外科清创。黑色坏死组织:生理盐水清洗,外科清创,涂上清创胶,外贴泡沫敷料。换药间隔为1~2d。②黄期(炎症反应期):清创胶+泡沫敷料或伤口粘贴敷料;换药间隔为2~3d。渗液多用镁盐或藻酸盐敷料,也可使用泡沫敷料或纱布。伤口合并感染用银离子敷料。③红期(肉芽生长期):新鲜肉芽伤口表浅的,使用水胶体保护;换药不宜过勤。④粉期(上皮形成期):水胶体、水凝胶或透明贴膜促进上皮生长。⑤其他:感染伤口时,使用银离子敷料、交互式清创敷料、高张盐敷料或藻酸盐敷料+纱布、棉垫等非密闭性敷料。出现窦道(腔洞、潜行)时,使用藻酸盐或高渗盐敷料+棉垫或泡沫敷料,骨骼、肌腱外露创面使用水凝胶保护外露组织,当伤口较深或有腔洞时,渗液多选择藻酸盐或溃疡糊填充+外层纱布或高吸收敷料覆盖;渗出液少者用水胶体糊剂高吸收性敷料外敷。

附录三　老年人尿失禁长期照护实践指南

尿失禁(urinary incontinence,UI)是指膀胱内的尿液无法控制而自行流出,造成不自主地漏尿。从轻微的尿液渗漏到完全无法控制膀胱都有可能发生。根据国际尿控协会(international continence society,ICS)定义,尿失禁是一种可以得到客观证实、不自主地经尿道漏尿的现象,并由此给病人带来社会活动的不便和个人卫生方面的困扰。这一定义强调了漏尿的客观性,并将不经过尿道的漏尿,如尿道阴道瘘、膀胱阴道瘘等排除在外。尿失禁指南小组将尿失禁定义为"尿液会不自主地漏出,并对患者的生活造成困扰"。

尿失禁常见于老年人,60岁以上老年人尿失禁患病率为

15.0%～41.06%,且女性的发病率高于男性。由于老年人尿失禁较多见,致使人们误以为尿失禁是衰老过程中不可避免的自然结果。事实上,导致老年人尿失禁的原因很多,其中有许多原因是可控制或可避免的。尿失禁不是衰老的正常表现,也不是不可逆的,老年人及照护人员应寻找各种导致老年人尿失禁的原因,以采取正确、合理的治疗与预防措施,尽可能解除老年人尿失禁的困扰。

尿失禁易造成身体异味、会阴部皮肤糜烂、尿路感染等,严重影响老年人的生活质量,给老年人带来巨大的心理压力,损害老年人的身心健康,尤其是对精神和社交层面造成损害,也对家庭、社会造成了较大的影响。同时,尿失禁是导致跌倒及压力性损伤的一个重要危险因素,也是仅次于阿尔茨海默病的入住老年医疗机构的危险因素。

一、尿失禁的分类

老年尿失禁的分类根据不同标准,尿失禁可有多种分类方法,如按年龄、性别、尿失禁特点或尿流动力学征等分类,因此,文献中常可见到多种不同的术语。本书结合临床实践,根据失禁最常见的原因,将尿失禁分为五大类型:

1. **压力性尿失禁**　是在膀胱没有收缩也没有过度充盈的情况下,由于腹压增高导致膀胱内压超过尿道括约肌产生的压力。由于尿道括约肌张力减低,盆底部肌肉松弛,当腹内压突然增加(如咳嗽、打喷嚏、运动、大笑、提重物等)时导致尿液不自主漏出。多发生于女性。根据临床症状的轻重,采用Ingelman-Sundberg分度法分为以下三度:①轻度尿失禁:发生在咳嗽、喷嚏时,不需使用尿垫;②中度尿失禁:发生在跑跳、快步行走等日常活动时,需要使用尿垫;③重度尿失禁:轻微活动、卧位体位改变时即发生尿失禁。

2. **急迫性尿失禁**　是指病人排尿急迫,难以随意控制和忍耐而发生尿失禁。为尿失禁中最常见的类型。其典型症状表现为:先有强烈尿意,后有尿失禁,或在出现强烈尿意时发生尿失禁。感觉型急迫性尿失禁同时伴有尿憋胀感,下腹部或会阴部不适,尿液流出或排出后症状消失,每次尿量较多,失禁后膀胱即空虚。运动型急迫性尿失禁常在咳嗽、喷嚏、腹压增加时诱发,易误诊为压力性尿失禁。另外,病人可有遗尿。因膀胱炎、结石、肿瘤等引起者,还可以有血尿、脓尿等原发病表现。膀胱以下尿路梗阻引起者可有排尿困难、尿线无力等表现。

3. **混合性尿失禁**　指与急迫感以及用力、打喷嚏或咳嗽等有关的非自愿尿液泄漏。病人既有急迫性尿失禁的表现,又有压力性尿失禁的表现,即腹压增加时漏尿、尿急并存,且两者可以相互影响和促进,是一种复杂的膀胱尿道功能障碍。

4. **充溢性尿失禁(假性尿失禁)**　膀胱内有大量尿液潴留,尿液从尿道溢出和泄漏而发生的失禁。这种情况可能是由尿道因一些原因受阻(如泌尿结石、肿瘤或前列腺肥大)引起,也可能是膀胱肌肉因糖尿病或其他疾病导致神经受损而无力的结果。

5. **功能性尿失禁**　在泌尿系统功能足以控制排尿,但因身体残疾、外在阻碍或思维、沟通问题而无法到厕所小便而引起的失禁问题。

二、尿失禁的原因

导致尿失禁的原因常是神经功能受损或括约肌功能障碍等解剖因素,也可能由于生活因素、药物和疾病因素等所致。

1. **年龄**　尿失禁患病率及严重程度与年龄关系密切。可能与随着年龄增长出现的盆底肌韧带松弛、尿道括约肌退行性变、逼尿肌收缩力下降等有关,一些老年人常见或特有的疾病也可引发尿失禁。

2. **性别**　老年女性尿失禁患病率高于老年男性,前者以压力性尿失禁为主,后者以急迫性尿失禁为主。老年女性由于雌激素缺乏,可导致尿道黏膜和黏膜下血管萎缩,尿道闭合能力减弱;也可因曾多次分娩或不良分娩,造成括约肌和盆底组织损伤,更容易发生尿失禁。

3. **生育**　生育的胎次、生育的年龄与尿失禁的发生率呈正相关。经阴道分娩者比剖宫产者更易发生尿失禁,使用助产钳、催产素等加速产程的助产技术也会增加尿失禁的风险。

4. 生活方式　吸烟、饮酒、便秘、体育锻炼、饮食等均与尿失禁发生相关。

(1)吸烟:研究表明,吸烟可能是诱发压力性尿失禁和膀胱过度活动症的一个危险因素。吸烟引发咳嗽可以诱发压力性尿失禁,尿中排泄的尼古丁和其他毒素可能刺激膀胱导致膀胱过度活动症。

(2)饮酒:过多饮酒会影响控制排尿的神经系统,进一步影响对尿道括约肌的控制。建议男性每日酒精摄入量应小于25g。

(3)便秘:因便秘而长期用力排便、过度增加腹压是导致盆腔器官脱垂和尿失禁的危险因素。可多吃富含纤维等的食物来缓解便秘。

(4)体育锻炼:经常参加体育锻炼可降低老年女性尿失禁患病风险,但某些体育锻炼方式如跳伞,可引起盆底支持组织薄弱,更易导致压力性尿失禁。

(5)饮食:全脂肪(特别是饱和脂肪酸)、胆固醇、维生素 B_{12} 与锌等摄入过多可增加尿失禁的风险,减少咖啡因摄入可以改善尿频、尿急症状。

5. 肥胖　有研究显示,BMI 和腰围与尿失禁的发生呈正相关。减肥是超重和肥胖妇女尿失禁的初始治疗方法,减轻体重的 5%~10% 便可使其明显获益。

6. 疾病因素　痴呆、帕金森病、脑卒中、糖尿病、心力衰竭、慢性肺部疾病、睡眠呼吸暂停综合征、抑郁、便秘、行动障碍、老年男性前列腺疾病、老年女性盆腔脏器脱垂、全子宫切除手术史等均与尿失禁发病明显相关。这些因素可通过影响尿量、控尿功能、病人如厕能力或增加腹压等,引发尿失禁。

7. 药物　药物对神经系统和下尿路功能的影响可增加尿失禁风险。利尿药:如呋塞米等利尿药可使尿量和排尿次数增加,也可使老年人活动能力下降,一旦感觉有尿还未来得及去厕所,尿液就会流出。抗胆碱酯酶药物,如新斯的明、吡斯的明等,作用于胆碱能受体,促进膀胱收缩而导致尿失禁。抗抑郁类药物、抗胆碱能药,如阿托品等解痉药,可能会导致充溢性尿失禁。骨骼肌松弛药可使尿道括约肌松弛,出现压力性尿失禁。α受体激动药、β受体激动药、钙拮抗药,如硝苯地平、氨氯地平等冠心病和高血压常用药,可能会引起充溢性尿失禁。血管紧张素转换酶抑制药,如卡托普利和贝那普利等高血压、心力衰竭、心肌梗死常用药,可诱发咳嗽,导致压力性尿失禁。非甾体抗炎药可能导致尿失禁或便秘。催眠药、镇静药、抗组胺类药物可使老年人判断力下降,对排尿难以自控,或引起中枢性肌弛缓,活动能力受限,都可引起尿失禁。

三、尿失禁的诊断与评估

尿失禁的诊断与评估应结合老年人的病史、体格检查、排尿日记、辅助检查、量表评估来判断。

（一）病史

1. **一般资料**　包括病人的年龄、性别、文化程度、生活习惯、每日液体摄入的种类和数量、是否吸烟或饮酒、有无便秘、是否知道厕所位置、能否自己如厕、女性病人的月经和生育情况等。

2. **尿失禁情况**　病人主诉有尿失禁时,首先应询问尿失禁发生的频次,一年中偶尔数次尿失禁并无特殊的临床意义。注意了解漏尿的量,发生的时间、间隔,有无诱因或者规律,有无伴随症状,平时有无下尿路症状等。如果伴有尿频,应了解病人频繁排尿的原因,是急迫排尿、憋尿痛还是仅仅因为担心漏尿而频繁排尿。如果伴有尿痛,应了解有无泌尿系统感染、结石等。

3. **既往史和手术史**　了解病人有无影响膀胱尿道功能的神经系统疾病,如帕金森病、糖尿病、脊髓损伤等。了解有无前列腺疾病、盆腔或阴道手术史、放疗史。男性压力性尿失禁多与前列腺手术有关;盆腔器官根治性切除术可能损伤盆腔神经,导致逼尿肌收缩无力,出现严重的排尿困难甚至充盈性尿失禁,也可以破坏盆底支撑结构,造成女性压力性尿失禁;放疗可损害尿道和膀胱,破坏尿道控尿机制,引起严重尿失禁。

4. 用药情况　详细了解病人的用药情况。有的药物是引起老年人暂时性尿失禁或者尿失禁症状加重的常见原因,如镇静催眠药、麻醉镇痛药、精神抑制药、抗胆碱能制剂、抗抑郁药、抗帕金森病药、利尿药等。药物可通过影响逼尿肌功能、下尿路压力和神经系统等引起病人尿潴留和排尿障碍。

5. 心理 - 社会状况　尿失禁造成的身体异味、皮肤糜烂、反复尿路感染等,容易给病人及其家庭带来沉重的经济负担和心理负担。所以,需要评估病人是否有孤僻、抑郁等心理问题,是否有社会交往障碍以及病人预期的治疗效果等。

（二）体格检查

1. 一般检查　评估病人一般状态、生命体征、身高、体重、BMI、步态及身体活动能力、认知功能,注意观察外阴部有无长期感染所引起的异味或皮疹。神经系统检查包括下肢肌力、会阴部感觉、球海绵体肌反射、肛门括约肌张力及病理征;腹部检查注意有无尿潴留体征;女性还应了解有无盆腔器官脱垂及程度,双合诊了解子宫位置、大小和盆底肌收缩力等;男性可行直肠指诊了解肛门括约肌肌力及有无直肠膨出。

2. 尿垫试验　一般采用 ICS 推荐的 1h 尿垫试验。该试验主要用于压力性尿失禁病人的评估,可了解尿失禁的严重程度。如果试验过程中病人出现急迫性尿失禁,则应重新开始。具体步骤:试验时膀胱要充盈,时间持续 1h,试验一开始病人不能排尿。①试验前预先在会阴放置经称重的干燥尿垫。②开始15min:饮白开水 500ml,卧床休息。③之后 30min,病人行走,上下 1 层楼的台阶。④最后 15min,病人坐立 10 次,用力咳嗽10 次,原地跑步 1min,拾起地面物体 5 次,再用自来水洗手1min。⑤试验 60min 结束时,将放置的尿垫称重,要求病人排尿并测尿量。评价标准:漏尿量 ≥ 2g 为阳性。2g ≤漏尿量 < 5g为轻度;5g ≤漏尿量 < 10g 为中度;10g ≤漏尿量 < 50g 为重度;漏尿量 ≥ 50g 为极重度。

3. **压力诱发试验**　病人仰卧,双腿屈曲外展,观察尿道口。咳嗽或用力增加腹压时有尿液漏出,增加腹压动作停止后漏尿同时消失则为阳性。阴性者站立位再行检查。注意询问病人漏尿时或漏尿前是否有尿急或者排尿感,有则可能为急迫性尿失禁或合并急迫性尿失禁。

4. **膀胱颈抬举试验**　病人憋尿,截石位,检查者两手指放在近子宫颈处阴道壁尿道两侧,病人增加腹压,两手指上抬时,漏尿停止为阳性;否则为阴性。

5. **棉签试验**　用于判断女性尿道下垂的程度。病人截石位,消毒后于尿道插入 4cm 长的棉签,棉签前端插过膀胱颈。无应力状态和应力状态下棉签活动的角度＞ 30°表示有尿道下垂,膀胱颈过度活动。

（三）排尿日记

尿失禁往往病史复杂,且受多种因素影响,老年病人大多很难准确表述其症状的特点和严重程度。排尿日记能客观记录病人规定时间内的排尿情况,可作为判断尿失禁的性质和严重程度的基础。国际尿失禁咨询委员会推荐使用标准形式的排尿日记。记录的内容包括每次排尿的时间、尿量、漏尿时间、漏尿程度、伴随症状、饮水时间、饮水量等。3～7d 的排尿日记能够可靠地客观评估平均排尿量、白天和夜间的尿频和尿失禁次数。排尿日记对变化很敏感,是衡量疗效结果的可靠指标。当需要标准化评估时,推荐尿失禁患者填写排尿日记,且至少记录 3d 的日记。

（四）辅助检查

1. **实验室检查**　包括血常规、尿常规、肝肾功能、电解质、血糖等。对于伴有尿频、尿急的病人,应首先明确有无泌尿系感染。尿常规异常者应进一步行尿培养及药物敏感试验。需要注意的是,尿失禁可能是尿路感染的症状,有症状的尿路感染会加重尿失禁的症状。强烈推荐尿液分析作为对尿失禁患者初步评估的一部分,但如果尿失禁患者出现症状性尿路感染,治疗感染后应重新评估患者。

2. **B 超检查**　主要了解双肾功能、膀胱残余尿量和前列腺大小。

3. **尿动力学检查**　通过病史和体格检查,多数情况下能大致了解尿失禁的类型和病因。如不能确诊、经验性保守治疗失败或准备手术治疗等可行尿动力学检查。检查内容包括膀胱功能测定和尿道功能测定。

（五）量表评估

选择合适的量表进行评估,能更全面地了解尿失禁症状、严重程度及其对病人生活质量的影响。

1. **国际尿失禁咨询委员会问卷简表**　ICS 推荐将该量表用于临床评估有无尿失禁及其对病人的影响程度。总分为 0～21 分。0 分:无症状不需要任何处理;1～7 分:轻度尿失禁,不需要佩戴尿垫,可以到尿失禁咨询门诊就诊或电话咨询尿失禁康复师进行自控训练;8～14 分:中度尿失禁,需要佩戴尿垫,到尿失禁咨询门诊就诊,进行物理治疗或住院手术治疗;15～21 分:重度尿失禁,严重影响正常生活和社交活动,到专科医院或者老年医院治疗。如漏尿多发生在咳嗽、喷嚏、活动如提东西或运动时,提示压力性尿失禁或压力性尿失禁为主;如多发生于迫切排尿感,未能到达厕所时,提示急迫性尿失禁或急迫性尿失禁为主;以上两种情况各约占一半时,为混合性尿失禁;如漏尿不发生在活动时,也无迫切感,则提示其他原因或以其他原因为主。

2. **尿失禁影响问卷简表**　女性压力性尿失禁诊断和治疗指南（2017）推荐使用该量表评估尿失禁对病人生命质量的影响。该量表是目前国际盆底功能障碍性疾病研究中应用最广的尿失禁特殊生活质量问卷之一。

3. **尿失禁症状严重程度评分量表**　由芬兰妇科学会的泌尿生殖小组通过文献回顾、参考临床经验确定问卷内容,共 10 个条目,其中 4 个条目用于评估漏尿量、6 个条目评价尿失禁对社交、身体活动及性生活 3 个方面的影响,采用 Likert 3 分制评分。该量表对治疗的反应度较好、条目数少、简洁、实用,在国外广泛用于临床研究。

（六）简易自我测试

老年人的排尿模式是否正常？让老年人及其照护者了解自我检测评估技巧，可早期发现尿失禁，预防病情恶化。大部分人都认为他们的排尿习惯很正常，但事实并非如此，我们可以根据以下问题进行简单的测试：

1. 有排尿、解尿或漏尿问题。

2. 咳嗽用力时会出现漏尿的状况。

3. 来不及走到厕所就尿了出来。

4. 半夜起床小便或漏尿问题次数超过 2 次。

5. 每天小便次数超过 8 次。

6. 外出时会考虑如厕的方便性。

7. 发生漏尿。

如果以上问题有任何一项回答"是"，则表明泌尿系统不太健康，应该进行进一步的评估并采取预防或治疗措施，否则失禁症状可能会加重，延误病情的治疗。

四、尿失禁的预防与治疗

老年尿失禁往往是多种因素共同作用的结果，所以其治疗和护理应遵循个体化原则。总体治疗目标是：①老年人的日常生活需求得到满足。②老年人自我护理能力增强，能正确使用失禁护理用具，做到饮食控制、调整不适当的生活方式及规律的康复锻炼等。③行为训练及药物治疗有效。④老年人能接受现状，积极配合治疗和护理，恢复参与社交活动。对大小便的自我控制是所有失禁老年人"最根本的需求"，应鼓励其自身积极参与到整个护理决策中。

（一）非手术治疗和护理

ICI 和英国国家卫生和临床医疗优选研究所建议对尿失禁病人先进行非手术治疗。非手术治疗具有并发症少、风险小的优点，可减轻病人的尿失禁症状，也可用于手术前后的辅助治疗。

1. 去除可逆病因 约有 1/3 老年尿失禁为暂时性的。常见病因包括药物、谵妄、泌尿系统感染、萎缩性尿道炎或阴道炎、活动受限、精神失常,尤其是严重抑郁、尿液过多(如充血性心力衰竭、高钙血症)、便秘等。及时针对病因处理,能减轻或消除尿失禁。

2. **改变生活方式**　主要有控制体重;饮水管理;戒烟、戒酒,避免饮用咖啡、浓茶、可乐;合理膳食,避免对膀胱有刺激的食物,多食富含纤维素食物;保持大便通畅等。如无禁忌,每日可摄入液体量 1 500~2 000ml,包括水、汤、饮料、牛奶等;如有心衰、肾衰或有水肿、少尿等情况,请遵医嘱。入睡前 2~3h 限制饮水,以减少夜间尿量。

3. **定时排尿**　通常白天排尿的时间间隔为 2~4h。对忘记上厕所的老年人,家人应定时提醒排尿(不管有无尿意);尿急不能及时到厕所的,家人应提供帮助。排尿的次数可以根据病人膀胱的状况或排尿习惯而定。

4. **盆底肌训练**　它能增强盆底肌收缩力,提高尿道内压,并能抑制逼尿肌不自主收缩,从而减少尿失禁。盆底肌训练对改善压力性尿失禁和混合性尿失禁患者的尿失禁症状和生活质量有明显效果。高强度、有监督的训练方案以及生物反馈的辅助,使接受盆底肌训练的女性受益更大。具体方法:首先可通过在自然解小便的过程中突然主动中止排尿,熟悉正确的盆底肌肉收缩感受,之后再行盆底肌肉锻炼。平卧、站立或坐位均可。站位时,双腿稍分开,与肩同宽;坐位时,双脚平放于地面,双膝分开,与肩同宽,双手放在大腿上,身体稍前倾;仰卧位时,双膝微屈约45°。用力收缩尿道、肛门和会阴部肌肉,维持 5~10s,然后放松休息 5~10s,重复上述动作。起始每次 3~5min,可逐渐增加至 15~30min,以不觉疲乏为宜,每日 2~3 次,坚持每天进行。盆腔肌肉锻炼时大腿、背部和腹部肌肉要放松并保持如常呼吸,不要屏气。在任何"尿失禁诱发动作"如咳嗽、打喷嚏或大笑等之前收缩盆底肌,有助于减少尿失禁的发生。

5. **训练间断排尿**　即在每次排尿时主动收缩盆底肌,中断或减缓尿流,并再继续排尿的重复训练,有助于尿道括约肌功能的恢复。

6. **膀胱功能训练**　适用于急迫性尿失禁,可使 75%~85% 的病人治愈或症状改善。将膀胱功能训练和盆腔肌肉锻炼同时进行,会比单一方法的效果更显著。具体方法:训练前连续 3d 记排尿日记,并据此建立膀胱训练的起始排尿间隔,制订排尿时间表,然后通过训练抑制尿急,逐渐延长排尿间隔时间,重新恢复排尿节律,最后达到 2~4h 排尿 1 次。例如:病人从排尿日记发现自己大约每 45min 排尿 1 次,初始要求自己延长 15min,即每 60min 排尿 1 次。数日后,若感觉每 60min 排尿 1 次已没有困难,就可以再延长 15min,以此类推。

7. **抑制尿急的建议方法**　①将注意力集中在需要专心的工作上。可尝试写一封信、做手工制品、看电视、看小说。②坐下来做 5 次深呼吸,将注意力集中在空气进出肺部上,而不去注意膀胱的感觉。③试做 5 次快速有力的盆底肌肉锻炼。④当有尿急感时,告诉自己“我可以等”“我还没有必要去”或“时间还不到”。

(二)物理疗法

1. **电刺激**　将电极置于阴道或直肠内,用低电流刺激阴部神经,使壁内或尿道周围横纹肌被动收缩,以提高尿道闭合压,改善控尿能力。每次 20min,每周 2 次,每 6 周为 1 个疗程。它是近年来国内外研究认为对压力性、急迫性和混合性尿失禁均较为有效的方法。有研究报道,电刺激结合生物反馈盆底肌肉锻炼治疗尿失禁效果更佳,有效率达 85.3%。

2. **体外电磁波刺激**　计算机控制的体外电磁波刺激器是一种非侵入性的治疗尿失禁的仪器。它每秒可产生高达 50 次的脉冲,通过会阴神经激活骶神经纤维使其支配的横纹括约肌和盆底肌收缩,并可提高尿道闭合压力,抑制膀胱收缩,增加膀胱容量。每次 20min,每周 2 次,疗程大多为 6~8 周。与电刺激比较,体外电磁波刺激可使盆底肌产生更强的自主收缩,且无须放置电极,使用更加方便。但应严格掌握其禁忌证:放置心脏起搏器、骨盆腔植入器、泌尿系感染、萎缩性阴道炎、阴道损伤/感染,半年内曾施行骨盆腔手术,接受放疗或化疗的肿瘤病人等,均不能接受该项治疗。体外电磁波刺激对各型尿失禁的短期疗效已得到众多研究肯定,对治疗前盆底肌力弱的病人效果更显著。

（三）用药护理

1. 压力性尿失禁　选择性 α_1 肾上腺素受体激动药:如盐酸米多君。原理是激活尿道平滑肌 α_1 受体以及躯体运动神经元,增加尿道阻力。严重器质性心脏病、急性肾脏疾病、嗜铬细胞瘤、甲状腺功能亢进、持续性或过高的卧位高血压病人不应使用本品。不良反应包括高血压、头痛肢端发冷、主要发生于头皮的感觉异常和瘙痒、皮肤竖毛反应、尿潴留和尿频等。因不良反应较大,不建议长期使用。阴道局部雌激素治疗:对绝经后妇女,阴道局部雌激素治疗可以缓解部分压力性尿失禁症状及下尿路症状,但可能增加乳腺癌和子宫内膜癌的风险。

2. 急迫性尿失禁　①抗胆碱能药物,如托特罗定、奥昔布宁、曲司氯铵等。可作用于膀胱逼尿肌,降低膀胱内压,增加容量,减少不自主性的膀胱收缩,从而缓解尿急、尿频和尿失禁等。不良反应有口干、便秘、消化不良和泪液减少等,但一般可以耐受,停药后可消失。对本品过敏、尿潴留、闭角型青光眼、重症肌无力、严重的溃疡性结肠炎及中毒性巨结肠等病人禁用。②钙通道阻滞药,如维拉帕米、硝苯地平,可通过抑制平滑肌细胞的钙离子内流,降低通尿肌的收缩力。可出现头晕、头痛、恶心、乏力、面部潮红、低血压等不良反应。用药期间注意监测血压,尤其在合用其他降压药物时。③三环类抗抑郁药,如丙咪嗪,它能降低膀胱的收缩力,并同时能增加膀胱出口的阻力。不良反应有口干、便秘、失眠、眩晕、视力模糊、血管神经性水肿、震颤、心动过速、直立性低血压等。高剂量对敏感个体或老年人易诱发短暂谵妄。开始使用时应注意慢慢增量,其血药浓度通常需要几周才能达到治疗效果,停药时也应在几周内逐渐减量。服药期间忌用升压药物。青光眼、前列腺增生症、有癫痫病史者等不应使用该药。④前列腺素合成抑制药，如吲哚美辛，可以减少逼尿肌的不正常活动。不良反应包括胃肠道反应、中枢神经系统症状（如头痛、眩晕）、抑制造血系统功能、肝肾功能损害等，尤其是老年人可出现一过性肾功能不全、高钾血症。由于其不良反应发生率较高，因此在治疗急迫性尿失禁的应用方面受到了限制。饭时或饭后立即服用，可减少胃肠道反应的发生。临床应根据病人的个体情况选择适宜的药物，如合并高血压、心绞痛病人最好服用钙通道阻滞药；直立性低血压者不能服用硝苯地平和丙咪嗪；合并抑郁症，又无直立性低血压者，三环类抗抑郁药可以两者兼顾。护理人员应详细告知病人药物的作用、用法、剂量及注意事项，指导病人遵医嘱准确用药，并提醒病人不要因为药物治疗而忽视功能锻炼的重要性。

（四）手术治疗

手术治疗对严重的压力性尿失禁，大多具有长期、确定的疗效。非手术治疗失效、伴有盆腔器官脱垂、尿失禁严重影响生活质量者可采用手术治疗。但手术有一定创伤，并且存在麻醉意外、术后排尿困难、尿急、脏器损伤等风险，尤其老年人在衰老的基础上往往多病共存、多药合用、手术耐受性差。制订治疗方案时，应充分权衡利弊，慎重考虑和选择。急迫性尿失禁采用行为疗法辅以适当的药物治疗，多能取得良好的效果。存在以急迫性尿失禁为主的混合性尿失禁，应先采用药物治疗，如症状明显改善，病人满意，则可不手术治疗。抗急迫性尿失禁药物治疗效果不佳，提示病人为压力性尿失禁为主的混合性尿失禁，可进行手术治疗。

根据病人具体情况选择不同的术式，如尿道中段悬吊带术、经腹耻骨后膀胱颈悬吊术等。也可以采取膀胱颈旁注射填充剂，重组类人胶原蛋白及碳珠等材料可作为填充剂。填充剂注射应注意过敏反应。膀胱颈旁注射填充剂的治疗有效率随时间延长而下降，远期疗效较差，病人通常每 1～2 年需要再次进行治疗。手术病人注意做好术前、术中、术后的护理。

（五）心理干预

老年尿失禁病人由于长期受到疾病困扰,往往存在强烈的心理冲突,如焦虑、抑郁、偏执、自我价值感降低、社会交往减少等,护理人员应多从病人的角度思考和处理问题,主动关心、体贴病人,鼓励其表达并认真倾听其心理感受,建立良好的护患关系;告知病人尿失禁是可以治愈或者至少是可以控制的,但需循序渐进,让病人树立信心,积极地配合治疗提供安静、舒适、整洁的住院环境;尊重病人隐私,满足其合理要求;深入浅出地向病人介绍疾病的相关知识和治疗方法,及时解释治疗过程中可能出现的问题;同时重视社会支持系统的作用,鼓励家属多陪伴和关爱病人,建立良好的心理支持,使病人出院后能更好地适应日常生活、社会活动和人际交往。

（六）皮肤护理

病人因尿液浸渍刺激皮肤,加上老年人皮肤的抵抗力降低,会阴部、骶尾部皮肤常出现红肿、湿疹、糜烂等,即失禁相关性皮炎。在美国,它影响41%的长期照护机构的人群,给病人带来巨大的痛苦,也增加了医疗费用。做好皮肤的清洁、保护和隔离对老年尿失禁病人极其重要:①清洁,即清除残余尿液,避免对皮肤的持续刺激。②保护,是对清洁的会阴部及肛周皮肤加以保护,可以涂中性无刺激的润肤剂。③隔离,多用于尿路感染、尿液刺激频繁的病人,可以使用液体保护膜,隔离尿液对皮肤的刺激。④选择,可根据病人个体特性、生活习惯、自我护理能力和尿失禁的原因等,指导病人选择适当的失禁护理用品。

1. **尿垫、纸尿裤**　是目前应用最广泛、也最安全的失禁护理用具。它可以有效处理尿失禁问题,不影响膀胱的生理活动及病人的翻身和外出,并且不会造成尿道及膀胱的损害。注意每次更换时用温水清洁会阴和臀部,防止皮炎及压力性损伤的发生。

2. **避孕套式接尿袋**　主要适用于老年男性,注意选择适当大小的避孕套式接尿袋,不要过紧。

3. **保鲜袋接尿法**　优点是透气性好,价格低廉,引起泌尿系统感染及皮肤问题的情况较少。使用方法:打开保鲜袋口,将阴茎全部放入其中,将袋口对折系一活口,系时不要过紧,留有一指的空隙为佳。

4. **高级透气接尿器**　分为 BT-1 型(男)和 BT-2 型(女)接尿器两种类型。使用方法:先用水和空气将尿袋冲开,以免尿袋粘连,再将系带系在腰上,男性病人将阴茎放入尿斗,女性病人接尿斗紧贴会阴,然后把下面的 2 条纱带从两腿根部中间左右分开向上,与三角布上的 2 条短纱带连接在一起即可。该方法可以避免出现生殖器糜烂、皮肤瘙痒感染、湿疹等问题。

5. **留置导尿**　适用于躁动不安及有尿潴留的病人,优点在于为病人翻身、更换床单等操作时不易脱落,缺点是长期留置易引起泌尿系统感染,且不利于锻炼膀胱的自动反射性排尿功能。护理时注意必须严格遵守无菌操作原则,尽量缩短导尿管留置时间。

6. **间歇导尿**　适用于尿潴留和充盈性尿失禁病人。可以由老年人自己或陪护人员帮助实施,每天 24 次或更多。导尿的次数和时机取决于残余尿量,应控制残余尿量< 400ml。

(七)环境改造

老年人认知功能受损或行动障碍均可导致尿失禁。应根据病人情况改善环境中影响病人如厕的因素,如床和座椅高度适宜,旁边增设扶手以便病人起身;保持走路通道通畅、光线充足;厕所张贴容易识别的标志;厕所门应容易打开和关闭;厕所地面防滑处理;升高马桶座;厕所内增加扶手椅;穿松紧裤等。必要时备床边便器。

参考文献

[1] 吴超. 安全科学原理 [M]. 北京：机械工业出版社，2018.

[2] 刘景良. 安全原理 [M]. 北京：化学工业出版社，2008.

[3] 田水承，柴建设，王莉，等. 安全经济学 [M]. 徐州：中国矿业大学出版社，2014.

[4] 胡雁，王志稳. 护理研究 [M]. 5 版. 北京：人民卫生出版社，2017.

[5] 袁华. 护理科研及论文写作指导 [M]. 北京：辽宁科学技术出版社，2020.

[6] 周中苏，刘复林，唐广良. 老年安全护理与风险防范 [M]. 北京：科学技术文献出版社，2018.

[7] 窦祖林. 吞咽障碍评估与治疗 [M]. 北京：人民卫生出版社，2017.

[8] 罗云. 企业本质安全：理论·模式·方法·范例 [M]. 北京：化学工业出版社，2018.

[9] 崔政斌. 杜邦安全管理 [M]. 北京：化学工业出版社，2019.

[10] 国务院第七次全国人口普查领导小组办公室. 2020 年第七次全国人口普查主要数据 [M]. 北京：中国统计出版社，2021.

[11] 党俊武. 老龄蓝皮书：中国城乡老年人生活状况调查报告 [M]. 北京：社会科学文献出版社，2018.

[12] 杨希，张河川. 老年人长期照护用药安全研究现状 [J]. 护理研究，2020，655（11）：130-133.

[13] 肖玲，赵庆华，肖明朝. 患者安全管理中常用理论与工具比较 [J]. 中国医院，2018，22（8）：36-38.

[14] 中国老年保健医学研究会老龄健康服务与标准化分会. 居家（养护）失智老年人评估、康复和照护专家建议 [J]. 中国老年保健医学，2018，84（3）：34-39.

[15] 肖峰,赵庆华,喻秀丽,等. 老年护理院护理安全管理评价指标体系的研制[J]. 中国护理管理,2014,14(1):13-16.

[16] 黄浪,吴超. 事故致因模型体系及建模一般方法与发展趋势[J]. 中国安全生产科学技术,2017,13(2):10-16.

[17] 华佳敏,吴超. 安全信息经济学的学科构建研究[J]. 科技管理研究,2018,38(21):271-276.

[18] 马浩鹏,吴超. 安全经济学核心原理研究[J]. 中国安全科学学报,2014,24(9):3-7.

[19] 符美玲,苏飞月,陈登菊,等. 基于价值导向理念的患者安全经济学研究的启示与思考[J]. 中国卫生资源,2019,22(1):52-57.

[20] 孙亚宁,李元,甘雨兰,等. 北京市16所养老机构老年人对护理安全问题认知状况的调查分析及对策[J]. 中国护理管理,2007,7(4):17-20.

[21] 尚振昆,彭嘉琳,曹苏绢. 养老机构老年人护理安全问题调查分析[J]. 中国护理管理,2007,7(5):49-51.

[22] 王冰寒,颜巧元,朱琴. 住院患者参与用药安全行为量表的研制及信效度检验[J]. 中华护理杂志,2017,52(3):377-380.

[23] 李金梅,贺梦妍,叶成荫. 社区老年人跌倒干预研究进展[J]. 中国老年学杂志,2021,41(22):5158-5164.

[24] 陶涛,周英,戴玲燕,等. 采用多状态Markov模型分析我国老年人失能转移规律[J]. 中国全科医学,2019,22(10):1165-1170.

[25] 赖小星,朱宏伟,霍晓鹏,等. 老年多重用药患者用药依从性现状及其影响因素的研究[J]. 中国护理管理,2016,16(12):1638-1642.

[26] 苏甜,宿桂霞. 早期预警评分系统的应用现状及进展[J]. 护理学研究,2018,32(6):856-859.

[27] 陈妞,陆萍静,陈雪梅,等. 虚拟现实技术在老年痴呆患者认知功能训练中的研究进展[J]. 护理学杂志,2017,32(3):106-109.

[28] 赵蓉,何燕,魏艳玲,等. 人工智能在护理领域应用的现状及挑战[J]. 中国护理管理,2019,19(11):1692-1694.